最新マイコプラズマ学
New Mycoplasmology

日本マイコプラズマ学会 編

近代出版

『最新マイコプラズマ学』の刊行によせて

　マイコプラズマ（*Mycoplasma*）は細胞壁を欠くグラム陰性菌で，最小の細菌である．当初，細菌とは考えられず，Eaton agentもしくはPPLO（pleuropneumonia-like organism）と呼ばれた．Eaton agentがヒトの下気道呼吸器感染症を引き起こすことが報告されたが，本因子が抗菌薬に感受性をもつことが明らかにされるまで，Eaton agentはその大きさよりウイルスであると考えられていた．ChanockらはEaton agentを生細胞の含まれない人工培地で増殖させることに成功し，1963年，本因子が*Mycoplasma pneumoniae*であると分類学上の命名がなされた．

　マイコプラズマは多種類の家畜の疾病を引き起こすとともにヒトに病原性を有する．肺炎マイコプラズマ（*Mycoplasma pneumoniae*）は原発性異型肺炎（primary atypical pneumonia）マイコプラズマ肺炎（mycoplasmal pneumomia）を引き起こす．また，*Mycoplasma genitalium*と尿道炎，*Mycoplasma penetrans*および*Mycoplasma hominis*と咽頭炎・扁桃炎および流産・分娩後発熱，*Ureaplasma urealyticum*と尿道炎，妊娠中感染症および未熟児出産との関連性が示唆されている．

　我が国においては2011〜2012年において，肺炎マイコプラズマ肺炎の大流行が起こり，皇室にも本感染が波及したことが報道され，マイコプラズマに対する社会的関心が高まった．加えて，従来，肺炎マイコプラズマの第1選択薬として使用されるマクロライド系抗菌薬に対する耐性菌が増加していることが報告され，臨床の現場における大きな問題（特に小児科領域において）となっている．

　日本マイコプラズマ学会では，これまでマイコプラズマ学に関する教科書を学会主導にて刊行することが議論されてきた．2013年の同学会理事会において，日本マイコプラズマ学会から当該教科書を刊行することが決定された．本書『最新マイコプラズマ学』はマイコプラズマ学会にて研究活動を積極的に行っている会員により執筆され，基礎編，臨床編，技術編から構成され，マイコプラズマの基礎と臨床にわたる最新の総説が収載されている．加えて，マイコプラズマ学会史およびマイコプラズマ学研究が精力的に実施されてきた研究室紹介も収録されている．

　本書は，医師（特に感染症医，小児科医），研修医，微生物学，病理学などの医学領域の研究者，大学院生，学部学生のみならず，薬学，獣医学，保健学，農学などの研究者および大学院生，学部学生を対象とする．本書が，マイコプラズマに関するすべてが収載された有用なテキストブックとなることを確信している．最後に紙面を借りて，執筆および編集に協力いただいた諸先生ならびに刊行にご尽力いただいた近代出版の関田晋吾氏に感謝申し上げます．

2016年1月

編集委員長　神谷　茂（杏林大学医学部）
編集委員　泉川欣一（医療法人栄和会泉川病院）
　　　　　賀来満夫（東北大学大学院医学系研究科）
　　　　　佐々木次雄（武蔵野大学薬学部）
　　　　　難波成任（東京大学大学院農学生命科学研究科）
　　　　　宮田真人（大阪市立大学大学院理学研究科）

● 編集委員 (五十音順) ＊：編集委員長

泉川 欣一	医療法人栄和会泉川病院名誉院長	難波 成任	東京大学大学院農学生命科学研究科植物病理学研究室教授
賀来 満夫	東北大学大学院医学系研究科感染制御・検査診断学分野教授	宮田 真人	大阪市立大学大学院理学研究科細胞機能学研究室教授
＊神谷 茂	杏林大学医学部感染症学講座教授		
佐々木次雄	武蔵野大学薬学部客員教授（元 国立感染症研究所）		

● 執筆者 (五十音順)

石田 直	公益財団法人大原記念倉敷中央医療機構倉敷中央病院呼吸器内科主任部長	小佐井康介	長崎大学病院検査部助教
石原 香織	長崎大学病院検査部	後藤 元	公益財団法人結核予防会複十字病院院長（元 杏林大学医学部第一内科学教授）
泉川 欣一	医療法人栄和会泉川病院名誉院長	小原 有弘	国立研究開発法人医薬基盤・健康・栄養研究所JCRB細胞バンク（培養資源研究室）研究リーダー
泉川 公一	長崎大学大学院医歯薬学総合研究科臨床感染症学分野教授		
岩田 敏	慶應義塾大学医学部感染症学教室教授	小林 秀樹	国立研究開発法人農業・食品産業技術総合研究機構動物衛生研究所動物疾病対策センターグループ長
梅津 征夫	社会福祉法人札幌緑花会理事長（元 札幌医科大学医学部小児科学講座）		
尾内 一信	川崎医科大学小児科学講座主任教授	小宮 幸作	Department of Pediatrics, Virginia Commonwealth University，大分大学医学部呼吸器・感染症内科学講座，社会医療法人天心堂へつぎ病院呼吸器内科臨床研究室
大石 智洋	新潟大学医学部小児科学教室助教		
大島 研郎	法政大学生命科学部応用植物科学科教授		
大屋日登美	神奈川県衛生研究所微生物部細菌・環境生物グループ主任研究員	佐々木大介	長崎大学病院検査部主任技師
岡崎 則男	神奈川県立平塚看護専門学校（元 神奈川県衛生研究所）	佐々木次雄	武蔵野大学薬学部客員教授（元 国立感染症研究所）
岡田 侑也	長崎大学病院検査部	佐々木裕子	国立感染症研究所細菌第二部第二室主任研究官
柿澤 茂行	国立研究開発法人産業技術総合研究所生物プロセス研究部門生物資源情報基盤研究グループ主任研究員	佐藤 静夫	元 全農家畜衛生研究所技術顧問
		皿谷 健	杏林大学医学部第一内科学教室講師
		柴田健一郎	北海道大学大学院歯学研究科口腔分子微生物学教室教授
賀来 満夫	東北大学大学院医学系研究科感染制御・検査診断学分野教授	清水 隆	山口大学共同獣医学部獣医公衆衛生学教室准教授
門田 淳一	大分大学医学部呼吸器・感染症内科学講座教授	田口 晴彦	杏林大学保健学部免疫学研究室教授
神谷 茂	杏林大学医学部感染症学講座教授	田中 裕士	NPO法人札幌せき・ぜんそく・アレルギーセンター理事長，医療法人社団潮陵会医大前南4条内科院長
倉井 大輔	杏林大学医学部第一内科学教室講師		
蔵田 訓	杏林大学医学部感染症学講座講師		
桑野 剛一	久留米大学医学部感染医学講座教授		
見理 剛	国立感染症研究所細菌第二部第二室室長	永山 洋子	千葉県アレルギー相談センター担当医
河野 茂	長崎大学理事・副学長	成田 光生	医療法人徳洲会札幌徳州会病院小児科・小児

	感染症部長	森　康行	元 国立研究開発法人農業・食品産業技術総合研究機構動物衛生研究所細菌・寄生虫研究領域
難波成任	東京大学大学院農学生命科学研究科植物病理学研究室教授	諸角美由紀	慶應義塾大学医学部感染症学教室助教
西村典孝	長崎大学病院検査部	八木橋武	元 財団法人（現 一般社団法人）日本生物科学研究所
秦　英司	国立研究開発法人農業・食品産業技術総合研究機構動物衛生研究所寒地酪農衛生研究領域主任研究員	安田　満	岐阜大学医学部附属病院泌尿器科講師
原澤　亮	岩手大学名誉教授（農学部獣医微生物学教室），NPO法人いわて野生生物疾病研究センター理事長	柳原　格	大阪府立母子保健総合医療センター研究所免疫部門部長
堀野敦子	国立感染症研究所細菌第二部第四室主任研究官	柳原克紀	長崎大学大学院医歯薬学総合研究科病態解析・診断学分野/長崎大学病院検査部教授
前島健作	東京大学大学院農学生命科学研究科植物病理学研究室助教	山下亮子	北里研究所病院小児科非常勤医師
松田和洋	エムバイオテック株式会社マイコプラズマ感染症研究センター長	山本孝史	東京農業大学（元 東京大学農学部家畜微生物学教室，元 農水省家畜衛生試験場）
宮田真人	大阪市立大学大学院理学研究科細胞機能学研究室教授	彌吉眞澄	元 東京女子医科大学医学部微生物学教室
宗田吉広	国立研究開発法人農業・食品産業技術総合研究機構動物衛生研究所病態研究領域主任研究員	渡邉秀裕	東京医科大学茨城医療センター感染制御部長・内科（呼吸器）准教授

（2015年8月現在）

CONTENTS

はじめに　iii
執筆者一覧　iv

━━━━━━━━━━━━━━━━ 基 礎 編 ━━━━━━━━━━━━━━━━

1 マイコプラズマの分類と性状（原澤　亮）*2*
　A　マイコプラズマの発見　*2*
　B　マイコプラズマの分類学的位置　*6*
　C　マイコプラズマの特性　*8*
　D　マイコプラズマの一般性状　*10*

2 マイコプラズマのゲノムと進化（佐々木裕子）*16*
　A　寄生・共生とゲノムの退行進化　*16*
　B　代謝経路　*16*
　C　宿主への適応に伴う遺伝子重複による抗原変異機構の獲得　*17*
　D　オーソログから推測される病原性因子　*17*
　E　まとめ　*18*

3 マイコプラズマの分子生物学，細胞生物学
　1. マイコプラズマの運動機構（宮田真人）*19*
　　A　*Mollicutes*の運動　*19*
　　B　*Mycoplasma*の運動　*20*

　2. マイコプラズマのリポタンパク質（柴田健一郎）*25*
　　A　リポタンパク質の生合成ならびに構造　*25*
　　B　Toll-like receptor（TLR）による認識　*25*
　　C　マイコプラズマ由来リポタンパク質の生物活性　*26*
　　D　おわりに（リポタンパク質は内毒素である）　*29*

　3. マイコプラズマの病原因子と分子病態（桑野剛一）*31*
　　A　古典的な病原因子　*31*
　　B　宿主内生存に必須な病原因子　*33*

4 マイコプラズマ感染と免疫応答
　1. ヒトマイコプラズマ感染と免疫応答（田中裕士）*35*
　　A　*Mycoplasma pneumoniae*の付着　*35*
　　B　宿主との相互作用　*35*
　　C　感染病態　*37*
　　D　咳嗽発症機序　*39*

2. マイコプラズマの病原因子と自然免疫〈清水　隆〉*41*
　　A　自然免疫とマイコプラズマ　*41*
　　B　病原因子と自然免疫　*42*
　　C　マイコプラズマの接着・運動と自然免疫
　　　　　　　　　　　　　　　　　　43
　　D　おわりに　*44*

3. マイコプラズマ感染モデル〈田口晴彦，神谷　茂〉*45*
　　A　感染モデル開発に要求されるもの　*45*
　　B　マイコプラズマ感染モデル　*45*
　　C　まとめ　*47*

4. 肺炎マイコプラズマ感染とサイトカイン応答〈渡邉秀裕〉*49*
　　A　マイコプラズマ感染の成立とCARDS TX
　　　　－気管支喘息への関与　*49*
　　B　マイコプラズマによるTh2免疫反応
　　　　－気管支喘息の発症　*50*
　　C　マクロライド治療とTh2免疫反応
　　　　－気道過敏性の抑制　*51*
　　D　まとめ　*52*

5. 動物マイコプラズマの免疫応答〈宗田吉広〉*54*
　　A　ウシのマイコプラズマ感染における病原因
　　　　子と宿主免疫応答　*54*
　　B　ブタのマイコプラズマ感染における病原因
　　　　子と宿主免疫応答　*55*
　　C　ニワトリのマイコプラズマ感染における病
　　　　原因子と宿主免疫応答　*56*
　　D　その他　*57*
　　E　おわりに　*58*

5　ファイトプラズマ

1. ファイトプラズマの分類，性状〈前島健作，大島研郎，難波成任〉*61*
　　A　ファイトプラズマとは　*61*
　　B　分子系統分類　*62*
　　C　ゲノムの性状　*63*

2. ファイトプラズマの植物病理〈大島研郎，前島健作，難波成任〉*66*
　　A　ファイトプラズマの感染戦略と病原性　*66*
　　B　昆虫宿主への感染メカニズム　*66*
　　C　植物宿主における病徴誘導メカニズム　*67*

3. ファイトプラズマ感染の診断・治療〈柿澤茂行〉*72*
　　A　診断法の種類　*72*
　　B　診断と治療の実際と問題点　*75*
　　C　おわりに　*76*

6　マイコプラズマ汚染管理〈小原有弘，佐々木次雄〉*77*
　　A　バイオ医薬品/生物学的製剤　*77*
　　B　細胞・組織治療　*78*
　　C　セルバンクのマイコプラズマ汚染　*79*

● 臨床編 ●

1 ヒトマイコプラズマ感染症

1. マイコプラズマ感染症の疫学（見理　剛）82
A 肺炎マイコプラズマ肺炎の発生動向調査　82
B 流行の要因　85
C 分子疫学　85

2. 小児マイコプラズマ感染症

1）小児マイコプラズマ感染症の診断（成田光生）88
A 血清診断法の注意点　88
B 遺伝子あるいは抗原検出法の注意点　89
C おわりに　90

2）小児マイコプラズマ感染症の病態（大石智洋）92
A 小児のマイコプラズマ感染症　92
B 小児のM. pneumoniae感染症の臨床的病態　92
C 小児のM. pneumoniae感染症の基礎的病態　93
D 小児のM. hominis感染症の病態　94

3）小児マイコプラズマ感染症の治療（尾内一信）95
A 小児肺炎マイコプラズマ肺炎の治療に関する考え方のポイント　95
B まとめ　97

4）小児マイコプラズマ感染症の臨床経過（永山洋子）99
A 他の病原体による肺炎とは異なるM. pneumoniae肺炎の臨床像　99
B 乳幼児期のM. pneumoniae感染の実態　100
C 喘息気道におけるM. pneumoniae感染の実態　101
D おわりに　102

3. 成人マイコプラズマ感染症

1）成人肺炎マイコプラズマ肺炎の診断（泉川公一，河野　茂）104
A 臨床像と画像所見からの診断アプローチ　104
B M. pneumoniaeの証明によるアプローチ　105

2）成人肺炎マイコプラズマ肺炎の病態（小宮幸作，門田淳一）107
A 発症機序　107
B 発症病態からみる臨床症状　107
C 発症病態からみる胸部画像所見　108
D 高齢者におけるマイコプラズマ感染症　110
E おわりに　110

3) 成人肺炎マイコプラズマ肺炎の治療〔皿谷　健, 倉井大輔, 後藤　元〕111
　A　市中肺炎の抗菌薬治療と肺炎マイコプラズマ肺炎の特徴　111
　B　定型肺炎 VS 非定型肺炎　112
　C　推奨抗菌薬と治療期間　112
　D　マクロライド耐性肺炎マイコプラズマ肺炎　114
　E　免疫調節薬としてのマクロライド治療/補助療法としてのステロイド治療　114
　F　抗菌薬投与の遅れと予後　114
　G　抗菌効果判定時期　114
　H　まとめ　115

4) 重症型肺炎マイコプラズマ肺炎〔泉川欣一〕116
　A　疫学と臨床　116
　B　画像所見　117
　C　検査所見　117
　D　病理組織所見　118
　E　M. pneumoniae肺炎発症機序　119
　F　重症M. pneumoniae肺炎発症の機序　120
　G　治療　121

5) 肺炎マイコプラズマによる肺外病変〔石田　直〕123
　A　主な肺外病変　123
　B　おわりに　125

4. 泌尿器系マイコプラズマ感染症〔安田　満〕126
　A　男子尿道炎の起炎菌としてのマイコプラズマ　126
　B　M. genitalium性尿道炎の診断・治療　127
　C　まとめ　128

5. 周産期におけるマイコプラズマ感染症〔柳原　格〕129
　A　周産期医療と細菌　129
　B　*Ureaplasma* spp.　129
　C　*Mycoplasma hominis*　130
　D　薬剤感受性　130

6. 関節炎など原因不明疾患とマイコプラズマ感染症
　　-マイコプラズマ種特異的糖脂質抗原による新しい定量的血清診断法〔松田和洋〕132
　A　慢性化し難病に至る疾患に関連しているマイコプラズマ感染症　132
　B　マイコプラズマ脂質抗原の発見　132
　C　マイコプラズマ糖脂質抗原抗体測定法　133
　D　マイコプラズマ感染症関連領域での新展開へ向けて　135

2　家畜のマイコプラズマ感染症

1. ウシのマイコプラズマ感染症〔秦　英司〕137
　A　研究の展開　137
　B　ウシから分離されるマイコプラズマ　137
　C　牛肺疫　140
　D　子ウシのマイコプラズマ肺炎　140
　E　マイコプラズマ乳房炎　142
　F　マイコプラズマ関節炎　142
　G　マイコプラズマ角結膜炎　142

2. ブタのマイコプラズマ感染症（小林秀樹）145
  A　*M. hyorhinis*　145
  B　*M. hyopneumoniae*　147
  C　*M. hyosynoviae*　149
  D　*M. flocculare*　149
  E　*M. hyopharyngis*　149
  F　*M. sualvi*　150

3. トリのマイコプラズマ感染症（佐藤静夫）151
  A　疫学　151
  B　病態　151
  C　診断　153
  D　対策　154

3　臨床診断技術

1. 培養法，抗原検出法，抗体検出法，遺伝子検出法
   （柳原克紀，西村典孝，岡田侑也，石原香織，佐々木大介，小佐井康介，賀来満夫）156
  A　培養法　156
  B　抗原検出法　156
  C　抗体検出法　157
  D　遺伝子検出法　157

2. 薬剤耐性菌の検出（諸角美由紀，山下亮子，岩田　敏）159
  A　MRMPの経年的推移およびその耐性機構　159
  B　おわりに　163

● 技術編 ●

1　*Mycoplasma pneumoniae*の培地，分離培養，保存法（大屋日登美，岡崎則男）166
  A　分離培養検査　166
  B　検査材料　168
  C　検査法　169
  D　*M. pneumoniae*の保存法　171
  E　*M. pneumoniae*の薬剤耐性　174
  F　おわりに　174

2　*Mycoplasma genitalium*，アルギニン分解性マイコプラズマ，ウレアプラズマなどの培地，分離培養，保存法（安田　満）176
  A　*Mycoplasma genitalium*　176
  B　*Mycoplasma hominis*　176
  C　*Ureaplasma urealyticum*および
      Ureaplasma parvum　177
  D　おわりに　178

3　ヒトから検出される*Mycoplasma*属細菌の培地と培養（蔵田　訓）179
  A　主な培地　179
  B　*M. pneumoniae, M. genitalium, M. hominis*以外の，ヒトから検出される*Mycoplasma*属細菌の分布およびその培養所見　180

4 マイコプラズマの同定，鑑別法

1. 16S rRNA遺伝子解読による種の同定（佐々木次雄，佐々木裕子）*182*
   - A 16S rRNA遺伝子選択理由 *182*
   - B 同定方法 *183*

2. その他の同定，鑑別法（佐々木裕子，佐々木次雄）*186*
   - A 培養に用いる検体の取扱いにおける注意点 *186*
   - B 試験法に用いる主な培地と培養法 *186*
   - C 代謝経路の違いを利用した鑑別法 *189*
   - D 血球付着試験による鑑別法 *189*
   - E 抗血清を用いた代謝阻止活性試験による鑑別法 *189*

5 マイコプラズマの遺伝子操作法（見理　剛）*191*
- A プラスミド *191*
- B トランスポゾン *191*
- C バクテリオファージと染色体外DNA *191*
- D 遺伝子欠損株の作製 *191*
- E 遺伝子組換えによるマイコプラズマのタンパク質生産 *191*
- F Inducible promoter（誘導可能なプロモーター）*192*
- G マイコプラズマゲノムのクローニングとゲノム移植 *192*

6 *Mycoplasma pneumoniae*の遺伝子型別法（堀野敦子）*198*
- A MLVA法 *198*
- B *p1*遺伝子型別法 *199*

7 動物マイコプラズマの培養法（小林秀樹）*203*
- A 検体材料からのマイコプラズマ分離 *203*
- B 各動物由来マイコプラズマ菌種と培養適合培地，培養条件 *204*

8 動物マイコプラズマの同定法（小林秀樹）*208*
- A 生化学的性状検査 *208*
- B 血清学的試験 *209*
- C 遺伝学的性状と同定 *210*

● 付　録 ●

1　日本マイコプラズマ学会体系史
1. 学会創設期（泉川欣一）　*214*
2. 学会発展期（佐々木次雄）　*217*
3. 近年の学会活動（神谷　茂）　*219*

2　マイコプラズマ研究機関の歴史
- 東京大学農学部家畜微生物学教室（現：獣医微生物学研究室），東京大学大学院医学系研究科疾患生命工学センター，岩手大学農学部獣医微生物学教室（原澤　亮）　*222*
- 大阪市立大学大学院理学研究科細胞機能学研究室（宮田真人）　*224*
- 杏林大学医学部微生物学教室（現：感染症学講座）（神谷　茂）　*225*
- 岐阜大学医学部泌尿器科学講座（現：岐阜大学大学院医学系研究科病態制御学講座泌尿器科学分野）（安田　満）　*228*
- 久留米大学医学部細菌学講座（現：感染医学講座）（桑野剛一）　*230*
- 札幌医科大学第三内科（現：呼吸器・アレルギー内科）（田中裕士）　*233*
- 札幌医科大学医学部小児科学講座（梅津征夫）　*235*
- 東海大学医学部付属八王子病院呼吸器内科（渡邉秀裕）　*236*
- 東京大学農学部家畜微生物学教室（現：獣医微生物学研究室）（山本孝史）　*238*
- 東京大学大学院農学生命科学研究科植物病理学研究室（難波成任）　*240*
- 東京女子医科大学医学部微生物学教室（現：微生物学免疫学）（彌吉眞澄）　*242*
- 長崎大学医学部内科学第二講座，医療法人栄和会泉川病院（泉川欣一）　*244*
- 北海道大学歯学部口腔細菌学教室（現：北海道大学大学院歯学研究科口腔分子微生物学教室）（柴田健一郎）　*246*
- 神奈川県衛生研究所細菌病理部（現：微生物部）（大屋日登美）　*248*
- 国立予防衛生研究所（現：国立感染症研究所）（佐々木次雄）　*250*
- 全農家畜衛生研究所（佐藤静夫）　*252*
- 農商務省獣疫調査所・農林水産省家畜衛生試験場（現：国立研究開発法人農業・食品産業技術総合研究機構動物衛生研究所）（森　康行）　*254*
- 財団法人日本生物科学研究所（現：一般財団法人日本生物科学研究所）（八木橋武）　*256*
- 北海道大学医学部小児科，札幌鉄道病院（現：JR札幌病院）小児科，札幌徳洲会病院小児科（成田光生）　*258*

基礎編

● 基礎編 ●

1　マイコプラズマの分類と性状

A　マイコプラズマの発見

　マイコプラズマ（mycoplasma）は19世紀末にヨーロッパで流行したウシの伝染性胸膜肺炎（contagious bovine pleuropneumonia：CBPP）の病原体として発見された．この感染症は1713年にスイスとドイツで初めて確認され，1735年には英国で発生し，18世紀末までにヨーロッパ全土へ広がった．その後19世紀に至ると，1854年にオランダから南アフリカへ，また1858年に英国からオーストラリアへと拡大した．1843年には米国でも発生したが，速やかに終息したといわれる．英国では1860年だけでこの疾病により約15万頭のウシが斃れ，その後6年間で約100万頭が，さらに1869～1894年までの四半世紀間に約10万頭が犠牲になるほどの猖獗をきわめた．また，フランスでも1827～1846年に約20万頭のウシが罹患して死亡した．しかし，その病原体は当時不明で，晩年のLouis Pasteur（1822～1895）がその原因究明に着手したものの，彼が用いた通常のブイヨン（液体培地）ではその病原体の分離は能わなかった．

　やがて，この研究はPasteurの高弟，Edmond Nocard（1850～1903）（図1）とEmile Roux（1853～1933）（図2）へ継承された．Rouxはクレルモン・フェラン医科大学で学び，1878年からPasteurの助手として働いていた．一方，Nocardはアルフォール獣医科大学の出身で1878年から同校の教員として研究と教育に従事し，1880年にPasteurの助手に採用され，Rouxとともに炭疽のワクチン開発などへ参画した．1883年に，彼らはPasteurとともにエジプトで発生したコレラの調査に出かけたが，その病原体を分離することはできなかった．その後，Pasteurは農業協同組合から，CBPPの原因究明を依

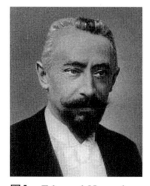
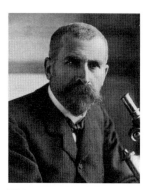

図1　Edmond Nocard　　　図2　Emile Roux

頼されたが，解明することなく没し，その研究はNocardとRouxへ引き継がれた．

　Nocardは，マイコプラズマ発見の経緯を次のように克明に実験ノートに記していた．「1896年5月16日午前8時，急性の胸膜肺炎に冒されたフランドル産の雌ウシを屠殺しこれを剖検した．この患畜は，5月14日にパリ第2区のRedon獣医師により研究用としてアルフォール獣医科大学の衛生学教室へ搬入されたものである」

　Nocardは6月2日に，件の病牛の胸腔から採取した漿液をブイヨンと混ぜてコロジオン膜で拵えた小囊に加え密封し，2羽のウサギの腹腔内に埋没させた．6月27日にこの小囊をウサギの腹腔から無傷のまま取り出したところ，内部の液体が乳白色に混濁していた．Nocardは6月29日にその液体5滴を2ccの新鮮ブイヨンへ加えたものをブルターニュ産の10カ月齢の雌の仔ウシ1頭の左肩内側に皮下接種した．仔ウシは，接種部位に充血と腫脹がみられたものの7月7日まで元気・食欲とも異常なく，体温も接種前と変化なかったが，8日の朝には39.1℃，夕方には39.7℃まで発熱した．12日まであった食欲は次第に

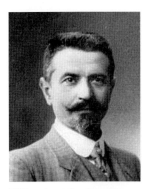
図3　Amédée Borrel

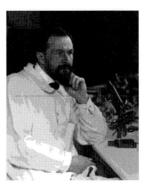
図4　Alexandre Salimbeni

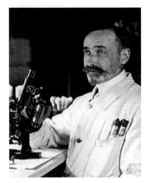
図5　Edouard Dujardin-Beaumetz

低下し，18日にはほとんど廃絶状態に陥ってしまった．体温も徐々に上昇し，7月19日には41.3℃にまで達した．その日，仔ウシは手術台に載せられ，胸腔内から多量の滲出液が採取された．吸引するまでもなく，胸郭を圧迫するだけで琥珀色の滲出液が挿入管を伝わって流出し，術後も穿刺孔から漿液が漏出し続けたので，敷き藁を濡らし，畜舎はまるで血の海のようになったという．

その後，数日間，仔ウシは起立不能のまま敷き藁の上に横臥していたが，23日から24日の夜半に死亡した．剖検により，広範な水腫性浸潤が体躯の下方全域と右側全体に認められた．そのため喉から胸にかけての肉垂は頭部より大きく腫大し，前肢が胴から押し上げられていた．水腫性浸潤は骨付近の深部にまで達し，四肢も2倍に腫大していた．結合組織は膠様変性し，かすかに琥珀色を帯びた透明な漿液の貯留により膨潤していた．同様の所見は肋部にもみられ，漿液の浸潤が胸膜下の結合組織にまで及び，胸膜は肥厚し波打つマットレスのような状態を呈し，胸腔内には少し赤味を帯びた黄色の漿液が2Lほど貯留していた．

Nocardの実験ノートはさらに次のように続く．「7月19日に採取した漿液に新鮮なブイヨンを加え，再びコロジオン膜の小囊に入れて，前回と同様にウサギの腹腔内に埋没させたところ，数日後にブイヨンが混濁していた」．このようにして今日でいうマイコプラズマがウサギの腹腔内に埋没させたコロジオン膜の小囊のなかで初めて培養された．コロジオン膜を通してマイコプラズマの増殖を促進する物質が浸透していたのである．コロジオン膜はThomas Graham（1805～1869）により開発され，当時ようやく使われ始めた植物繊維由来のニトロセルロース半透膜で，血液の透析へ試験的に応用されていた．NocardとRouxはこうしてウサギあるいはウシの血清をブイヨンへ加えることにより，マイコプラズマを人工培地で分離培養することに成功した．

2人は1898年4月15日までこの実験を継続し，得られた成果を共著論文として，その年の「パストゥール研究所紀要」に報告した[1]．この論文の著者には共同研究者としてAmédée Borrel（1867～1936）（図3），Alexandre Salimbeni（1867～1942）（図4）およびEdouard Dujardin-Beaumetz（1852～1913）（図5）らが名前を連ねている．その論文には「ウシのCBPPの病原体はきわめて微細であり，既知の微生物のなかで最も小さく，染色してもその形態を正確にとらえることができない．この病原体は通常の培地では発育しないが，ブイヨン20容に対してウサギあるいはウシの血清1容を加えた培地を用いることで培養できた」と記されている．

Nocardは論文のなかで病原体の染色標本観察について言及していたが，当時，細菌を染色して観察するために，Robert Koch（1843～1910）と彼の弟子が様々な方法を考案していた．細菌の染色法として最も一般的なグラム染色は，デンマークの内科医Hans C. J. Gram（1853～1938）が肺組織標本中の細菌を検出しやすくする目的で考案し1884年に公表したもので，ゲンチアナ紫とアニリン油（aniline oil）の混合液で一次染色し，ルゴール液で定着させ，これを純アルコールで脱色させた後に，ビスマルクブラウンによって対比染色するものであった．これにより，肺炎球菌（*Streptococcus pneumoniae*）を青紫色に，また肺炎桿菌（*Klebsiella pneumoniae*）を褐色にそれぞれ染め分けることが

できた．その後，ゲンチアナ紫の媒染剤としてアニリン油に代わって石炭酸が用いられたが，染色液の安定性が速やかに損なわれるため別の媒染剤が検討された．媒染剤として，Victor Burkeにより提案された炭酸水素ナトリウムは米国で広く使われた．

また，ヨーロッパではJensenの提唱により，1912年頃から英国を中心にゲンチアナ紫の代わりにメチル紫が広く使われた．一次染色用の色素は現在では，安定な染色性が得られることからGeorges J. Hucker（1893～1988）およびHarold J. Conn（1886～1975）の考案によるとされるクリスタル紫（メチル紫10B）が一般に使われている．したがって，この染色法の原理は，ゲンチアナ紫あるいはクリスタル紫などのパラロザニリン系色素で細菌を染色し，これをハロゲン化合物で定着させたものがアルコール等の有機溶剤により脱色されるものをグラム陰性，脱色されないものをグラム陽性とするものである．ほとんどの真正細菌（eubacteria）はグラム陽性菌（*Posibacteria*亜界）か，グラム陰性菌（*Negibacteria*亜界）に大別できるので，その分類・同定の最も重要な性状として用いられている．

細菌のなかにはグラム不定細菌と呼ばれ，グラム染色に対して，あるときは陽性，あるときは陰性にと一定の染色性を示さないものもあり，これは細菌の発育条件や実験者の手技に大きく依存する．特にルゴール液による処理と脱色操作は熟練を要するため，Huckerは脱色前にルゴール液を濾紙で吸い取る方法を1922年に提案した．彼はアイオワ州のレノックス大学を卒業後コロンビア大学での研修を経て1919年8月からニューヨーク州の農業試験場で牛乳中の細菌検索に従事していて，その業務中にこの方法を考案した．また，クリスタル紫の媒染剤として，染色中に色素の結晶を析出することが少ないシュウ酸アンモニウム（ammonium oxalate）が1929年以降広く用いられており，これはThomas Huckerによって使い始められたとされている．彼は当時，エール大学の微生物学研究室に所属する学生で，指導教員から国内で行われているグラム染色法について調査するようにいわれ，各地の大学へ問い合わせたところ，ほとんどが原法どおりであったが，ダートマス大学からはクリスタル紫をシュウ酸アンモニウム液に溶解するという処方が届いたという．彼は早速この方法を試し，原法よりも鮮明に染色できることを確認し，恭しくダートマス大学へ礼状を送ったところ，奇妙なことに同大学からはシュウ酸アンモニウムを使用していない旨の返事があった．怪訝に思ったHuckerは同大学を訪れ，担当者に会って確認したところ，最初のアンケートが届いたときには休暇旅行中だったため，隣の研究室の化学者が代理で応えたことが判明した．その化学者は試薬瓶にあったアニリン油を意味する「A.O.」という略字をシュウ酸アンモニウムと勘違いして回答したのだという．この逸話はHuckerのセレンディピティ（serendipity）として伝えられている．一般に「Huckerの変法」と呼ばれるグラム染色法は，一次染色にクリスタル紫とシュウ酸アンモニウム液の混合物を，また対比染色にサフラニンを用いる方法を指すが，これら2人のHuckerとの関連は必ずしも判然としない．

グラム陰性菌を赤色のサフラニンにより対比染色する方法はドイツの病理学者Carl Weigert（1845～1904）により考案されたものである．サフラニンの代わりに石炭酸フクシンを精製水で10倍希釈したパイフェル液が用いられることもある．

グラム染色の機序は十分には解明されていないが，細胞壁を機械的に破壊するとすべての細菌がグラム陰性になることから，細胞壁（cell wall）の透過性の違いによると説明されている．マイコプラズマは，真核生物の細胞膜（cell membrane）によく似た細胞質膜（cytoplasmic membrane）だけで包まれているためグラム染色を施すと陰性に染まるが，分類学的にはグラム陽性菌（*Firmicutes*門）である．ただし，Nocardが報告しているようにマイコプラズマは微小なため，染色してもその微細構造を光学顕微鏡によって確認することはほとんど不可能である．

マイコプラズマの液体培養に途が拓かれると，次に固形培地での培養が行われ，目玉焼き状と形容される特徴的な集落形態は1900年頃には知られていた．この業績はNocardとRouxの共同研究者でもあったDujardin-Beaumetzに負うところが大きい．

微生物の培養に固形培地を初めて応用したのはKochといわれる．彼はゼラチンを用いて培地を固形化し，1876年に炭疽菌の純培養に成功していた．

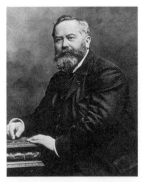

図6　Charles Chamberland

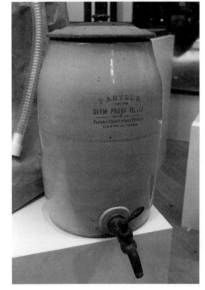

図7　シャンベラン・パストゥール型浄水器

現在では固形培地は寒天を用いて作製するのが一般的であるが，これは，Kochの共同研究者Walther Hesse（1846〜1911）の妻Angelina F. Hesse（1850〜1934）の提案によると伝えられている．Hesseは船医として働いていた頃，ニューヨークで出会った米国人女性Angelinaと1874年にジュネーヴで結婚し，その後，微生物学の研究へと転向した．Hesseはゼラチン培地を用いて実験をしていたが，夏季には気温の上昇によって固形培地が液化することがあり，さらにゼラチンを液化する微生物が混在するサンプルを培養すると同じ問題が生じることに悩んでいた．ある夏の日，妻が食卓に出したゼリーが溶けないのを怪訝に思い尋ね，寒天を使えば気温が高くても固形化することを教えられた．こうして今日広く用いられている寒天平板培地が1881年に考案され，細菌の分離培養および純培養の基礎が築かれた．

その後，1887年にKochの弟子のRichard J. Petri（1852〜1921）がガラス製ペトリ皿を考案し，さらに固形培地上の集落から釣菌による菌株の継代法を開発した．

寒天は主に紅藻類のオゴノリ（*Gracilaria vermiculophylla*）あるいはテングサの一種マクサ（*Gelidium crinale*）の粘液質を乾燥させたもので，江戸時代に日本で食用として使われ始めた．京都伏見の旅籠「美濃屋」の主人美濃太郎左衛門が1685年に心太を屋外で凍結乾燥させたものを食用に供したのが嚆矢とされている．寒天の物性は主にゼリー強度，粘度，融点により評価され，ゼリー強度は20℃で1.5％濃度の寒天が1平方cm当たり20秒間耐えうるグラム数をgc単位で表す．オゴノリを原料とする寒天はゼリー強度700gc，融点88〜89℃で，テングサを原料とするものは450gcの強度で91〜92℃といわれる．オゴノリから造られる寒天は透明度が高く，培地用に適している．Kochの時代，寒天は専ら日本で製造され，輸出されていた．

Dujardin-Beaumetzの，しかし，最大の功績はマイコプラズマがシャンベラン式浄水器を通過することを証明したことであった．この浄水器はCharles Chamberland（1851〜1908）（図6）が開発した素焼の濾過器で，正式にはシャンベラン・パストゥール型浄水器（図7）と呼ばれていた．Chamberlandは，また，オートクレーブを発明したことでも知られている．同じ頃，ドイツではKochの弟子のFriedrich Löffler（1852〜1915）と Paul O. M. Frosch（1860〜1928）により，口蹄疫ウイルス（もちろん当時は，まだ今日知られているウイルスとしての認識はなく，実体の伴わない「不可視の病原体」といった概念でしかなかった）が珪藻土製の浄水器を通過することが証明されていた．

口蹄疫が伝染性疾病であることはGirolamo Fracastro（1478〜1553）が1546年に刊行した『伝染病について（De Contagionibus et Contagiosis Morbis, et eorum Curatione）』という著作のなかで言及していたが，その病原体については不明であった．Fracastroはイタリアの都市ヴェローナの医師の家系に生まれ，パドヴァ大学に学び自然科学と医

学を修め，後に法皇パウロ3世の侍医になったが，1530年に発表した散文詩『梅毒あるいはフランス病（Syphilidis, sive morbid gallici）』において病気の「種子（semina）」という表現を用い，その後さらに同上『伝染病について』のなかで「伝染性の種子（seminaria contagionum）」という感染性因子の概念を初めて提唱して，ルネサンス医学史に名を遺した．Fracastroのこの考え方はコンタギオン（伝染性種子）説と呼ばれる．16世紀には自然科学全般において「種子」という考え方が広く受け入れられていて，当時の病因論に関しても，Fracastroとは独立に病気の種子という概念を唱えていた医師が複数存在したが，当時この「種子」と呼ばれた感染性因子の実体は杳として不明であった．

LöfflerとFroschは，バークフェルト式浄水器（図8）を通過させた口蹄疫罹患牛の水疱液を健康牛へ接種することにより，病気の伝達が可能であることから，この病気が濾過性病原体によるものであることを1897年に初めて証明した．したがって，このとき初めて口蹄疫の原因が確認されたが，当時の常識からは病原体が浄水器を通過するというのはにわかには信じがたい実験成績であった．しかし，この異端の学説が当時の科学的パラダイムを超えて学界に容認されるまでにさして長い歳月を要さなかった．このため，その後に発見されたマイコプラズマは人工培地に増殖するにもかかわらず，ウイルスと混同されることがあった．また，適当な条件さえ満たせばウイルスも人工培地で増殖できるのではないかという誤った期待を当時の研究者たちに抱かせ，少なからぬ混乱を招いた．

濾過性病原体の発見に貢献した浄水器は19世紀初頭に英国でロイヤルドルトンの始祖とされるJohn Doulton（1793〜1873）がセラミック製のものを作製したのが初めとされている．バークフェルト式浄水器はドイツ人Wilhelm Berkfeld（1836〜1897）が開発した珪藻土製の濾過器である．これらの濾過器は浄水器として拵えられ，飲み水を介して当時流行していたコレラの予防に大いに役立っていた．

B マイコプラズマの分類学的位置

マイコプラズマの培養法が確立されると，間もなく病原体の形態についての研究が行われるようにな

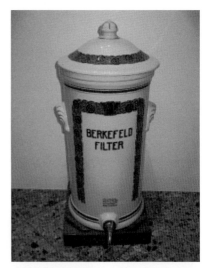

図8　バークフェルト式浄水器

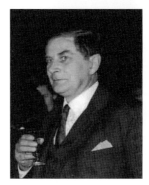 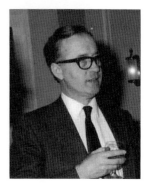

図9　Derrick G. ff. Edward　図10　Eyvind A. Freundt

った．1919年のノーベル賞受賞者Jules J.B.V. Bordet（1870〜1961）や，先に登場したDujardin-Beaumetzと一緒にBorrelがCBPPの病原体の形態を調べた．その結果，この病原体が多形性で，ときには分岐する線維状を呈することが明らかになり，1910年に*Asterococcus mycoides*という学名が提案された[2]．しかし，翌年E. J. Martzinovskiにより*Coccobacillus mycoides peripneumoniae*が[3]，さらに1923年にはFroschにより*Micromyces peripneumoniae bovis contagiosae*が[4]提案され，その後1929年にポーランド人Julian I. Nowak（1865〜1946）が*Mycoplasma peripneumoniae*という学名を提案したため，しばらくの間名称の混乱が続いた．1950年代に至ってようやく分類命名委員会が組織され，1956年にDerrick G. ff. Edward（1910〜1978）（図9）とEyvind A. Freundt（1919〜2009）（図10）の提案に基づいて*Mycoplasma mycoides*をこ

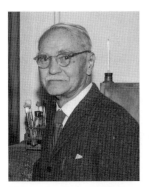 図11 Louis L. Dienes
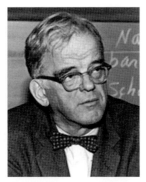 図12 Geoffrey Edsall
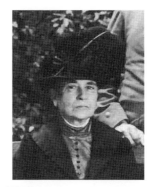 図13 Emmy Klieneberger
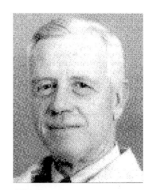 図14 Monroe D. Eaton
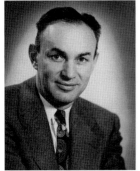 図15 Gordon Meiklejohn
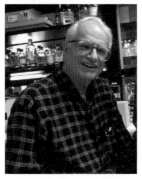 図16 Robert M. Chanock
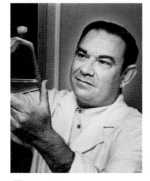 図17 Leonard Hayflick
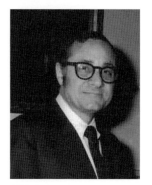 図18 Michael F. Barile

の病原体の正式学名とすることになった[5]．現在では，*Mycoplasma mycoides* subsp. *mycoides* という学名が与えられている．

　この間，1923年にはアルジェリアでヒツジの伝染性無乳症の病原体として，CBPPの病原体と類似の微生物（現在の *Mycoplasma agalactiae*）がJules Bridré（1869～1950）とAndré Donatien（1889～1954）により分離された[6]．これが2番目に発見されたマイコプラズマである．また，1934年には，北里研究所のH. Mark Shoetensack（1906～1997）がジステンパー罹患犬から類似の濾過性微生物（後の *Mycoplasma canis*）を分離した[7]．3番目に発見されたマイコプラズマである．彼は，日本名を松本秀雄といい，北里柴三郎に見出されて獣医学を学ぶ機会を与えられ，後に嫌気性菌の培養法を開発したことでも知られる．

　1937年には，Louis L. Dienes（1885～1974）（図11）とGeoffrey Edsall（1908～1980）（図12）によりヒトのバルトリン腺の化膿巣から，現在 *Mycoplasma hominis* として知られるマイコプラズマが分離された[8]．これがヒトから発見された最初のマイコプラズマであった．その後1937年から1940年にかけて，英国ではリスター研究所のEmmy Klieneberger（1892～1985）（図13）がマウスとラットからCBPPの病原体と類似の微生物を分離し，それらをpleuropneumonia-like organism（PPLO）と呼んだが，それらのなかにはL-form（L型菌）と呼ばれる細菌も含まれていた[9]．L型菌はリスター研究所に因んで名づけられたもので，グラム陽性菌であっても細胞壁を欠くため，マイコプラズマと同様にグラム染色により陰性を示す．

　1940年代に米国では軍隊や大学で若者の間に，発熱（38～39℃）と長引く激しい乾性咳嗽を特徴とする「walking pneumonia」と呼ばれた原発性異型肺炎（primary atypical pneumonia：PAP）が流行し，その病原体として1944年にカリフォルニア州公衆衛生研究所のMonroe D. Eaton（1904～1958）（図14），Gordon Meiklejohn（1911～2006）（図15），William van Herick（1914～2003）がハムスター，コットンラット，発育鶏卵などを用いて濾過性因子を分離したが，その性状が解明されないままEaton agentと呼ばれて20年近い歳月が経った．

基礎編

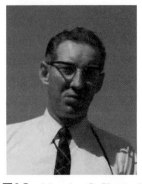
図19　Maurice C. Shepard

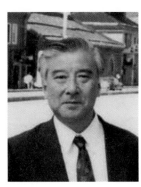
図20　輿水　馨

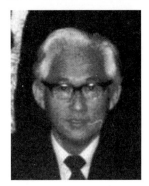
図21　尾形　學

1962年に至って米国NIHのRobert M. Chanock（1924〜2010）（図16），Leonard Hayflick（1928〜）（図17），Michael F. Barile（1924〜）（図18）らによりイートン因子が人工培地に発育可能なマイコプラズマであることが証明された[10]．翌年Chanockらによりこの病原体は*Mycoplasma pneumoniae*と命名された．これはヒトでの病原性が確認された最初のマイコプラズマであった．

また，1954年にMaurice C. Shepard（1916〜2007）（図19）が非淋菌性尿道炎患者から寒天培地上できわめて微小な集落を形成するマイコプラズマを発見し，これをtiny-form PPLO coloniesと呼び，翌年にはT-strain mycoplasmaとして発表したが[11]，1960年以前には懐疑的な研究者たちに受け入れてもらえなかった．T-strainマイコプラズマはやがてTマイコプラズマと呼ばれるようになり，その後ウレアーゼ活性を有することから，ウレアプラズマ（*Ureaplasma*）という属名が与えられた．ヒト由来のウレアプラズマは当初*Ureaplasma urealyticum*と命名されたが，複数の血清型に分かれることが判明し，さらに遺伝学的に異なる2群から構成

されていることが明らかになり，*U. urealyticum*と*U. parvum*の2菌種に分けられた．その後，ウレアプラズマはヒト以外にも様々な動物種から分離された．東京大学医学部の輿水　馨（1929〜2009）（図20）らはニワトリから新菌種*U. galorale*を，原澤　亮（1947〜）らはイヌから新菌種*U. canigenitalium*，ネコから新菌種*U. felinum*と*U. cati*を分離し，それぞれ命名した．

1956年にはL. B. Robinsonらによりマイコプラズマが細胞培養を汚染することが発見され，細胞培養に携わる研究者へ大きな衝撃を与えた[12]．汚染マイコプラズマのなかには培養細胞へ退行性変化を引き起こすものがあり，ウイルス感染による細胞変性効果（CPE）と誤認される場合もあった．

その後，昆虫や植物，汚水などからもマイコプラズマが発見された．1967年には東京大学農学部の土居養二（1927〜2006）らが，クワ萎縮病篩部の電子顕微鏡観察により未知の微小体を見出し，同学部の尾形　學（1921〜1991）（図21）に確認を仰いだところ，マイコプラズマ様微生物であることが判明し，これをmycoplasma-like organism（MLO）と命名し発表した．これは後にファイトプラズマ（phytoplasma）と呼ばれるようになった．

また同年，EdwardとFreundtによりマイコプラズマに対して*Mollicutes*綱という分類名が提唱された[13]．今日，我々がマイコプラズマと呼ぶ微生物は，以下に示すとおりすべて*Firmicutes*門（あるいは*Tenericutes*門）の*Mollicutes*綱に含まれる[14〜16]．*Firmicutes*門はGC含量の低いグラム陽性菌から構成され，*Mollicutes*綱が*Erysipelotrichi*綱に近縁であり，分類学的にグラム陽性菌であることを示している．

現在ではマイコプラズマの分類・命名は，国際微生物分類命名委員会（International Committee on Systematics of Prokaryotes）において隔年に開催される*Mollicutes*分類小委員会（マイコプラズマ部会）が所掌している．

C　マイコプラズマの特性

マイコプラズマは人工培地に発育可能な最小のバクテリアで，そのゲノムサイズも自由生活を営む微生物のなかでは最小であり，生命を維持するために

必要最低限の遺伝子セットを備えていると考えられる．また，ゲノムのGC含量はほぼ25〜40％の範囲にあり，バクテリアのなかで最も低い．これは，進化の過程でゲノムDNAのGC対をAT対へ置換させるような方向性のある変異圧が作用した結果であるとされている．このようにGC含量が低いため，遺伝暗号にも大きな影響がみられるが，アミノ酸レベルでは変化が起こらないように中立性が保たれている．マイコプラズマはグラム陽性菌に分類され，進化の過程で比較的最近出現した微生物であるといわれる．

マイコプラズマはヒトや動植物の病気と密接な関連をもつものもあるが，多くは常在菌として日和見感染に関与する．しかも，マイコプラズマは一般に病原性が乏しく，人工培地で継代することによりビルレンス（菌力あるいは毒力）が速やかに低下するため，特定の疾病との関連を病原学的に証明することは容易でない．しかし，不顕性感染するマイコプラズマのなかにはスーパー抗原（super antigen）活性を発揮し，感染により個体の免疫系を複雑に修飾するものもあるため，侮ることはできない．また，従来，マイコプラズマは細胞外寄生性であるとする説が支配的であったが，近年の研究により，細胞内寄生をするものもあることが知られるようになった．

マイコプラズマはヒトを含む様々な動物や昆虫，植物などから検出されており，これまでに数百種の菌種が報告されている．これらはいずれも細胞壁を欠き，ペプチドグリカンの前駆体を合成できないことから分類学的に*Firmicutes*門（低GC含量のグラム陽性菌）あるいは*Tenericutes*門*Mollicutes*綱（moles = soft，cutis = skin：柔らかい皮の意味）としてまとめられ，4目（order）に分けられている（表1）．したがって，一般にマイコプラズマというときには，*Mollicutes*綱を指すことが多い．本書においてマイコプラズマとカナ書きされている場合は，*Mollicutes*綱に含まれるすべての菌種を意味する．

マイコプラズマは細胞壁を欠くために，かつてはL型菌との関連が論議された．両者はいずれも細胞壁がなく多形性で，濾過性であり，目玉焼き状集落を形成し，ペニシリンに感受性がなく，特異抗体に

表1　バクテリアドメインにおけるマイコプラズマの分類学的位置

*Firmicutes*門（*Tenericutes*門）
　　*Bacilli*綱
　　*Clostridia*綱
　　*Erysipelotrichi*綱
　　*Mollicutes*綱
　　　　*Acholeplasmatales*目
　　　　　　*Acholeplasmataceae*科
　　　　　　　　*Acholeplasma*属
　　　　　　　　'*Candidatus* Phytoplasma' 属
　　　　*Anaeroplasmatales*目
　　　　　　*Anaeroplasmataceae*科
　　　　　　　　*Anaeroplasma*属
　　　　　　　　*Asteroleplasma*属
　　　　*Entomoplasamatales*目
　　　　　　*Entomoplasmataceae*科
　　　　　　　　*Entomoplasma*属
　　　　　　　　*Mesoplasma*属
　　　　　　*Spiroplasmataceae*科
　　　　　　　　*Spiroplasma*属
　　　　*Mycoplasmatales*目
　　　　　　*Mycoplasmataceae*科
　　　　　　　　'*Candidatus* Hepatoplasma' 属
　　　　　　　　*Mycoplasma*属
　　　　　　　　*Ureaplasma*属

よって発育阻止を受けることから，その鑑別が問題にされた．しかし，ペニシリン無添加培地で継代すると，L型菌は細胞壁を有する元のバクテリアに復帰するが，マイコプラズマは変化しない．しかも，両者はゲノムDNAのGC含量や，核酸相同性試験によっても鑑別できる．

植物に寄生してMLOと呼ばれた微生物は，試験管内での培養が成功しないため分類学的な検討が遅れていたが，形態学的には*Mollicutes*綱の条件を満たすので，これらは '*Candidatus* Phytoplasma' としてマイコプラズマの仲間として扱われている．また，これまでアナプラズマ科の*Haemobartonella*属と*Eperythrozoon*属に置かれていた菌種が，16SリボソームRNA（rRNA）遺伝子あるいはRNase P RNA遺伝子などの塩基配列の相同性に基づいて*Mycoplasma*属へ編入されることになり，その後に検出された類似の赤血球寄生性マイコプラズマも '*Candidatus*' を冠して本属に含められ，これらはヘモプラズマ（hemoplasma）と総称されている．ヘモプラズマはいずれも宿主に免疫介在型の溶血性貧血を引き起こすことが知られている．

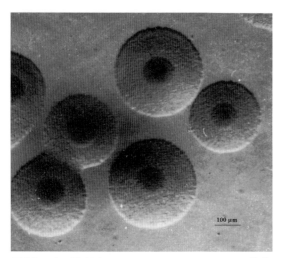

図22　寒天培地上のMycoplasma capricolumの集落
中央にnippleをもつ典型的な目玉焼状集落を呈する

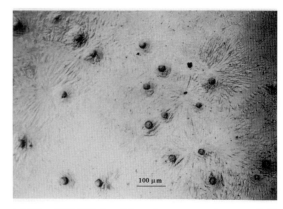

図23　寒天培地上のMycoplasma maculosumの集落
集落の周囲にみられるしわ状の薄膜はフィルム，小黒点はスポットと呼ばれる．フィルムの本態はマイコプラズマが産生するphospholipaseが培地中の血清成分（リン脂質）と反応して生じたもので，スポットは脂肪酸塩から遊離したカルシウムとマグネシウムが沈着したものである．いずれも脂質の分解により生じる

D　マイコプラズマの一般性状

1．形態および染色性

　一般にマイコプラズマ細胞は少なくとも直径約300nmの球状あるいは洋梨形，もしくは直径約200nm，長さ約100μmに達するフィラメント状あるいはらせん状を呈し，あるものは多形性を示す．また，ときには分岐構造をとるものもあり，その形態は菌種により異なる．しかも，マイコプラズマ細胞の形態は，培地成分や培養液の浸透圧による影響を受けるため一定しないことが多い．

　マイコプラズマ細胞は，一般のバクテリアにみられるような細胞壁構成成分としてのムコペプチド複合体やジアミノピメリン酸，ムラミン酸などを含まない．細胞質膜は脂質二重層からなり，膜タンパク質が埋め込まれている．ある種のマイコプラズマでは，さらに細胞質膜の表面に粘液層あるいは莢膜様物質を有するものもある．莢膜様物質の主成分はガラクタンあるいはヘキソサミン重合体などで，マイコプラズマの付着，病原性などに関係するといわれる．電子密度の高い特殊な構造を細胞の長軸の末端にもつ菌種があり，これはマイコプラズマが宿主動物細胞へ付着するための装置であるとされる．また，運動性のある菌種が知られており，鞭毛のような運動器官はないが，細胞質内にTriton X-100不溶性の細胞骨格をもち，寒天培地上で滑走運動（gliding）をする．Spiroplasmataceae科に属するマイコプラズマはらせん形態をとり，液体培地中でキンク運動を行う．

　寒天培地上での集落は最大でも直径1～2mm以上になることはまれで，通常は0.5mmかそれ以下であり，ときには0.01mm程度の大きさにしかならないものもある．集落は，nippleと呼ばれる中央部が寒天内部に円錐形に侵入するために，一般に目玉焼状の外観を呈する（図22，23）．運動性のある菌種では拡散した集落形態となり，周囲に衛星集落を生ずることがある．

　すでに述べたとおりマイコプラズマはグラム陽性菌であるが，細胞壁を欠くためグラム染色により陰性を呈する．また，赤血球寄生性のヘモプラズマは，血液塗抹標本のギムザ染色により好塩基性に染まり，ハウエル・ジョリー小体，ハインツ小体などとほとんど区別できない．

2．培養と増殖

　マイコプラズマは一般に無細胞人工培地に発育可能である．多くの菌種が増殖にステロールおよび脂肪酸を要求するので，培地にはウマ，ブタ，ウシなどの血清が加えられる．マイコプラズマ用の培地成分はヒトおよび動物，植物，昆虫などから分離される菌種によって異なる．ヒトおよび動物のマイコプ

ラズマの分離にはChanockの培地やEdwardの培地を基本にした変法培地が広く使われている．しかし，これらの培地に発育しない菌種が少なからず知られており，それぞれに適した培地が工夫されている．それでも，人工培地での分離培養が成功しない菌株もあり，それらのなかには細胞培養への接種により初めて分離できるものもある．

*Anaeroplasmatales*目を除き，大部分の菌種は通性嫌気性であるが，寒天培地での発育は微好気培養が好気培養よりも優れており，特に初代分離時には，95％の窒素に5％の二酸化炭素を加えた培養法が推奨されている．

発育至適温度は*Mycoplasmatales*目と*Anaeroplasmatales*目が37℃前後，*Acholeplasmatales*目と*Spiroplasmataceae*科が30～37℃，*Entomoplasmataceae*科が30℃である．

マイコプラズマの増殖様式は，培養条件や菌種によっても多少異なるが，基本的には二分裂による．マイコプラズマ細胞の分裂に先立ちゲノムの複製が起こるが，両者は必ずしも同期化しない．このため出芽（budding）様式のものやくびれをもったフィラメント状の細胞が現われることがある．直径250nm以下の球状体を基本小体と呼び，これを最小発育単位とみなす説が過去にあったが，現在では，発育しうる最小のマイコプラズマ細胞は少なくとも直径300nm以上であるとされている．

マイコプラズマのなかにはいまだに試験管内培養が成功しないものがある．'*Candidatus* Phytoplasma'，'*Candidatus* Hepatoplasma'およびヘモプラズマは人工培養ができないため，16S rRNA遺伝子やRNase P RNA遺伝子などの塩基配列の相同性に基づいて分類・同定が行われている．

3．化学的組成と抵抗性

マイコプラズマの細胞質膜は，全菌体乾燥重量の約35％を占め，そのうちタンパク質含量は50～60％，脂質は30～40％を占めている．細胞質膜を構成する脂質は全菌体の脂質の大部分を占め，このなかで最も重要なものはコレステロールである．マイコプラズマが細胞質膜に取り込めるコレステロールの基本構造は3β-OH基と平板なステロール核を備えているものに限られる．ある種のマイコプラズマは酪酸のような短鎖脂肪酸によってコレステロールをエステル化することができる．その他の脂質としては，リン脂質，糖脂質，カロチノイドなどがあり，リン脂質は細胞質膜を構成する脂質の主成分である．リン脂質の種類はマイコプラズマの種類によって異なるが，ホスファチジルグリセロールまたはジホスファチジルグリセロールはすべてのマイコプラズマに共通してみられる．このほかグリセロリン脂質とスフィンゴリン脂質が検出されており，これらは通常のバクテリアの細胞質膜にはほとんど見出せないものである．

*Acholeplasmatales*目のなかには酢酸塩からカロチノイド色素を合成する菌種が知られており，菌種の同定に使われることがある．

糖質については，菌種によって大きく異なり，0.1～10％の広い幅をもって含まれており，抗原の成分となる．

核酸構成は一般のバクテリアと大差なく，ゲノムDNAおよびrRNA，メッセンジャーRNAのほか微量の低分子RNAなどからなる．1個の細胞に含まれるゲノムDNAは*Mycoplasmatales*目では約1fgで，*Acholeplasmatales*目，*Anaeroplasmatales*目，*Spiroplasmataceae*科では約2fgである．

F-type ATPase/Synthaseは細胞質膜の内側に位置する．NADHaseは*Mycoplasmatales*目，*Spiroplasmataceae*科では細胞質に存在するが，*Acholeplasmatales*目では細胞質膜に存在している．ともに電子伝達系の酵素として機能している．

RNAポリメラーゼは他のバクテリアのそれと異なり，リファンピシンに感受性がない．

マイコプラズマは物理的処理に対する抵抗性が全般に弱く，56℃30秒以内に半減し，45℃15～30分で死滅する．凍結融解には比較的抵抗性がある．乾燥には安定であるので，菌株は培養液に保護剤を加えて乾燥させるだけでも長期間にわたり保存できる．

4．生化学的性状

マイコプラズマは一般に代謝活性が低く，生理学的および生化学的性状のみによっては菌種を同定することはできず，いくつかの群に大別することしかできない．そのため，菌種同定は血清学的性状に基づいて行われるが，いくつかの代謝活性は基本的な

鑑別性状となる．すなわち，安定した生化学的性状としてはブドウ糖，アルギニン，尿素の分解が挙げられる．大部分の菌種はブドウ糖，アルギニンのうちいずれか一方を分解するが，菌種によっては，両方分解するもの，両方とも分解しないものなどがある．ブドウ糖の分解は，一般に解糖系（EM経路）によっており，終末代謝産物は主として乳酸であるが，一部はピルビン酸，酢酸，アセトインなどになる．マイコプラズマは，多くが解糖系をもつが，クエン酸回路（TCA回路）とチトクローム系を欠損している．アルギニンの加水分解はブドウ糖非発酵性のマイコプラズマにとって主要なATP供給源となる．尿素を加水分解するのは*Ureaplasma*属のみであるが，これはエネルギーの産生を伴わない．このほかカロチノイド色素の合成の有無（*Acholeplasmatales*目が疑われた場合に有用），フィルムおよびスポットの産生，タンパク質分解性，溶血性および血球吸着能などが挙げられる．

5．血清学的性状

前項で述べたように，マイコプラズマの血清学的性状がその分類・同定に占める比重はきわめて大きい．細胞質膜を構成するタンパク質と脂質がマイコプラズマ抗原の免疫原性と反応性の主体をなしている．

菌種の同定に用いられる血清学的試験としては，代謝阻止試験（metabolism inhibition test），発育阻止試験（growth inhibition test）および寒天平板上の集落を対象とする直接あるいは間接蛍光抗体法が広く用いられている．マイコプラズマ細胞質膜のタンパク質と脂質の両成分が前二者の反応に関与し，糖脂質が蛍光抗体法の主役を演じる．

このほか，ELISA法，直接または間接凝集試験，補体結合（CF）試験，ゲル内沈降反応などが挙げられるが，後二者は細胞質膜のタンパク質，脂質および多糖類を反応性抗原とするもので，交差反応が強く出るため補助手段として用いられる．先に述べた発育阻止試験は最も特異性が高いが，高力価の免疫血清を必要とし，しかも菌種によって血清学的に不均一なものがあるので，基準株を用いて作製した抗血清のみでは同定できない株もある．また，血清学的試験においては，マイコプラズマの細胞質膜に

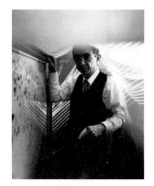

図24 大澤省三

吸着された培地成分が非特異反応の原因となる場合があるので注意を要する．

マイコプラズマのなかには細胞質膜上の表面抗原を構成するリポタンパク質の種類や大きさが遺伝的支配により変化するものがあり，これは抗原の相変異として現われ，集落形態の変化を伴うこともある．

6．遺伝学的性状

マイコプラズマは自律的に複製する生物としては最小のゲノムDNAを有しており，これは進化の過程で不要な遺伝子を失ってきた結果とされている．したがって，マイコプラズマの遺伝子構成の全体像を把握することは，自己増殖に必要な最少の遺伝子が何かという生物学の基本的命題の解明につながる．そのため多くの菌種についてゲノムDNAの全塩基配列が決定されている．その結果，次のようにマイコプラズマに特徴的な性状がいくつか明らかにされている．

マイコプラズマの遺伝暗号では，一般の生物で停止コドンとして働くUGAがトリプトファンをコードするように変化している．これは名古屋大学理学部の大澤省三（1928〜）（図24）らが発見したもので，それに基づいてコドン捕獲説が提唱された．同様の変化はユーカリアの染色体外遺伝因子であるミトコンドリアDNAにおいても知られていたものの，染色体遺伝子における遺伝暗号は全生物に共通であると考えられてきた．したがって，マイコプラズマのゲノムDNAにおけるこの変化は，遺伝暗号が必ずしも普遍的なものではなく，生物進化の過程で変わりうることを意味する大きな発見であった．

マイコプラズマのrRNAオペロンはゲノム上に1～2個しかなく，これは他のバクテリアに比べて少ない．*Escherichia coli*では7個，*Bacillus subtilis*では10個のrRNAオペロンをもつことから，マイコプラズマは進化の過程でrRNA遺伝子の個数を減らしてきたものと考えられる．また，5S rRNA分子は104～113塩基からなり，これは他のバクテリアのそれよりも短い．

7. 病原性

生体へ感染して疾病を引き起こすバクテリアを病原菌，病気を引き起こさないものを非病原菌として区別することがあるが，バクテリアの病原性（pathogenicity）とは相対的概念であって，宿主側の様々な条件によって規定されるものである．例えば，同一のバクテリアであっても宿主の動物種が異なれば感染が成立しない場合や，あるいは感染しても不顕性感染に止まるものもある．このように病原菌と非病原菌の区別は一意的なものでなく，アプリオリに決まるものではない．

病原性と混同される概念にビルレンス（菌力あるいは毒力）がある．ビルレンスは分類学的に同一種の微生物の異なる株間について用いられ，これらの株に感受性のある同一宿主に対する害作用の強さを比較する場合の言葉である．ビルレンスは通常，実験的に定量することができ，最少致死量あるいは50%致死量などで表される．また，出現した病巣の数のような測定できる病理現象を指標として行われることもあり，体内でのバクテリアの増殖性を量的に示す場合に用いられる．これに対し病原性はこれを質的に示す場合に用いられ，感染を引き起こす能力あるいは性質を意味している．したがって，近年用いられている高病原性鳥インフルエンザウイルスというのは学問的には誤りであり，これは高度強毒型鳥インフルエンザウイルスとするのが正しい．

マイコプラズマの多くは，ヒトおよび各種動物の呼吸器，生殖器などの粘膜から分離される．また，一部のものは，眼結膜，関節腔液，乳汁，脳脊髄，化膿巣などから分離されている．しかし，マイコプラズマの病原性は一般に乏しく，病気との関連が証明されているものは多くない．また，人工培地での継代によりビルレンスを速やかに消失する場合がある．しかも，ヒトや動物におけるマイコプラズマの病原学的な意義については不明の点が多く，実験感染によっても該菌単独では発症させることが困難なものもある．したがって，単独感染では不顕性となることがあり，あるいは軽度の症状しか現さないが，他のバクテリアあるいはウイルスと混合感染することによってはっきりした症状や病変を現すものが多い．また，不顕性感染しているヒトや動物が寒冷感作や栄養管理失宜などの不良環境におかれると，症状が現れることがある．

マイコプラズマ病（mycoplasmosis）の共通点は，
① 比較的長い潜伏期をもち，慢性経過をとる
② 慢性の保菌個体から伝播し，地域的な発生がみられる
③ 感染力が強くない
などである．

マイコプラズマ病の伝播には，感染個体と密に接する多数の感受性個体が必要であり，人口稠密な都会や多頭羽飼育の家畜集団の多くは，空中浮遊粒子の濃度を高めて菌の伝播を促し，同時に環境中のアンモニアおよび二酸化炭素の濃度を高めるため，これらの疾病の蔓延には絶好の条件となっており，病勢の一層の悪化を招いている．

8. 感染と免疫

マイコプラズマは種（宿主）特異性が比較的強く，個体レベルではそれぞれの動物種に固有のマイコプラズマ菌種が感染する．マイコプラズマ感染を受けた個体には遅延型の皮内反応がみられ，リンパ球の芽球化やマクロファージ遊走阻止活性などがみられる．しかも，マイコプラズマ感染による炎症像は遅延型アレルギーの病変に類似する．その病巣にみられる白血球は，主にリンパ球やプラズマ細胞である．例えば，マイコプラズマ感染を受けたウシ，ヒツジ，ヤギあるいはマウス，ラットなどの肺にはこれらの細胞と巨細胞を主な構成要素とする肺炎がみられ，また多くの動物種にみられるマイコプラズマ性関節炎も激しい単球浸潤を伴う．ヒトの原発性異型肺炎（PAP）の病理組織所見も，リンパ球，単球，プラズマ細胞の浸潤を主としている．このようにマイコプラズマ感染では宿主側の免疫応答が病

変形成に重要な役割を果たす．

マイコプラズマ細胞質膜のリポタンパク質はマクロファージのToll様受容体により認識され，IL-18などを介して，Th1サイトカインの産生を促し，細胞性免疫や炎症反応を亢進させる．また，細胞質内に強力なスーパー抗原をもち，T細胞を刺激するものがある．このため，マイコプラズマ感染における宿主の免疫応答は複雑なものとなり，自己免疫性疾患を思わせる病理所見を呈することが多い．

マイコプラズマ病に対するワクチンは，ウシの牛肺疫の生菌ワクチン，ニワトリの慢性呼吸器病，ブタのマイコプラズマ性肺炎などの動物用死菌ワクチンが実用化されているが，ヒトのPAPに対するワクチンは，感染防御抗原の解析が困難なため，開発が遅れている．

9．抗生物質，化学療法剤に対する感受性

ヒトおよび動物由来マイコプラズマの抗生物質に対する感受性は菌種によって若干の差が認められる．テトラサイクリン系抗生物質は古くからマイコプラズマ感染症の予防や治療に用いられているが，近年，耐性株の出現が知られており，必ずしも有効でない場合がある．マクロライド系抗生物質のうち，エリスロマイシン，オレアンドマイシンはヒト由来の*M. pneumoniae*に有効であるが，ブタ，イヌ，齧歯類のマイコプラズマに対して無効であることが多い．このほか，チアムリンは多くのマイコプラズマ菌種に対して有効のようである．DNA合成阻害剤のニューキノロン（フルオロキノロン）系抗菌薬は強い抗マイコプラズマ活性を示すが，ウシでは関節炎などの副作用を起こすことがある．本薬剤を長期間投与するとヒトでは日光過敏症を起こす．また，本剤は細胞培養を汚染するマイコプラズマの除去剤として使われることもある．

一般のバクテリアの場合と同様に種々の抗生物質に対する耐性菌が出現する．プラスミド性の耐性は知られていない．染色体性の耐性遺伝子のなかにはトランスポゾンによるものもある．

10．細胞培養への汚染

培養細胞は動物個体と異なり感染防御機構を欠き，また，種（宿主）特異性の障壁が除かれるため，様々な微生物による感染を受けやすい状況にある．通常のバクテリアや真菌による汚染は培養液の混濁によりそれとわかるが，マイコプラズマによる感染は細胞培養の変化を伴わないことが多いので看過されやすい．多くの場合は，マイコプラズマは培養細胞の表面に付着して存在する．1個の培養細胞に10^3程度の菌数が感染し，バイオフィルムを形成しているといわれるが，クオラムセンシングが行われているのかは明らかでない．細胞培養を汚染する代表的な菌種は*M. fermentans*, *M. hyorhinis*, *M. orale*, *M. arginini*, *A. laidlawii*, *M. pirum*, *M. hominis*, *M. salivarium*などである．ブドウ糖分解性のマイコプラズマが汚染した場合は培養液のpHが急速に低下し，培養細胞が退行性変化を示すこともあるので発見されやすい．汚染検査は培養法，DNA染色法，PCR法などで行われている．細胞培養に順化したマイコプラズマは人工培地では発育しないことがあるので，培養法による陰性の判定は慎重に行うべきである．DNA染色法は，微生物による細胞培養汚染検査法として初期に開発された前時代的な非特異検査法ではあるが，慣習的に使われている．汚染が判明した細胞培養は廃棄し，清浄な株を信頼のおける機関から入手するか，あるいは凍結などにより保存してある元の細胞をもう一度培養し直す．代替が叶わない場合は薬剤や特異抗体（菌種名が判明しているとき）などにより除染を行うことになるが，細胞内寄生性のマイコプラズマは薬剤や抗体の作用を免れるため，数代後に再び同じものが出現することがあるので注意を要する．

文献

1) Nocard Eら：Ann Inst Pasteur 12：240-262, 1898.
2) Borrel Aら：Ann Inst Pasteur 24：168-179, 1910.
3) Martzinovski EJ：Ann Inst Pasteur 25：914-917, 1911.
4) Frosch P：Mit Wiss Prakt Tierheilkunde 49：273-282, 1923.
5) Edward DGら：J Gen Microbiol 14：197-207, 1956. PMID：13306904.
6) Bridre Jら：Compt Rend Acad Sci 177：841, 1923.
7) Shoetensack HM：Kitasato Arch Exp Med 11：277-290, 1934.
8) Dienes Lら：Proc Soc Exp Biol Med 36：740-744, 1937.
9) Klieneberger E：J Pathol Bacteriol 40：93-105, 1935.
10) Chanock RMら：Proc Natl Acad Sci 48：41-49, 1962.

PMID：13878126.
11) Shepard MC：Am J Syph Gonor Vener Dis 38：113-124, 1954. PMID：13138817.
12) Robinson LBら：Science 124：1147-1148, 1956. PMID：13380429.
13) Edward DGら：Int J Syst Bacteriol 17：267-268, 1967.
14) Davis JJら：Int J Syst Evol Microbiol 63：2727-2741, 2013. Doi：10.1099/ijs.0.048983-0. PMID：23606477.
15) Hicks CAら：Infect Genet Evol 23：99-105, 2014. Doi：10.1016/j.meegid.2014.02.001. PMID：24518692.
16) Wolf M ら：Int J Syst Evol Microbiol 54：871-875, 2004. PMID：15143038.

（原澤　亮）

● 基礎編 ●

2　マイコプラズマのゲノムと進化

　一般名マイコプラズマと称される生物は，モリキューテス綱，マイコプラズマ目（Mycoplasmatales），マイコプラズマ科（Mycoplasmataceae），マイコプラズマ属（*Mycoplasma*）に分類される細菌である．同じマイコプラズマ科にはウレアプラズマ属（*Ureaplasma*）と難培養性のヘモプラズマ属（*Candidatus* Haemoplasma）がある．本項では，主としてマイコプラズマ属の菌種（以下，マイコプラズマ）のゲノムの特徴について述べる．

A　寄生・共生とゲノムの退行進化

　モリキューテス綱の種（一般名モリキューテス）のゲノムサイズは，おおよそ0.6Mb（メガベース，60万塩基対）から1.5Mb（150万塩基対）である．他の細菌，例えば*Bacillus subtilis*（枯草菌）のゲノムサイズ（おおよそ4Mb）と*Mycoplasma genitalium*のゲノムサイズ（おおよそ0.6Mb）を比較すると，約7分の1程度に小さい．ゲノムにコードされる遺伝子数は，例えば*M. genitalium* G37株で475個（ゲノムサイズ580,076塩基対），*Mycoplasma pneumoniae* M129株で648個（ゲノムサイズ816,394塩基対），*Mycoplasma penetrans* HF-2株で1,037個（ゲノムサイズ1,358,633塩基対）と，約500〜1,000個である．約4,000個の遺伝子数を有する*B. subtilis*と比較して大幅に少ないことがわかる．
　マイコプラズマは，この少ない遺伝子数で，どうして生きていけるのだろう？　答えは，比較ゲノム解析からみえてくる．例えば*B. subtilis*に存在し，かつマイコプラズマに存在しない遺伝子を調べると，以下のような機能が欠けていることがわかる[1,2]．1つは，細菌の細胞壁の合成経路．これはマイコプラズマが細胞壁を欠くことから説明できる．

2つめは，栄養の合成経路．アミノ酸ならびに脂肪酸の合成経路がない．これはマイコプラズマを培地で増殖する際に動物血清由来のコレステロール等の栄養素を要求することから説明できる．いい換えれば，マイコプラズマは自力で自分の増殖に必要な栄養素を合成できず，寄生する宿主に栄養を依存していることを意味している．3つめは，エネルギー産生系，特に好気的代謝の代表的なクエン酸回路（tricarboxylic acid cycle, TCA回路）の欠如である．近縁のPhytoplasma（植物と昆虫を宿主とする）においては，生物の必須機能と考えられるF1F0-ATP synthasesすらも欠く[3]．
　寄生・共生細菌においては，退行進化の過程を経てゲノムが小型化する傾向がみられ，宿主への従属栄養化，あるいは宿主と共生細菌との間で栄養の補完が行われる場合がある．マイコプラズマは，脊椎動物（魚，爬虫類，鳥類，哺乳類）に適応してきた一群の寄生細菌であり，そのゲノムにも寄生生活の特徴が色濃く現れている．

B　代謝経路

　マイコプラズマの代謝経路には，グルコースを利用する解糖系と，アルギニンを利用する代謝経路の2つがある．そのどちらを有するかは，種によって異なる（*M. genitalium*は解糖系を，*Mycoplasma hominis*はアルギニン代謝経路を有する．*M. penetrans*や，*Mycoplasma fermentans*は，両方の代謝経路をもっている）．グルコースは，解糖系においてフルクトース-6-リン酸，グリセルアルデヒド-3-リン酸等を経由してピルビン酸に変換される．一方，アルギニンの代謝は，独自のアルギニン・ダイハイドロレース経路（アルギニン・デアミネース，

オルニチン・カルバモイールトランスフェラーゼ，カルバメート・カイネース）によって，シトルリン，オルニチン，カルバモイールフォスフェートへと代謝される（オロテートを経由しピリミジン代謝につながる）．この，アルギニン代謝経路においてATPが産生される．

C 宿主への適応に伴う遺伝子重複による抗原変異機構の獲得

先に述べた栄養依存等によるゲノムの小型化の影響がある一方で，マイコプラズマゲノムは，ダイナミックに遺伝子を増やす方向へも進化している．ゲノム中で遺伝子が増える仕組みの1つに，遺伝子重複がある．遺伝子重複は複数回起こる．また，重複した遺伝子の各々に独自に変異が蓄積される．それによって相同性の高い遺伝子群（パラログと称する）が出現する．解析におけるパラログ遺伝子群の検出条件を，遺伝子の全長の70％においてアミノ酸の相同性が30％以上の遺伝子群とした．また，ゲノム中を移動するモバイルエレメントであるトランスポゾンについては除外した．この条件でゲノム中の全遺伝子にパラログが占める割合を計算したところ，M. penetransで約17％（173遺伝子）と，他種のマイコプラズマに比べて多い傾向がみられた（M. pneumoniaeで約11％，M. genitaliumで約1％）．特に顕著なのが，抗原変異機構を担う遺伝子群であった[1,2]．寄生細菌が宿主免疫からの攻撃を回避し長期にわたる感染を成立させる戦略にとって，抗原変異機構は有用だと考えられている．

その分子レベルの仕組みは，多様性に富み，種に特有の分子機構を備えている．例えば，M. penetransの主要抗原であるリポタンパク質は，44個の遺伝子群（うち38個は，リポタンパク質が細胞膜にアンカリングする際の配列を保持している）にコードされている[1,2]．抗原レパートリーとも考えられる遺伝子群のうち，1つのマイコプラズマ細胞が一時に発現するリポタンパク質の数は数個にとどまる．発現調節には巧妙な仕組みを備えており，個々の遺伝子の上流に12塩基対の逆位可能な配列に挟まれたプロモーター配列があり，プロモーターの向きが切り替わることで，発現スイッチがON/OFFに切り替えられる．さらにプロモーターがOFF位置の際に二次構造が形成されて，逆向きの読み込みを防止する構造がみてとれる[4,5]．抗原変異機構の感染時の役割は，類似の抗原変異機構を有するヤギの寄生菌Mycoplasma agalactiaeを用いたヤギ感染実験において検討されている[6]．

別の抗原変異機構としては，例えばMycoplasma gallisepticumのvlhAという血球吸着因子をコードする遺伝子は40個以上あるが，タンパク質が発現されるのはそのうちの1つだけ，上流のGAA配列の繰り返し数が一定のときに限られる．これは，RNAポリメレース結合部位に特異的な発現調節機構である．こうした配列レパートリーを多く有する戦略が複数の種のマイコプラズマでみられる．

一方，M. pneumoniaeやM. genitaliumにおいては，遺伝子ではなく，短い繰り返し配列をレパートリーとして用いている．特に，マイコプラズマが宿主へ付着する際の付着タンパク質（M. pneumoniaeではP1付着タンパク質，M. genitaliumではMgPa付着タンパク質と称される）は，配列上に可変領域を有しているが，その可変領域と相同性の高い繰り返し配列がゲノムの複数個所に存在する．RepMP1，2/3，4と5がM. pneumoniaeゲノムの14カ所に存在し，そのうちの1つのRepMP2/3とRepMP4が，P1遺伝子上に位置している[7,8]．MgPa繰り返し配列は，B，EF，KL，GとLMの5カ所にあり，M. genitaliumゲノムの約4.7％を占める．

D オーソログから推測される病原性因子

パラログが，1つの種のゲノム内にみられる相同遺伝子群を指すのに対し，オーソログとは，例えば祖先種から受け継ぎ，異なる2つの種間で保存されている相同遺伝子を指す．

マイコプラズマの系統には，PneumoniaeグループとHominisグループがある．Pneumoniaeグループに属する比較的ゲノムサイズが大きいM. penetransと，比較的ゲノムサイズが小さいM. pneumoniae，M. genitaliumの間のオーソログを解析してみると，M. penetransの1,037遺伝子のうち，433個がM. pneumoniaeと，383個がM. genitaliumとオーソログである（双方向にベストヒットとなる遺伝子として解析した）．その多くはhouse keeping遺伝子と呼ばれる細菌の基本的機能を担うものだが，なかにはま

れに病原性因子との関連を考えざるを得ないようなものもある．そうしたなかに，*M. penetrans*と*M. pneumoniae*間のオーソログであり，かつ*Bordetella pertussis*（百日咳菌）の百日咳毒素S1サブユニットとのオーソログがあった．後に*M. pneumoniae*の市中呼吸窮迫症候群毒素（community acquired respiratory distress syndrome toxin：CARDS TX）と名づけられたADP-リボシルトランスフェレース活性を有する細菌毒素である[9,10]．作用機序や病態への関与についての解析が進められている．

E まとめ

- マイコプラズマのゲノムは，宿主への栄養依存や細胞壁欠失による退行進化を通じて小型化したと考えられる特徴が多い．
- 一方で，絶対寄生という生き方に即して，宿主から排除されにくい戦略を実行するため，ダイナミックに遺伝子を獲得してきたことが示唆される．
- マイコプラズマにおけるアルギニン代謝経路や，宿主脂肪酸の取込み機構，細菌毒素などのヒトの健康に与える影響については，いまだ不明な点が多く，ポストゲノミックなアプローチを含む解析が必要である．

文 献

1) Sasaki Y ら：Nucleic Acids Res 30：5293-5300, 2002. PMID：12466555.
2) Sasaki Y：Chapter 10 "*Mycoplasma*", Bacterial Genomes and infectious Diseases, p175-190, Chan VL, Sherman PM, Bourke B eds., Humana Press, NJ, 2006. ISBN：158829496X
3) Oshima K ら：Nat Genet 36：27-29, 2003. PMID：14661021.
4) Horino A ら：J Bacteriol 185：231-242, 2003. PMID：12486060.
5) Horino A ら：Microbiology 155：1241-1249, 2009. Doi：10.1099/mic.0.025437-0. PMID：19332825.
6) Baranowski E ら：PLos One 9：e103158, 2014. Doi：10.1371/journal.pone.0093970. PMID：24699671.
7) Himmelreich R ら：Nucleic Acids Res 24：4420-4449, 1996. PMID：8948633.
8) Dandekar T ら：Nucleic Acids Res 28：3278-3288, 2000. PMID：10954595.
9) Kannan TR ら：Proc Natl Acad Sci 25：6724-6729, 2006. PMID：16617115.
10) Kannan TR ら：Mol Microbiol 76：1127-1141, 2010. Doi：10.1111/j.1365-2958.2010.07092.x. PMID：20199607.

（佐々木裕子）

● 基礎編 ●

3　マイコプラズマの分子生物学，細胞生物学

1．マイコプラズマの運動機構

A　*Mollicutes*の運動

*Mycoplasma mobile*や*Mycoplasma pneumoniae*など十数種の*Mycoplasma*は菌体の片側に突起を形成し，その突起で固形物の表面に張りつき，突起の側に向かって滑るように動く"滑走運動"を行う[1〜4]．その速度は，淡水魚の病原菌で最速種の*M. mobile*については毎秒4μm，*M. pneumoniae*は毎秒1μmに達する．また，*Spiroplasma*といわれる一群の種は高粘度溶液中を菌体をくねるようにして泳ぎ，その速さは5μmに達する．これらは「よくみると何となく動いているな」というレベルでは全くなく，動いていることが一目でみてとれる速さである（オンラインビデオライブラリー「運動マシナリー」にて閲覧が可能．http://bunshi5.bio.nagoya-u.ac.jp/~mycmobile/video/）．

これまでに運動能をもつ*Mollicutes*のゲノムの構造が多数決定されたが，そこには細菌の運動メカニズムとして知られるべん毛や線毛の遺伝子も，真核生物の運動のほとんどすべてを担っているモータータンパク質（ミオシン，キネシン，ダイニン）の遺伝子もみつからなかった．このことは，*Mollicutes*の運動が他の生体運動とは異なる全くユニークなものであることを意味している．本項では，これらの運動メカニズムについての現在における理解を解説する．

1．運動性の系統

マイコプラズマなど*Mollicutes*綱に含まれる生物種は，4つのサブグループに分けられる（図1）[5]．そのうちHominisサブグループに属する*M. mobile*と*Mycoplasma pulmonis*の2種，およびPneumoniaeサブグループに属するほとんどの種が滑走運動を示す．これらの滑走運動には「菌体の片側に突起を形成し，突起部分で宿主表面に張りつき，必ず突起の方向に向かって滑走する」「滑走速度が毎秒0.1〜4.5μmくらいと似通っている」など共通点は多い．

しかし，これら2グループそれぞれのメカニズムに含まれるタンパク質の構成は全く異なり，アミノ酸配列の部分的な類似性もみつからない．Spiroplasmaサブグループには，属名が*Spiroplasma*の種と*Mycoplasma*の種が存在する．これらのうち属名*Spiroplasma*のものは高粘度溶液中を遊泳する．菌体の片側にはやはり突起構造が形成されるが[6,7]，滑走運動と異なり遊泳方向は前後に変化する．*Spiroplasma*のゲノムには上記2グループの滑走運動に必須のタンパク質は全くコードされていない．これらのことから，*Spiroplasma*遊泳のメカニズムと上記2グループの滑走運動とのメカニズムの共通性はさらに低いと考えられる．

2．滑走運動の目的

*Mollicutes*は一般的に，宿主表面に接着して存在するため，接着は寄生に決定的な役割を果たしている．接着の必要性は明白だが，では滑走運動は何のためにあるのだろう？

一般に生体運動は食べものや，よりよい環境を求め，有害物質や捕食者を避けるために存在する．細菌の運動も例外でなく，糖やアミノ酸などの栄養分に近づき，有害物質から逃れるように移動する．このような性質を"化学走性"という．運動性の細菌で化学走性を行っているのは二成分制御系と呼ばれるシステムであるが，滑走する*Mycoplasma*にも遊泳する*Spiroplasma*にも，そのゲノムに二成分制御系はない[8,9]．*Spiroplasma*の化学走性は複数の報告

基礎編

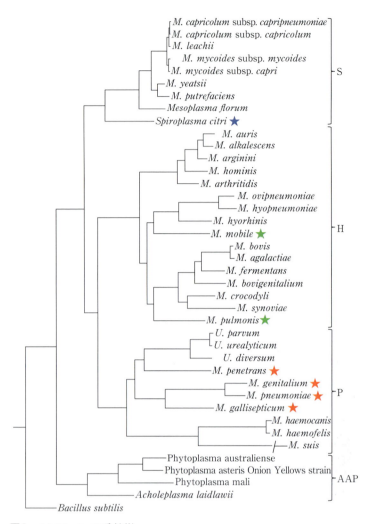

図1　*Mollicutes*の系統樹

*Mollicutes*は4つのサブグループに分かれる．青，緑，赤の星は，それぞれ*Spiroplasma*の遊泳，*M. mobile*タイプの滑走，*M. pneumoniae*タイプの滑走を示す種を表している
フランス ボルドー大学のSirand-Pugnet P氏より

があるので信憑性は低くない[10,11]．これらのことは，*Spiroplasma*に他の細菌とは異なる化学走性の仕組みがあることを示唆するのかもしれない．*Mycoplasma*は動物細胞表面にある多糖の先端，すなわちシアル酸オリゴ糖の構造を認識してつかんだり離したりして滑走している[12,13]．シアル酸オリゴ糖は宿主やその組織によって密度や構造が異なるので，ひょっとすると*Mycoplasma*はこの違いを利用して，宿主のなかでの行き先を決定しているのかもしれない．あるいは，*Mycoplasma*は宿主細胞に強固に結合するため，もし動かないと，その密度は局所的に高くなるため，菌体が宿主組織表面上を分散すること自体に意味があるのかもしれない．*M. pneumoniae*では，気管上皮細胞の線毛先端から細胞表面への移動に滑走運動が必須であることが知られている[14,15]．

B *Mycoplasma*の運動

1. *M. mobile*滑走の装置とメカニズム

私たちは1997年から*M. mobile*滑走運動メカニズムの研究に取り組み，図2左のような構造を明らかにしてきた．すなわち，滑走の装置は菌体表面のも

1. マイコプラズマの運動機構

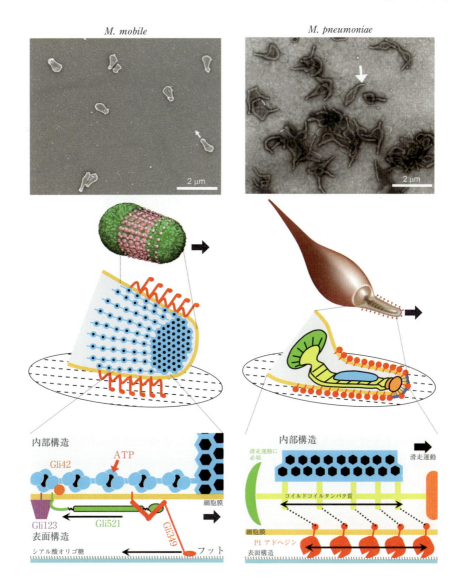

図2 滑走運動の装置とメカニズム
左は*M. mobile*を，右は*M. pneumoniae*を示す．最上段に電子顕微鏡像を，その下に菌体と滑走装置の構造の模式図を示す．それぞれ装置の内部構造で発生した動きが表面に伝わり，"あし"として働くGli349，あるいはP1 アドヘジンタンパク質が，宿主表面にあるシアル酸オリゴ糖を繰り返し，つかみ，引っぱり，離すことで菌体が前に進む．
*M. pneumoniae*の立体像は文献2) から改変引用

のと菌体内部のものの2つに分けることができ，それぞれが数百のユニットから構成されている．表面構造はそれぞれ分子量が123k，521k，349kの3つの巨大タンパク質，Gli123，Gli349，Gli521が同分子数ずつ集まることで構成されている[16〜19]．変異株の解析から，Gli123は他のタンパク質の足場として，Gli349は滑走の"あし"として，Gli521は表面で動きを伝えるクランクとして働いていることが示され

た．さらにGli349とGli521の分子それぞれを単離したところ，それぞれ100と120nm長の8分音符（♪）とクエスチョンマーク（？）のような形状であることが明らかになった[20〜22]．

上記3つのタンパク質とともに転写されるGli42のアミノ酸配列には原核生物のチューブリンであるFtsZと弱い相動性があり，やはり滑走装置の構成成分である[23]．このタンパク質もGli123と同様に滑

走装置構成の足場として働いているのかもしれない．一方，菌体から界面活性剤で膜構造を除去すると，滑走装置の内部には全体が約30本の触手と1つの頭から構成される"くらげ構造"が存在している[24]．その触手には30nmのピッチで直径20nmの小粒が全体で約400粒，頭部には六角格子が12nmのピッチで並んでいる．クラゲ構造は約10種類のタンパク質から構成されており，そのなかには，F_1-ATP合成酵素のαとβサブユニットのパラログが含まれている．

Gli349で形成される"あし"が宿主表面に存在するシアル酸オリゴ糖をつかむと，滑走装置に張力がかかる．張力の発生が引き金になり滑走装置ユニットは構造変化を起こし，"あし"が菌体を前方へ引っ張る．"あし"は前方向に外れやすいため，菌体を引っ張り終わった"あし"は，他の"あし"が菌体を前方へ引っ張ることでシアル酸オリゴ糖を離し，元の構造に戻る[25]．装置の内部構造は菌体表面の構造と何らかの構造でつながっており「張力の発生への反応」「"あし"のストローク」「"あし"構造の戻り」などをATPのエネルギーを用いて行っている[26〜29]．ATP化学エネルギーから運動エネルギーへの変換は，F_1-ATP合成酵素サブユニットのパラログが担っているのかもしれない．

2. M. pneumoniae滑走の装置とメカニズム

M. pneumoniaeの滑走装置の突起形状はM. mobileの形状と異なるが，やはり表面構造と内部構造に分けることができる（図2右）[1]．

表面には170kDaのP1アドヘジン，そしてP90，P40の3種類のタンパク質それぞれ2分子からなるP1アドヘジン複合体が，菌体表面に格子状に並んでいる[4,30]．また，菌体前端部にはP30タンパク質が存在している．

内部構造はM. mobileとは異なり，菌体の軸を中心にした回転対象ではない．中央部分は厚みの異なるプレートのペアからなっており，厚い方のプレートには後ろ側約3分の1の部分に折れ曲がりが存在する．プレートペアの前側にはターミナルボタン，後ろ側にはボウルと呼ぶ構造がある．プレートペアは細い線維でP1アドヘジン複合体につながっているようにみえる[31]．

M. pneumoniaeの滑走運動メカニズムはM. mobileほどはよく調べられてはいない．しかし，P1アドヘジンがシアル酸オリゴ糖をつかんだり引っ張ったりしていることはM. mobileのGli349の場合と共通である[12,32]．「プレートペアのうち厚いプレートのみ大きく伸び縮みすること」「このタンパク質はリン酸化を受けること[33]」，また「滑走のみに必須のタンパク質の多くがボウルに存在すること」などから，滑走のメカニズムは次のように考えられる．すなわち，リン酸化によってプレートの伸縮が起こり，後端が固定されているプレート形状が繰り返し変化する．その結果，P1アドヘジンのシアル酸オリゴ糖との結合解離が生じ，結合と解離の方向性に依存して菌体が前方向に滑走する．

3. Spiroplasma遊泳の装置とメカニズム

Spiroplasmaの菌体は長さが5μmくらいの右巻きらせん構造である（図3）[34]．その動きの様式は，梅毒トレポネーマのようなスピロヘータと呼ばれる一群のグラム陰性菌のものとは全く異なっている[35]．スピロヘータの場合には自身の菌体に巻きつくように形成したべん毛を回転することによって菌体を回転させ前方に進むが，Spiroplasmaは，菌全体を右巻きから左巻き，あるいはその逆に変化させることにより推進力を得ている．

このらせんは，菌体内でらせんの内側を走るように形成されるリボン状の構造により形成されたもので[36]，リボン状の構造はSpiroplasma属に特有のタンパク質"Fib"と，原核生物のアクチンであるMreBのパラログとにより構成されていると考えられる[37,38]．興味深いことに，これまでに明らかにされた7種のSpiroplasmaゲノムすべてに5つのMreBパラログが存在している．さらに菌体の両端には明らかに形状の違いが認められ，菌体に前後があることがみてとれる[6,7]．遊泳時には菌体の進行方向前端から後方へ向かって逆らせん部分が発生・移動し，それに伴い菌体後部が細菌べん毛のようにらせんを回転させて水を後方へ押しやると考えられている[34,39]．逆らせん発生のメカニズムは不明であるが，Fibタンパク質のアミノ酸配列には自己をリン酸化する活性が示唆されるため，リン酸化によるクーロン力の発生によりFibタンパク質線維の伸縮が

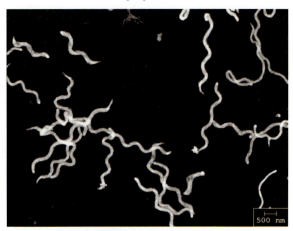

Spiroplasma

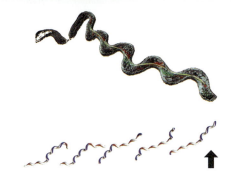

図3 *Spiroplasma*遊泳のメカニズム

上段：電子顕微鏡像．その下に菌体の構造とメカニズム模式図を示す．南京師範大学のLiu P氏とWang W氏より
中段：電子線クライオトモグラフィーで可視化された菌体構造．赤と緑で色付けされた2種類の線維によりらせんの向きが変化すると考えられる．文献36) から改変
下段：現在考えられている遊泳のメカニズム．上側へ遊泳する．菌体は通常右らせん（赤）だが，左らせん（青）への変換点が前方から後方へ移動し，後を追って右らせんへの変換点が移動する．立命館大学の和田浩史氏より

起こるのかもしれない[38]．

文献

1) Miyata Mら：Molecular and cell biology of *Mollicutes*, Molecular and cell biology of *Mollicutes*, 237-252. Browning G, Citti C ed., Horizon Press, Norfolk, 2013.
2) 宮田真人：マイコプラズマの生物学．月刊メビオ 29：8-14, 2012.
3) Miyata M：Annu Rev Microbiol 64：519-537, 2010. Doi：10.1146/annurev.micro.112408.134116. PMID：20533876.
4) Miyata M：Trends Microbiol 16：6-12, 2008. PMID：18083032.
5) Grosjean Hら：PLoS Genet 10：2014. Doi：10.1371/journal.pgen.1004363. PMID：24809820.
6) Ammar el Dら：Arch Microbiol 181：97-105, 2004. PMID：14673515.
7) Garnier Mら：J Bacteriol 158：23-28, 1984. PMID：6715280.
8) Dandekar Tら：Nucleic Acids Res 28：3278-3288, 2000. PMID：10954595.
9) Jaffe JDら：Genome Res 14：1447-1461, 2004. PMID：15289470.
10) Daniels MJら：Curr Microbiol 10：191-194, 1984.
11) Daniels MJら：J Gen Microbiol 118：429-436, 1980.
12) Kasai Tら：J Bacteriol 195：429-435, 2013. Doi：10.1128/JB.01141-12. PMID：23123913.
13) Nagai Rら：J Bacteriol 188：6469-6475, 2006. PMID：16952936.
14) Krunkosky TMら：Microb Pathog 42：98-103, 2007. PMID：17261358.
15) Prince OAら：Infect Immun 82：579-586, 2014. Doi：10.1128/IAI.01036-13. PMID：24478073.
16) Kusumoto Aら：Microbiology 150：4001-4008, 2004. PMID：15583153.
17) Seto Sら：J Bacteriol 187：3502-3510, 2005. PMID：15716461.
18) Uenoyama Aら：J Bacteriol 186：1537-1545, 2004. PMID：14973017.
19) Uenoyama Aら：Bacteriol 187：5578-5584, 2005. PMID：16077102.
20) Nonaka Tら：J Bacteriol 192：636-642, 2010. PMID：19915029.
21) Adan-Kubo Jら：J Bacteriol 188：2821-2828, 2006. PMID：16585743.
22) Metsugi Sら：Biophysics 1：33-43, 2005.
23) Tulum Iら：J Bacteriol 196：1815-1824, 2014. PMID：24509320.
24) Nakane Dら：Proc Natl Acad Sci USA 104：19518-19523, 2007. PMID：18042728.
25) Chen Jら：Biophys J 97：2930-2938, 2009. Doi：10.1016/j.bpj.2009.09.020. PMID：19948122.
26) Kinosita Yら：Proc Natl Acad Sci USA 111：8601-8606, 2014. Doi：10.1073/pnas.1310355111. PMID：24912194.
27) Nakane Dら：J Bacteriol 194：122-130, 2012. Doi：10.1128/JB.05857-11. PMID：22001513.
28) Uenoyama Aら：Proc Natl Acad Sci USA 102：12754-12758, 2005. PMID：16126895.
29) Jaffe JDら：J Bacteriol 186：4254-4261, 2004. PMID：15205428.
30) Nakane Dら：J Bacteriol 193：715-722, 2011. Doi：10.1128/JB.00796-10. PMID：21097617.
31) Kawamoto Aら：投稿中

32) Seto S ら：J Bacteriol 187：1875-1877, 2005. PMID：15866938.
33) Page CA ら：J Bacteriol 195：1750-1757, 2013. Doi：10.1128/JB.02277-12. PMID：23396910.
34) Shaevitz JW ら：Cell 122：941-945, 2005. PMID：16179261.
35) Charon NWら：Annu Rev Microbiol 66：349-370, 2012. Doi：10.1146/annurev-micro-092611-150145. PMID：22994496.
36) Kurner J ら：Science 307：436-438, 2005. PMID：15662018.
37) Ku Cら：Biochem Biophys Res Commun 446：927-932, 2014. Doi：10.1016/j.bbrc.2014.03.039. PMID：24650664.
38) Cohen-Krausz S ら：J Mol Biol 410：194-213, 2011. Doi：10.1016/j.jmb.2011.04.067. PMID：21605565.
39) Wada Hら：Phys Rev E Stat Nonlin Soft Matter Phys 80：021921, 2009. PMID：19792165.

（宮田真人）

基礎編

3 マイコプラズマの分子生物学，細胞生物学

2. マイコプラズマのリポタンパク質

　マイコプラズマはヒトならびに動物における感染症の重要な病原体であり，ヒトでは肺炎，非淋菌性尿道炎を，動物では肺炎，関節炎，乳房炎などを惹起する[1]．マイコプラズマは細胞壁を欠いているため，グラム陰性細菌の外膜にある内毒素（リポポリサッカライド：LPS）様の生物活性を有しないのではないかと考えられていた．しかしながら，1980年以降，マイコプラズマにも種々の細胞に炎症性サイトカイン産生を誘導するLPSと同様な活性があることが報告され，1994年に活性物質の1つがリポタンパク質であることが明らかにされた[2]．その後，リポタンパク質はマイコプラズマの重要な病原因子の1つであり，また，その活性部位はN末端のリポペプチド部分であることが明らかにされた[3]．

　本項では，単球・マクロファージ，線維芽細胞などに炎症性サイトカインあるいは接着因子を誘導するマイコプラズマ由来リポタンパク質の生合成，性状，構造ならびに種々の生物活性，さらにToll-like receptor（TLR）による認識機構等について分子レベルで解説する．

A　リポタンパク質の生合成ならびに構造

　微生物由来リポタンパク質は1969年にBraunら[4]により大腸菌で初めて見出され，Bリンパ球，マクロファージ，脾臓細胞等を活性化することが明らかにされている．その後，リポタンパク質はグラム陽性菌，スピロヘータ，リケッチア，マイコプラズマ等にも存在することが見出されている．大腸菌においてリポタンパク質は図1に示したような反応により合成される．すなわち，N末端にシグナルペプチドをもつ前駆体タンパク質にLipobox［L-(A/S/T)-(G/A)-C］という配列が存在すると，その配列がジアシルグリセロールトランスフェラーゼにより認識され，ホスファチジルグリセロール由来のグリセロールがシステイン残基に付与される．その後，O-アシルトランスフェラーゼにより2つの脂肪酸がグリセロール残基にエステル結合し，次に，シグナルペプチダーゼによりシグナルペプチド部分が切り離され，残ったN末端のCys残基にN-アシルトランスフェラーゼにより脂肪酸がアミド結合する．このように，細菌由来リポタンパク質はトリアシル構造をしているが，マイコプラズマはN-アシルトランスフェラーゼを有していないために，マイコプラズマ由来リポタンパク質はジアシル構造をしている．

B　Toll-like receptor（TLR）による認識

　Rawadiら[5]はMycoplasma fermentans, Mycoplasma penetransならびにMycoplasma argininiの細胞膜リポタンパク質がTHP-1細胞にIL-1β，IL-6ならびにTNF-αを誘導し，そのメカニズムはグラム陰性菌のLPSとは異なることを報告しているが，そのレセプターの同定には至っていなかった．しかしながら，1997年のTLRの発見[6]の後，多くの研究がなされ，2年後の1999年にリポタンパク質のレセプターが同定され，その炎症性サイトカイン産生に導かれるシグナル伝達経路も明らかにされた．すなわち，トリアシルとジアシルリポタンパク質はともにTLR2で認識されるが，前者はTLR1を，また，後者はTLR6を補助レセプターとして要求する（図2）．これらの認識により転写因子NF-κBの活性化に導かれ，種々の炎症性サイトカインや種々の免疫系を刺激する分子の発現が誘導される機構が明らかにされた[7〜10]．

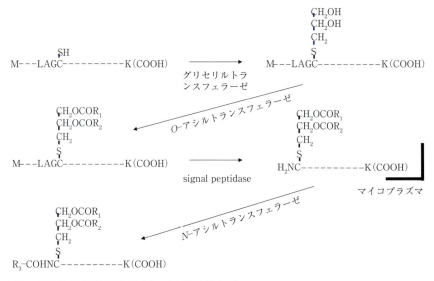

図1 微生物におけるリポタンパク質の生合成

Lipobox：L-(A/S/T)-(G/A)-C

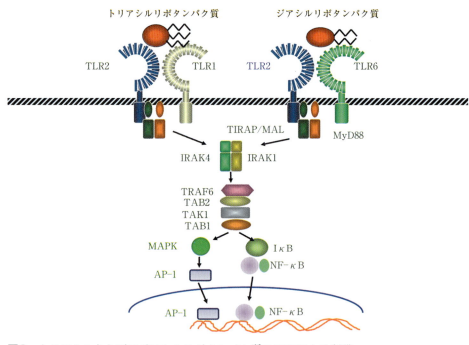

図2 トリアシルならびにジアシルリポタンパク質のTLRによる認識

C マイコプラズマ由来リポタンパク質の生物活性

1. リポタンパク質の発見

マイコプラズマ由来リポタンパク質は下記のような経緯で*M. fermentans*で初めてその構造ならびに生物活性が明らかにされた．

1980年に，マウス由来のL929あるいは脾臓細胞に*M. pneumoniae*あるいは*Acholeplasma laidlawii*を作用させると，IFN-γが誘導されることが明らかにされ，さらに，翌年にはメラノーマ細胞に*Mycoplasma orale*を感染させるとIFN-γが誘導されることが明らかにされている[11,12]．1983年には，

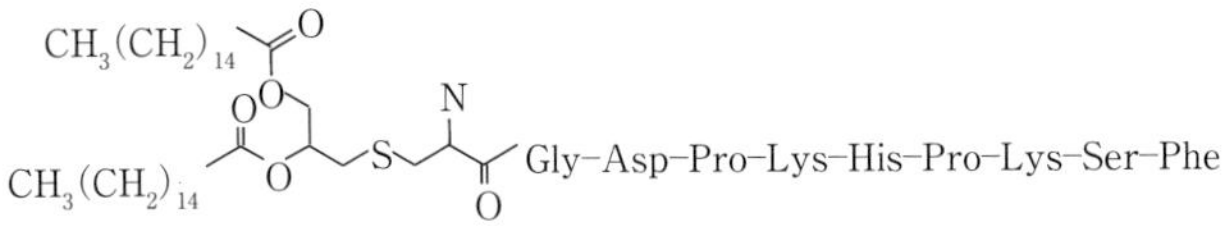

FSL-1 (*M. salivarium*)の構造：
CH₃(CH₂)₁₄-CO-O-CH₂-CH(O-CO-(CH₂)₁₄CH₃)-CH₂-S-CH₂-CH(NH-)-CO-Gly-Asp-Pro-Lys-His-Pro-Lys-Ser-Phe

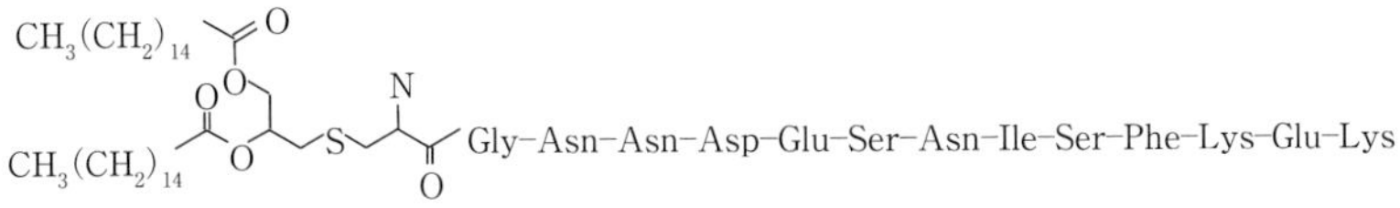

MALP-2 (*M. fermentans*)の構造：
CH₃(CH₂)₁₄-CO-O-CH₂-CH(O-CO-(CH₂)₁₄CH₃)-CH₂-S-CH₂-CH(NH-)-CO-Gly-Asn-Asn-Asp-Glu-Ser-Asn-Ile-Ser-Phe-Lys-Glu-Lys

図3　TLR2リガンドとして市販されているマイコプラズマ由来リポペプチド（FSL-1とMALP-2）

細胞培養系に混入している*M. orale*がマクロファージ依存性に腫瘍細胞の細胞溶解を誘導する活性を有することが明らかにされている[13]．このように，マイコプラズマの炎症性サイトカイン誘導活性や腫瘍細胞の溶解活性に関するいくつかの報告がなされているが，それらの報告ではマイコプラズマ細胞や細胞膜を用いており，活性物質の性状については言及していなかった．

活性物質の性状を初めて記載したのは1990年のQuentmeierらの報告である[14]．彼らはマウスのマクロファージあるいはヒトの単球にIL-6産生を誘導する物質が，*M. fermentans*を動物細胞と同時培養した培養液の100,000×g上清に存在することを明らかにした．本活性物質のIL-6産生誘導活性はデオキシリボヌクレアーゼ，リボヌクレアーゼならびにプロテイナーゼKに抵抗性であり，また，ゲルろ過による見かけの分子量が1,500kDaであったことから*M. fermentans*-derived high-molecular-weight materialの略でMDHMと名づけられた．翌年，彼らはMDHMで活性化されたマクロファージはIL-6だけでなく，IL-1，TNF-αならびにプロスタグランジンを放出していることを明らかにした[15]．1994年には，*M. fermentans*細胞膜のトリトンX-114による二相分離を行い，MDHMはトリトンX-114層に存在するリポタンパク質であり，しかもプロテイナーゼK処理でもマクロファージ活性化能を保持していることから，活性部位はこれらの活性物質に共通に存在する低分子の物質ではないかと推測した[2]．

1996年には，n-オクチル-β-グルコピラノシドで抽出した画分をプロテイナーゼKで処理した後，メタンスルホン酸で加水分解することによりS-（2,3-dihydroxypropyl）cysteine（glycerylcysteine）が検出されることを明らかにした[3]．このglycerylcysteineは大腸菌の外膜から精製され，その構造が明らかにされたリポタンパク質のN末端にみられる構造であった．1997年には，マクロファージ活性化能を有する*M. fermentans*株をクローニングし，その株から活性物質を精製し，活性物質は分子量2,163DaのS-（2,3-bisacyloxypropyl）-CGNN-DESNISFKEKであり，macrophage-activating lipopeptide-2の略でMALP-2（図3）と命名された[16]．

2. 種々のマイコプラズマ種のリポタンパク質

1）*M. fermentans*

Mühlradtらの研究グループ以外でも活性物質に関する報告があるので，その一部を紹介する．1994年に，Kostyalらは，*M. fermentans*の48kDaの細胞膜結合性タンパク質（MP48）がヒトの単球にTNF-αを誘導し，その活性はプロテアーゼ処理で完全に消失すると報告した[17]．MP48の活性発現にタンパク質部分が重要な役割を果たしている点から判断すると，MP48はMühlradtらの報告したリポタンパク質あるいはリポペプチドとは異なるものと推測される．

1993年に，Matsumotoらはヒトの骨髄系細胞株に，補体制御タンパク質である細胞膜コファクター

タンパク質ならびに崩壊促進因子を表現されているにもかかわらず，自己の補体を副経路で活性化する物質が存在することを明らかにした[18]．その後，その活性物質が*M. fermentans*由来のリポタンパク質であることを明らかにした．1995年には，この活性物質を精製し，43kDaのタンパク質であることを明らかにし，M161Agと名づけた[19]．1997年には，このM161AgはX線あるいはFas抗体で刺激され，アポトーシスを起こしている癌細胞株にのみ発現されることを明らかにした[20]．1998年には，M161Agの遺伝子をクローニングし，M161AgのN末端アミノ酸配列がMühlradtらが*M. fermentans*から精製したマクロファージ活性物質MALP-2と一致していることを明らかにした[21]．

一方，Hallらはヒトの単球や単球系細胞株の分化を誘導したり，TNF-α，IL-6ならびにIL-1βを誘導するユニークなサイトカイン様物質（P48）をヒトのReh細胞（pre-B cell leukemia cell line）から精製したりした[22~24]．後に，このP48も*M. fermentans*の遺伝子産物であることが判明し，その遺伝子はM161Agと99％のホモロジーを有し，さらに，N末端領域のアミノ酸配列はMALP-2と同じであった[22,23]．

このように，それぞれ違った角度から研究していた3グループで同定された活性物質が同一で，しかも*M. fermentans*由来のリポタンパク質あるいはリポペプチドであった．すなわち，ヒトの骨髄系細胞株に存在する補体を活性化する物質も，ヒトの単球や単球系細胞株の活性化ならびに分化を誘導する物質も，それらの細胞株にコンタミしていた*M. fermentans*由来のリポタンパク質であった．また，これらの結果はマイコプラズマの混入が培養細胞を用いた実験結果に大きな影響を与える可能性を示唆している．

2) Mycoplasma salivarium

*M. salivarium*は口腔から分離される主要なマイコプラズマである．その分離頻度ならびに抗体価は健常者に比べて歯周炎患者で高い．さらに，本マイコプラズマはPCR法により約60％の顎関節症患者の滑液から検出されている．このように，*M. salivarium*は歯周炎ならびに顎関節症における病因的役割が注目されている．

Shibataらはヒト由来マイコプラズマのほとんどが正常歯肉線維芽細胞にIL-6ならびにIL-8を誘導することを明らかにした[25]．さらに，*M. salivarium*ならびに*M. fermentans*の細胞膜リポタンパク質が正常歯肉線維芽細胞に接着分子ICAM-1の発現を誘導し，その活性はプロテアーゼならびにポリミキシンBに抵抗性で，リポプロテインリパーゼに感受性であることを明らかにした[26]．*M. salivarium*の細胞膜には正常歯肉線維芽細胞にICAM-1の発現を誘導する複数のリポタンパク質が存在し，そのうちの分子量44kDaのリポタンパク質（LP44）のN末端アミノ酸配列ならびにLP44をプロテアーゼで処理した物質の構造をプロテインシークエンサーや赤外吸収スペクトルを解析し，その構造はS-(2,3-bisacyloxypropyl) CGDPKHPKSFTEWVD-であることを明らかにした[20]．この構造をもとに合成しS-(2,3-bispalmitoyloxypropyl)-CGDPKHPKSFはマクロファージならびに正常歯肉線維芽細胞を活性化し，炎症性サイトカインや接着分子を発現することを明らかにし，このリポペプチドをfibroblast-stimulating lipopeptide（FSL-1）と名づけた（図3）[27]．その後，このFSL-1がTLR2とTLR6で認識されることを確認し，脂肪酸部分やペプチド部分がTLR2とTLR6と相互作用し，その反応は疎水的であることを明らかにした[28,29]．2005年にFSL-1はInvivoGen社ならびにEMC microcollection社からTLR2の良好なリガンドとして市販され，現在多くの論文でTLR2/6のリガンドとして使用されている．

Kiuraら[30]は，FSL-1はTLR2を介して単球・マクロファージ，樹状細胞，線維芽細胞などを活性化して炎症性サイトカイン産生を誘導するだけでなく，*in vivo*において抗腫瘍活性を示すことも明らかにしている．

3) M. pneumoniae

Shimizuら[31]は*M. pneumoniae* M129の細胞膜からNF-κBを活性化する21kDaのリポタンパク質MPN602を単離し，それがF_oF_1-ATPaseのサブユニットbであることを明らかにしている．MPN602はTLR2とTLR6で認識されるジアシルリポタンパク質であり，そのN末端リポペプチドの構造を基に合成したリポペプチドFAM20がマウスの肺において

白血球の浸潤やサイトカインの産生を誘導することから，*M. pneumoniae*の重要な病原因子の1つであることを示唆している[32]．さらに，彼らはNF-κBを活性化する2種類のリポタンパク質，MPN611ならびにMPN162を同定し，これらのリポタンパク質はTLR2とTLR1で認識されるトリアシルリポタンパク質であると報告している[33]．ただし，*M. pneumoniae*にはN末端のシステイン残基のアミノ基に脂肪酸を付加するN-アシルトランスフェラーゼが存在しないことから，彼らは*M. pneumoniae*にはN-アシルトランスフェラーゼ以外のトリアシル化酵素が存在するのではないかと考えている．

4) *Ureaplasma*

ヒトに感染するウレアプラズマ属（*Ureaplasma urealyticum*, *Ureaplasma parvum*）は14の血清型に分類され，非淋菌性尿道炎や不妊，流早産の起因細菌である．本菌の外膜リポタンパク質（multiple-banded antigen：MBA）は主要な抗原タンパク質で，in vitroではTLR2を介してNF-κBのシグナルカスケードを活性化し，サイトカイン産生を引き起こす[34]．Uchidaら[35]は妊娠マウスに精製MBAあるいはMBAのN末端由来合成ジアシルリポペプチドUPM-1を子宮内に投与したところ，マウス流早産比率が上昇したと報告している．これらのことから，MBAは流早産における病原因子の1つではないかと考えられている．

5) *Mycoplasma arthritidis*

*M. arthritidis*はネズミにリウマチ性関節炎様関節炎を引き起こす．これまで，本マイコプラズマの病原因子としてスーパー抗原MAMが詳細に研究されてきたが，最近，リポタンパク質も付着因子として重要であると報告された[36,37]．その後，*M. arthritidis*のリポタンパク質はTLR2依存的に宿主細胞を活性化するが，その活性がCD14依存的であること，ならびに構造がトリアシル型である可能性があることなど，他の多くのマイコプラズマ由来のものと異なる面をもつことが報告された[38]．また，リポタンパク質が宿主のアポリポタンパク質A-1に付着した状態で宿主細胞を活性化することから，自己免疫疾患に何らかのかかわりがある可能性が示唆されている[39]．

D　おわりに（リポタンパク質は内毒素である）

マイコプラズマは細胞壁を欠いているために，感染の際に標的細胞と直接接するのは細胞膜である．その細胞膜にサイトカインあるいは接着因子誘導活性を示すリポタンパク質が存在するということはマイコプラズマの病原性を考える上で非常に興味深いことである．ヒトにおいて病原性が確立されたマイコプラズマは，原発性異型肺炎を起こす*M. pneumoniae*，非淋菌性尿道炎を起こす*Mycoplasma genitalium*ならびに*U. urealyticum*である．また，*M. fermentans*はエイズならびにリウマチ性関節炎との関連性が注目されているが，現時点ではその病因的役割は不明な点が多い．しかしながら，単球・マクロファージに炎症性サイトカインを誘導するMALP-2のような物質が*M. fermentans*に存在することは，これらの疾患における病因的役割の一面を表しているのかもしれない．また，これまでの報告から判断すると，単球・マクロファージあるいは線維芽細胞を活性化するという活性は*M. fermentans*に限定されているものではなく，すべてのマイコプラズマに共通に存在するのではないかと推測される．

本項では，マイコプラズマのリポタンパク質について述べてきたが，リポタンパク質はウイルスを除くほとんどすべての微生物に普遍的に存在している．これまで，細菌の有する内毒素はグラム陰性菌のLPSのみであると教科書等にも記載されているが，細菌やマイコプラズマのリポタンパク質も細胞膜にアンカリングして存在していることから，リポタンパク質もLPS同様に微生物の代表的な内毒素であると考えられる．実際，マイコプラズマのリポタンパク質の発見を契機に，LPSの発見者であるGalanosら[40]は"end of an era of LPS monopoly？"というタイトルの論文を発表している．

文献

1) Maniloff Jら：Mycoplasmas：Molecular Biology and Pathology. American Society for Microbiology, Washington DC, 1992.
2) Muhlradt PFら：Infect Immun 62：3801-3807, 1994. PMID：8063396.
3) Muhlradt PFら：Biochemistry 35：7781-7786, 1996. PMID：8672478.

4) Braun V : Biochim Biophys Acta 415 : 335-377, 1975. PMID : 52377.
5) Rawadi G ら : Infect Immun 64 : 637-643, 1996. PMID : 8543819.
6) Medzhitov R ら : Nature 388 : 394-397, 1997. PMID : 9237759.
7) Aliprantis AO ら : Science 285 : 736-739, 1999. PMID : 1042996.
8) Brightbill HD ら : Science 285 : 732-736, 1999. PMID : 10426995.
9) Hirschfeld M ら : J Immunol 163 : 2382-2386, 1999. PMID : 10452971.
10) Lien E ら : J Biol Chem 274 : 33419-33425, 1999. PMID : 10559223.
11) Beck J ら : J Immunol Meth 38 : 63-73, 1980. PMID : 6161192.
12) Birke C ら : J Immunol 127 : 94-98, 1981. PMID : 7195412.
13) Loewenstein J ら : Cell Immunol 77 : 290-297, 1983. PMID : 6850843.
14) Quentmeier H ら : Infect Immun 58 : 1273-1280, 1990. PMID : 2323816.
15) Mühlradt PF ら : Infect Immun 59 : 3969-3974, 1991. PMID : 1937755.
16) Mühlradt PF ら : J Exp Med 185 : 1951-1958, 1997. PMID : 9166424.
17) Kostyal DA ら : Infect Immun 62 : 3793-3800, 1994. PMID : 7520421.
18) Matsumoto M ら : Eur J Immunol 23 : 2270-2278, 1993. PMID : 8103747.
19) Matsumoto M ら : J Exp Med 181 : 115-125, 1995. PMID : 7806998.
20) Matsumoto M ら : Nat Med 3 : 1266-1270, 1997. PMID : 9359703.
21) Matsumoto M ら : J Biol Chem 272 : 12407-12414, 1998. PMID : 9575196.
22) Beezhold DH ら : J Immunol 143 : 3217-3221, 1989. PMID : 2809197.
23) Hall RE ら : Biochem J 319 : 919-927, 1996. PMID : 8921000.
24) Lefwich JA ら : Can Res 49 : 4459-4465, 1989. PMID : 2663142.
25) Shibata K ら : FEMS Immunol Med Microbiol 19 : 275-283, 1997. PMID : 9537752.
26) Dong L ら : Infect Immun 67 : 3061-3065, 1999. PMID : 1033852.
27) Shibata K ら : J Immunol 165 : 6538-6544, 2000. PMID : 11086096.
28) Fujita M ら : J Immunol 171 : 3675-3683, 2003. PMID : 14500665.
29) Okusawa T ら : Infect Immun 72 : 1657-1665, 2004. PMID : 14977973.
30) Kiura K ら : Immunobiol 216 : 891 900, 2011. Doi : 10.1016/j.imbio.2011.02.006. PMID : 21496943.
31) Shimizu T ら : J Immunol 175 : 4641-4646, 2005. PMID : 16177110.
32) Shimizu T ら : Infect Immun 76 : 270-277, 2008. PMID : 17954722.
33) Shimizu T ら : Immunology 121 : 473-483, 2007. PMID : 17433078.
34) Shimizu T ら : Microbiology 154 : 1318-1325, 2008. Doi : 10.1099/mic.0.2007/016212-0. PMID : 18451040.
35) Uchida K ら : J Repro Immunol 100 : 118-127, 2013. Doi : 10.1016/j.jri.2013.10.001. PMID : 24238827.
36) Washburn LR ら : Infect Immun 66 : 2576-2586, 1998. PMID : 9596719.
37) Washburn LR ら : Infect Immun 68 : 437-442, 2000. PMID : 10639401.
38) Hasebe A ら : Infect Immun 75 : 1820-1826, 2007. PMID : 17283106.
39) Hasebe A ら : J Immunol 177 : 4826-4832, 2006. PMID : 16982924.
40) Galanos C ら : J Endotoxin Res 6 : 471-476, 2000. PMID : 11521073.

（柴田健一郎）

- 基礎編 -

3 マイコプラズマの分子生物学，細胞生物学

3. マイコプラズマの病原因子と分子病態

　Mycoplasma pneumoniae（肺炎マイコプラズマ）は，ヒトの肺炎を含めた呼吸器系感染症等を誘起することが知られている．また，その病原因子，肺炎病態，感染防御機構等については多くの研究成果が報告されている．しかし，肺炎病態の形成機構については，いくつかの病原因子が関与する報告があるが，完全なコンセンサスは得られていない．近年，肺炎の病態は菌体によって誘導される過剰な免疫反応の結果であると考えられている．

　ところで，ヒトに感染症を惹起する細菌の病原因子の多くは，宿主細胞（組織）へ直接的に傷害を及ぼす物質（因子）と理解されている．最近，組織へ直接的に傷害を誘導する古典的な病原因子に加え，肺炎マイコプラズマが宿主内で，定着，持続感染するために必要な因子を病原因子として捉える傾向がある．本項では，古典的な病原因子に加え，肺炎マイコプラズマが宿主内で生存するために必須となる因子を新規の病原因子として概説する．なお，肺炎マイコプラズマ由来のリポプロテイン等が誘導する宿主免疫反応，炎症病態等については，他の項で述べることとする．

A　古典的な病原因子

　まず，直接的に宿主細胞へ傷害を及ぼす病原因子について述べる．

1．付着因子

　肺炎マイコプラズマが宿主の気道内へ侵入し，主に終末細気管支と肺胞で産生される肺サーファクタントの感染防御機構から回避後，上皮細胞へ付着し感染が始まる．その付着には，肺炎マイコプラズマの有する種々の付着因子が重要な働きを有することが知られている．肺炎マイコプラズマの菌体の一方の極に存在する接着器官（tip構造）に，P1タンパク質（170kDa），P30等の付着因子が集積して存在する[1]．しかし，P1付着タンパク質のみでは，付着機能は十分でなく，さらにP90/P40（プロテインB/C）がアクセサリー分子として必要である[2]．さらにHMW1, 2, 3，P200，P65，P41，P24等の分子は，接着器官内で細胞骨格（サイトスケルトン）としてP1，P30等の付着分子を支持し，接着器官の形成，安定化において補助的分子として機能する[1,3]．表1に主な付着因子についてまとめた．

　P1付着因子の病原性は，抗P1抗体が肺炎マイコプラズマのハムスター気道上皮細胞への付着を阻害することから推定されている．また，P1の欠失株は細胞への付着能が低下した．最近，肺炎マイコプラズマの滑走運動が抗P1抗体により低下することが明らかになり，P1が滑走運動に関与することが示唆された．一方，P30の変異株では，付着能が欠損するP130株および滑走能が欠損するII-3R株等が報告され，両株ともマウスの肺内で増殖することができなかった．従来，付着因子は肺炎マイコプラズマの気道上皮細胞への付着のみに働くと考えられていたが，付着機能ばかりでなく，菌体の滑走運動にもかかわり，それらが協調的に病原性を発現する可能性がある．ところで，これらの付着因子は，気道上皮細胞上に発現する2種のレセプター分子と結合する．1つはSia α2-3 Gal，もう1つはセレブロシド-3-硫酸のGal（$3SO_4$）β1である[4]．これらのレセプターは，気管支上皮細胞の線毛，微絨毛の先端に存在する．

表1　肺炎マイコプラズマの主な付着因子

遺伝子	ホモログ	機能	活性	
			in vitro	in vivo
P1 (MPN141)	MgPa (M. genitalium, MG190) gapA (M. gallisepticum, MGA0934)	付着	Yes	Yes
P30 (MPN453)	P32 (M. genitalium, MG318) mgc2 (M. gallisepticum, MGA0319)	付着	Yes	
hmw1 (MPN447)	hmw1 (M. genitalium, MG312)	付着因子補助	Yes	Yes
hmw2 (MPN310)	hmw2 (M. genitalium, MG218)	付着因子補助	Yes	Yes
hmw3 (MPN452)	hmw3 (M. genitalium, MG317)	付着因子補助	Yes	Yes
P90/P40 (MPN142)	mgpC (M. genitalium, MG192)	付着因子補助	Yes	Yes

2. 過酸化水素

　肺炎マイコプラズマはモルモットの赤血球を溶血することが知られていたが，その本体は活性酸素であることが判明した．過酸化水素の産生機構について議論があったが，最近，肺炎マイコプラズマが感染宿主内で生存するために，炭素源としてグルコース，フルクトース，グリセロールを利用し，特にグリセロールの代謝の過程において，過酸化水素を産生することが提唱されている．グリセロールは細胞膜に存在するグリセロール取込み促進因子（glycerol facilitator：GlpF）によって細胞内へ取り込まれ，グリセロールキナーゼによりリン酸化され，グリセロール-3-リン酸（G3P）となる．次に，グリセロール-3-リン酸オキシダーゼ（GlpD）は，G3Pを基質として，過酸化水素を産生する[5]（図1）．このようなグリセロールの代謝経路のなかで過酸化水素は産生され，宿主細胞を傷害すると推定される．in vitroの実験系では，肺炎マイコプラズマ由来の過酸化水素による細胞毒性の検出は可能であろう．しかし，肺炎マイコプラズマ-宿主細胞の感染系においては，感染のストレスにより宿主細胞による活性酸素の産生誘導もあり，肺炎マイコプラズマが産生する過酸化水素の細胞毒性の評価には注意が必要であろう．最近，興味あることに，抗菌薬による細菌へのストレスが，活性酸素を誘導し，さらに殺菌を誘導することが報告された．実際，筆者の研究室では，大腸菌，肺炎マイコプラズマ等へ抗菌ペプチドの処理（ストレス）をすると，活性酸素が誘導され，細胞死が誘導されることを観察した（未発

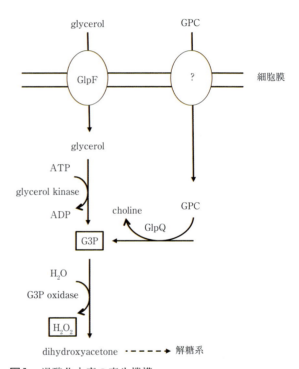

図1　過酸化水素の産生機構

表データ）．肺炎マイコプラズマが生存のため副産物として過酸化水素を産生する一方，ストレスにより誘導された過酸化水素により肺炎マイコプラズマ自身が傷害を受けるようだ．

3. CARDS TX

　近年，BasemanらはBordetella pertussis（百日咳菌）が産生する百日咳毒素（PTX）のホモログである肺炎マイコプラズマの遺伝子（MPN372）産物

である68kDaタンパク質（community-acquired respiratory distress syndrome toxin：CARDS TX）を報告した[6]．その病原因子としての機能等については，基礎編4-2「マイコプラズマの病原因子と自然免疫」（41頁）および4-4「肺炎マイコプラズマ感染とサイトカイン応答」（49頁）の項を参照願いたい．

4. 細胞内侵入性

肺炎マイコプラズマは一般に気管支上皮細胞の表面に付着して生存する細胞外寄生性細菌と考えられている．一般に，マイコプラズマは，M. penetransを除いて，細胞内侵入性はないか，あっても低レベルであるとされる．ところが，in vitroの実験系で，肺炎マイコプラズマは肺癌細胞由来A549細胞内へ侵入し，1週間程度生存することが報告された[7]．実際，筆者の研究室でも肺炎マイコプラズマが気管支上皮細胞株へ侵入することを観察した．上皮細胞内へ侵入した肺炎マイコプラズマの菌数と感染細胞の炎症性サイトカイン産生量には相関を認めた．このように，肺炎マイコプラズマの細胞内侵入はサイトカイン産生を誘導した．そのサイトカイン産生誘導機構は不明であるが，細胞内侵入性は宿主の免疫系からエスケープし，持続感染と関連する可能性がある．いずれにしても，肺炎マイコプラズマの細胞内侵入性は病原因子の1つとみなすことができる．今後，in vivoを含めた解析の進展を望む．

5. 分子相同性

肺炎マイコプラズマ感染患者の20%程度に呼吸器系以外の神経系，消化器系等の異常を認める．その機構として，肺炎マイコプラズマあるいは菌体由来の抗原がそれらの臓器で炎症病態を誘導することが想定されている．あるいは，菌体に対する抗体が自己の臓器組織と反応するいわゆる自己免疫の炎症病態が推定される．例えば，ギラン・バレー症候群の起因細菌の1つとして肺炎マイコプラズマがある．しかし，抗体を誘導する抗原ガラクトセレブロシドは肺炎マイコプラズマでいまだみつかっていない．さらに，肺炎マイコプラズマのpyruvate dehydrogenase E2 subunitで誘導された自己抗体が原発性胆汁性肝硬変の病因に関与することが示唆された[8]．このように肺炎マイコプラズマ抗原が宿主と交差性抗原を有することは興味深い．

B　宿主内生存に必須な病原因子

ここでは，肺炎マイコプラズマが感染後，宿主内で生存するために必要な代謝系に存在する因子，またはそれらを制御する因子等を新規の病原因子として概説する．

1. GlpQ

肺炎マイコプラズマはin vivoで生存するために宿主由来のリン脂質を炭素源として利用する．リン脂質はリパーゼにより分解され，グリセロホスホコリン（GPC）が生成される．細胞表面のGlpU輸送タンパク質によって菌体内へ取り込まれたGPCはglycerophosphodiesterase MPN420（GlpQ）によってG3Pを生じる．G3PはGlpDによって酸化され，GlpDは電子をH_2Oへ移送することにより過酸化水素を生成する（図1）．glpQ遺伝子を不活化すると，菌の増殖と過酸化水素の産生は停止，菌の滑走運動も低下した．さらに，GlpQはGlpF，鉄のABCトランスポーター（ATP結合カセット輸送体），および機能不明のリポプロテインの発現等を制御した[5]．このように，GlpQは過酸化水素を産生し病原性に関与するばかりでなく，種々の遺伝子の発現を制御する酵素（因子）であることが明らかとなった．

2. ヌクレアーゼ

マイコプラズマはゲノムサイズが限定されているため，代謝経路に種々の制限がある．例えば，内因性のヌクレアーゼ活性は菌の増殖，持続感染にとって重要である．M. pneumoniae MPN133ヌクレアーゼはCa^{2+}依存的にA549細胞に付着後，細胞内へ取り込まれ，引き続きアポトーシスを誘導して細胞傷害を誘導した[9]．その細胞傷害活性は，EKS（グルタミン酸，リジン，セリン）リッチ領域（aa72〜110）に存在し，その領域を除くと細胞傷害活性は消失したが，ヌクレアーゼ活性は保持されていた．さらにEKS領域は，細胞内における核へのトラフィッキング機能において重要であった．このようにMPN133ヌクレアーゼは，本来の活性に加えて直接的な細胞傷害活性を有している．

3. プラスミノーゲン結合タンパク質

マイコプラズマの表面タンパク質は宿主内において，細胞外マトリックスと結合することが知られている．糖代謝にかかわるpyruvate dehydrogenase subunit B（MPN392, PDHB）は細胞表面に存在し，ヒトのプラスミノーゲンと結合する[10]．PDHBのプラスミノーゲン結合部位はアミノ酸残基91〜102に存在した．このように，肺炎マイコプラズマ感染において，菌体由来の物質がプラスミノーゲンと結合後，線溶系に影響し，肺炎病態へ影響を及ぼす可能性があろう．

4. リン酸化タンパク質の制御

増殖期の肺炎マイコプラズマをリン酸化プロテオーム解析すると，63個のリン酸化タンパク質を検出し，これは総プロテオームの10%に相当した．そのうち33%が代謝経路に関与するタンパク質であった．ところで，PrkCキナーゼはHMW3とP41，および表面タンパク質MPN474，MPN256（機能不明）等をリン酸化した．さらに，タンパク質ホスファターゼ（PrpC）はこれらを脱リン酸化した[11]．このように付着に関与するタンパク質がリン酸化の制御を受けている．

興味あることに，PknBキナーゼに変異を導入すると，付着に関与するタンパク質のアセチル化が阻害された．一方，HprKキナーゼに変異を導入したところ，逆にアセチル化が亢進した．このように，2つのキナーゼがアセチル化に相反する作用を示し，リン酸化とアセチル化の間にはクロストークが存在する[12]．さらに，アセチル化機能を有するN-アセチルトランスフェラーゼ（MPN114）酵素の欠損は，細胞質に存在するタンパク質のアセチル化の低下，あるいはリン酸化へ影響し，その結果，接着器官の異常，滑走運動の低下を引き起こした．これら肺炎マイコプラズマ由来タンパク質のリン酸化の意義の詳細は不明であるが，病原性発現に関与する可能性はあろう．今後の解析を待ちたい．

文献

1) Krause DC：Mol Microbiol 20：247-253, 1996. Doi：10.1111/j.1365-2958.1996.tb02613.x. PMID：8733224.
2) Waldo RH ら：J Bacteriol 188：569-575, 2006. Doi：10.1128/JB.188.2.569-575. PMID：16385047.
3) Balish MF ら：J Bacteriol 183：3680-3688, 2001. Doi：10.1128/JB.18312.3680-3688.2001. PMID：11371532.
4) Razin S ら：J Gen Microbiol 138：407-422, 1992. Doi：10.1099/00221287-138-3-407. PMID：1593256.
5) Schmidl SR ら：PloS Pathog 7：1-14, 2011. Doi：10.1371/journal.ppat.1002263. PMID：21966272.
6) Kanna TR ら：PNAS 103：6724-6729, 2006. Doi：10.1073/pnas.0510644103. PMID：16617115.
7) Yavlovich A ら：FEMS Microbiol Lett 233：241-246, 2004. Doi：http://dx.doi.org/10.1111/j.1574-6968.2004.tb09488.x. PMID：15063492.
8) Berg CP ら：Liver Int 29：797-809, 2009. Doi：10.1111/j.1478-3231.2008.01942.x. PMID：19638108.
9) Somarajan SR ら：Cell Microbiol 12：1821-1831, 2010. Doi：10.1111/j.1462-5822.2010.01513.x. PMID：20690923.
10) Thomas C ら：Microbiology 159：352-365, 2013. Doi：10.1099/mic.0.0611840-0. PMID：23197176.
11) Schmidl SR ら：Mol Cell Proteomics 9：1228-1242, 2010. Doi：10.1074/mcp.M900267-MCP200. PMID：20097688.
12) Noort VV ら：Mol Syst Biol 8：1-16, 2012. Doi：10.1038/msb.2012.4. PMID：22373819.

（桑野剛一）

基礎編

4 マイコプラズマ感染と免疫応答

1. ヒトマイコプラズマ感染と免疫応答

A Mycoplasma pneumoniaeの付着

　*M. pneumoniae*による気道感染症の多くは乾性咳嗽が主体の気管支炎・上気道炎であり，肺炎になるのは10％程度といわれている．吸入された*M. pneumoniae*は気道の線毛上皮に付着し，そこで増殖する．ゲノムサイズは816kbと小さく，G＋C含量は40％である．菌は気管支線毛上皮に達すると，細胞付着器官（Tip1構造）により気道線毛上皮細胞に付着する（図1）．P1タンパクおよびP30タンパクはこのTip1構造の先端部に高濃度に集積し，宿主細胞に直接結合する付着タンパクである．*M. pneumoniae*は上皮細胞や線毛に付着して感染が成立し，宿主の細胞内に侵入することがない細胞表面感染である．P1タンパクに対する抗体により，この付着は抑制され，P1タンパクが欠損した変異株では細胞付着性が失われ，非病原性となることが知られている．菌自体，線毛や細胞表面を滑走することが知られている．このことは，Tip1構造を介して付着・感染した細胞表面，線毛を介して隣の細胞に次々と感染範囲を広げていると考えられる．このように細胞表面に感染し，細胞内には感染せず喀痰中に存在しやすい．気道線毛上皮細胞に付着しているため，中枢気道，娘気管支（側枝）から細い気管支までが主な病変の場であり，この部位が後述するように胸部CT像で病変が多い部位となっている．*M. pneumoniae*は付着後，過酸化水素（H_2O_2）を産生し，

①線毛運動障害（ciliostasis）
②線毛の消失
③粘膜上皮細胞の破壊

などの原因となる．

　図2にBALB/cマウスに*M. pneumoniae*を感染させ，走査電子顕微鏡で観察した画像を示す[1]．感染すると気道線毛上皮細胞上の線毛が途中断列し，線毛が短くなった細胞が認められる．このように線毛が断列，消失すると線毛運動機能が障害され，他の菌や異物の気道からのクリアランスが障害される[1]．

B 宿主との相互作用

　*M. pneumoniae*の気道内での制御には，自然免疫が関与している．*M. pneumoniae*感染による反応を介し，活性化されたマクロファージからの一酸化窒素（NO）産生による菌の除去は以前より知られている．肺サーファクタントの構成成分であるsurfactant protein（SP）にはA～Dがあるが，そのなかで親水性であるSP-AとSP-Dは菌と直接Ca^{2+}依存性に結合し，種々の細菌に対する自然免疫を調節する作用がある．SP-Aには，*M. pneumoniae*の脂質と強く結合することによって直接菌の増殖を抑制する作用が報告されている[2]．また，SP-Aノックアウトマウスのマイコプラズマ感染では肺病変が増悪しており，tumor necrosing factor（TNF）-αの抑制により炎症が改善したと報告されている[3]．一方，SP-Dは結合するが，菌の抑制作用はない．サーファクタントリン脂質であるホスファチジルグリセロールは，肺胞マクロファージのMAPK，IκBのシグナル阻害により，TNF-αやNOの産生を抑制し，マイコプラズマ感染を抑制する作用をもつことが明らかになった[4]．また，内因性抗菌ペプチドであり，末梢気道細胞から分泌されるβ-ディフェンシン-2は強い陽性荷電をもっているため，マイコプラズマの膜電位を変化させ，抗菌作用をもつことが知られている[5]（図1）．

基礎編

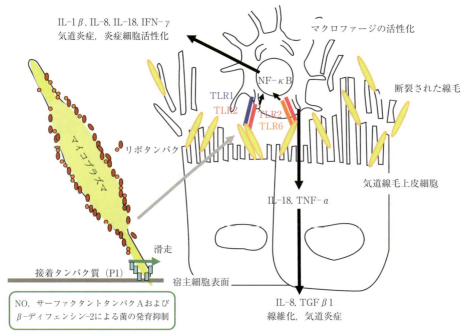

図1　*M. pneumoniae*感染気道線毛上皮細胞の免疫反応

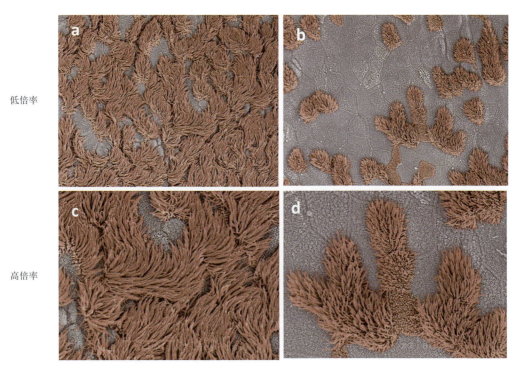

図2　*M. pneumoniae*を感染させたBALB/cマウスの気道線毛上皮細胞の走査電子顕微鏡
a, c：非感染マウス，b, d：*M. pneumoniae*感染マウス

1. ヒトマイコプラズマ感染と免疫応答

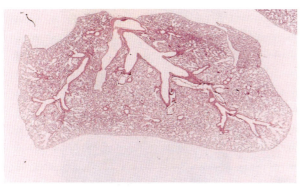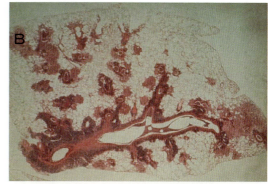

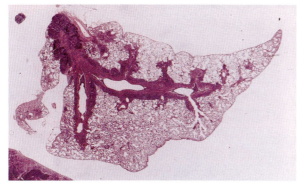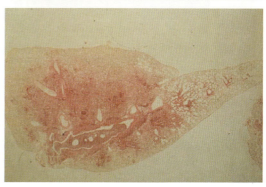

図3 *M. pulmonis*感染ICRマウスの肺病理組織像（HE染色）
左上：非感染群，左下：感染対照群，右上：感染後IL-2投与群，右下：感染後プレドニゾロン投与群

C 感染病態

　*M. pneumoniae*の表面は多種のリポタンパクによって覆われている（図1）．本菌感染が引き起こす免疫反応には，マクロファージ細胞表面上のToll-like receptor（TLR）複合体（TLR1/2, TLR2/6）が菌由来の種々のリポタンパクを認識し，自然免疫反応が成立する[6]（図1）．菌膜成分を用いて直接気道上皮細胞を刺激するとinterleukin（IL）-8, IL-18のmRNAとタンパク産生が亢進する．IL-18はマクロファージからのIL-8産生を誘導し，IL-8による好中球性炎症とtransforming growth factor（TGF）β1による線維化の亢進が起こると考えられる．本肺炎の血中および胸水中のIL-18の産生が亢進しており，重症度や病変の広がりが大きいほどIL-18産生は亢進する[7,8]．

　*Mycoplasma*感染では，細胞性免疫反応が肺病変形成に大きく関与する[9]．ICRマウスに*Mycoplasma pulmonis*を感染させ，細胞性免疫反応を亢進させるIL-2や，免疫抑制させるシクロスポリンAやプレドニゾロンを投与すると，対照感染マウスの肺病理と比較すると（図3），①IL-2投与で細気管支周囲へのマクロファージおよびリンパ球の集積が強くなり，②免疫抑制をすると気管支壁周囲のリンパ球浸潤は抑制され，肺胞内への好中球浸潤が著明となる．これらの変化がマウスの肺を用いた軟X線撮影（レントゲン撮影）で，粒状陰影や気管支血管周囲間質の肥厚として現れる（図4）．図5にヒト*M. pneumoniae*肺炎回復期の開胸肺生検の病理組織像を示す．気管支壁の肥厚像と，細気管支内に肉芽様の陰影が認められ，CT写真で認められる粒状陰影の病理組織像として再認識される．

　一方，肺内でIL-12が多い環境においては，T-helper（Th）1細胞からinterferon（IFN）-γ，IL-2が産生され，肺病変は気管支壁の肥厚と細気管支中心の粒状陰影が主体となる（図6）．それに対してIL-12が少ない環境では，増加したIL-18がIL-2存在下でT細胞に作用して，IL-3存在下で好塩基球，マスト細胞に直接作用して，IL-4, IL-13などTh2サ

基礎編

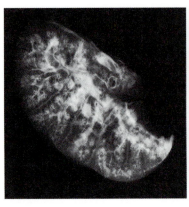
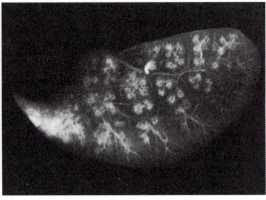

図4　*M. pulmonis*感染ICRマウスの肺病変の軟X線撮影像
提供：手稲渓仁会病院　小場弘之

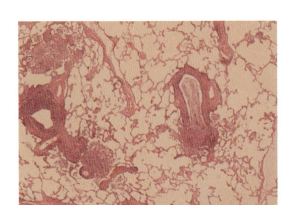

図5　ヒト*M. pneumoniae*肺炎の開胸肺生検病理組織像

イトカインを産生しTh2免疫反応により肺病変は浸潤陰影が主体となると推測される（図6）[9]．それでは，どのようにしてIL-12が多い部位と，IL-12が少ない部位が生じるのであろう．確かに同じ宿主の肺のなかで何がIL-12の産生を規定しているのであろうか？　推論の域ではあるが，*M. pneumoniae*は前述したようにH_2O_2を産生し，線毛上皮細胞に直接障害を与えるのみでなく，酸化ストレスをマクロファージに作用させていると思われる．マイコプラズマが産生するH_2O_2が多い肺局所，つまり，マイコプラズマ菌量の多いところで，またはH_2O_2を多く産生する*M. pneumoniae*では，マクロファージが酸化型になり，細胞内の酸化型グルタチオン（GSSG）と還元型グルタチオン（GSH）との比が上昇し，IL-10の産生亢進とIL-12の産生低下が起き

Th2優位反応となる．一方，H_2O_2が少ない肺局所では，マクロファージが還元型になり，細胞内のGSSGとGSHとの比が低下し，IL-12の産生亢進とIL-10の産生低下が起き，Th1優位反応が起こることが考えられ，これらの病態についての詳細な実験が必要と思われる．

マウスの*M. pulmonis*感染実験において，感染後IL-2を投与して肺局所のTh1反応を優位にすると，気管支壁にリンパ球などの炎症細胞が浸潤し，気管支壁が肥厚する．逆にシクロスポリンAを投与し細胞性免疫を抑制をすると気管支壁の細胞浸潤は減少することを報告している[10]．これまでのTh1/Th2バランスのみでは説明がつかない症例がある．例えば，重症化する症例には2種類あり，CT像で小葉中心性が全肺にみられ，Th1反応過剰による細気管支炎で低酸素血症を起こすものと，胸部CT像では浸潤陰影が多くの葉にみられ，いわゆるTh1反応が弱い症例（おそらくTh2優位と考えている）での呼吸不全がある．最近，好中球遊走に関与するIL-17やIL-23が，マウスマイコプラズマ感染実験で関与しているとの報告がある[11]．ここで他のアレルギー疾患と同様に，IL-17と制御性T細胞（Treg）のバランスが本症の病変形成にかかわっている可能性が考えられる．Th1が優位な状態でTh-17反応も優位な場合は重症化し，Th1反応が優位な状態でTregも優位である症例では病変が軽度にとどまる可能性があり，これらの機序を証明することも今後必要となってきている．

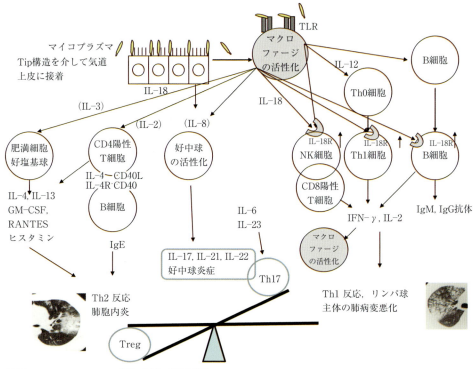

図6　*M. pneumoniae*感染病態（推測図）

　*M. pneumoniae*肺炎は様々な陰影パターンを示すことが知られているが，それらの違いはどのような機序で説明されるのか．その理由の1つとして前述した還元型/酸化型マクロファージの局在が，同一患者の肺内で異なる可能性があると筆者は考えている．菌の分布は吸入細菌として気道に分布されるため，当然肺内では不均等分布を示すことが考えられる．

D　咳嗽発症機序

　*M. pneumoniae*感染症における咳嗽発生機序については不明であるが，動物実験などから，気道炎症による気道壁の神経系細胞の興奮と，一過性の気道過敏性亢進であると考えられている．菌による気道上皮の破壊・剝離が起こり，粘膜下組織から気道上皮下に分布しているC線維の一部が露出するため，吸気のわずかな刺激によりC線維末端から神経ペプチド（サブスタンスP，ニューロキニンA，カルシトニン遺伝子関連ペプチド）が放出され，Aδ線維の受容体であるrapidly adapting receptorsを刺激し，刺激が迷走神経上行枝を介して，延髄の咳中枢を刺激して咳嗽が発生すると思われる．気道粘膜下組織では，上皮またはマクロファージからの種々のIL-8などのケモカイン，サイトカインにより炎症細胞が集まり，気管支壁の炎症により，一酸化窒素が産生され，それがC線維を刺激して神経ペプチドを放出し，同様に咳嗽が発生する．そのC線維を興奮させる受容体がC線維上に存在し，陽イオンチャネルであるtransient receptor potential（TRP）V1とTRPA1が知られている．

　気道に浸潤する炎症細胞はリンパ球，形質細胞や好酸球であり，この炎症反応をさらに増幅する機序として，マウス*M. pulmonis*の感染実験で，気道壁の一過性の血管新生やリンパ管新生が起こる[12]．このように新生・増殖した血管の特徴として顆粒球が付着しやすく，血管内からの組織内遊走に関与していると思われる．また，*M. pulmonis*を感染したマウスの気管支壁では，感染していないマウスと比較してサブスタンスPの投与による血漿漏出が増大しやすく[12]，新生・増殖した血管が炎症増幅に関与していることが推測される．新生・増殖した血管は抗菌薬治療で元に戻ることが確認されている．

文　献

1) Tanaka H ら：Adv Microbiol 4：697-703, 2014. Doi：http://dx.doi.org/10.4236/aim.2014.411075.
2) Piboonpocanun S ら：J Biol Chem 280：9-17, 2005. PMID：15498759.
3) Ledford JG ら：J Immunol 182：7818-7827, 2009. PMID：19494306.
4) Kuronuma K ら：J Biol Chem 284：25488-25500, 2009. Doi：10.1074/jbc.M109.040832. PMID：19584052.
5) Kuwano K ら：Curr Microbiol 52：435-438, 2006. PMID：16732451.
6) Shimizu T ら：J Immunol 175：4641-4646, 2005. PMID：16177110.
7) Narita M ら：Clin Diag Lab Immunol 7：909-914, 2000. PMID：11063497.
8) Tanaka H ら：Chest 121：1493-1497, 2002. PMID：12006434.
9) 田中裕士ら：臨床画像 23：622-635, 2007. PMID：17455624.
10) Tanaka H ら：Am J Respir Crit Care Med 154：1908-1912, 1996. PMID：8970385.
11) Wu Q ら：Microbes Infect 9：78-86, 2007. PMID：17198762.
12) Thurston G ら：Am J Pathol 153：1099-1112, 1998. PMID：9626051.

（田中裕士）

- 基礎編 -

4 マイコプラズマ感染と免疫応答

2. マイコプラズマの病原因子と自然免疫

　自然免疫とは体内に侵入した病原体に対して、過去の感染の有無にかかわらず一様に排除する生体防御反応のことで、Toll-like receptor（TLR）やインフラマソームと呼ばれる受容体に病原体が認識されることにより始まる。ひとたび自然免疫が活性化されると、数々のサイトカインやケモカインが放出され、マクロファージや好中球といった貪食細胞が感染箇所に集積し、炎症反応が引き起こされる。このような反応は、本来生体防御として感染微生物の排除を目的として誘導されるが、このような反応が過剰に起こると、細胞の集積や、免疫系を担う細胞から放出される様々な酵素、活性酸素などにより組織が傷害され、病状を引き起こす。

　肺炎マイコプラズマ肺炎では、サイトカインの放出量と肺炎の重症度が比例することや、免疫反応が未熟である小児や老人において患者数が少ないことから、肺炎マイコプラズマ肺炎の主な病態はマイコプラズマが産生する毒素や細胞傷害性因子のみにより引き起こされるのではなく、自然免疫による過度の炎症反応との相互作用によって引き起こされると考えられる。本項では肺炎マイコプラズマを中心に、その病原因子、炎症誘導因子、宿主の情報伝達系を解説する。

A　自然免疫とマイコプラズマ

1. TLRとマイコプラズマ

　炎症反応は感染した病原体がTLRと呼ばれる自然免疫の最前線を担う一連の受容体によって認識されることによって引き起こされる[1]。TLRは現在TLR1-11の11種類が知られており、代表的な例ではTLR2, 4, 5, 7および8, 9がそれぞれリポタンパク質、LPS、鞭毛、RNA、DNAのパターンを認識する。

　マイコプラズマの炎症誘導因子は最初にMycoplasma fermentansから分離同定され、それがアシル基を含んだリポタンパク質であることが明らかになった。後にマイコプラズマのリポタンパク質はTLR2を介して炎症反応を誘導することが明らかとなった。これを機にMycoplasma salivalium、Mycoplasma pneumoniae、Mycoplasma genitalium、Ureaplasma urealyticum（parvum）などの病原性マイコプラズマからもTLR2を介して炎症反応を誘導するリポタンパク質が分離、同定された。リポタンパク質による炎症誘導機構は基礎編3-2「マイコプラズマのリポタンパク質」（25頁）で詳しく説明する。

　マイコプラズマはLPSやペプチドグリカンなどの炎症誘導因子を多く含む細胞壁がないことや、細胞膜に埋め込まれたリポタンパク質が菌体の最外部に曝露されていることから、リポタンパク質とそれを認識するTLR2こそがマイコプラズマの誘導する炎症反応に中心的な役割を果たしていると考えられてきた。しかしながら、リポタンパク質は常在性のマイコプラズマや非病原性のマイコプラズマにも豊富に存在することから、リポタンパク質以外の炎症誘導因子の存在が示唆されていた。近年、TLR2を欠損したマウスのマクロファージや肺においてもM. pneumoniaeが炎症を誘導することが報告され、TLR2非依存的な炎症誘導の存在が明らかとなった[2]。このTLR2非依存的な炎症誘導は、TLR4の欠損マウスにおいて減弱されることから、M. pneumoniaeによる炎症誘導にはTLR4の関与が考えられる[2]。しかしながら、マイコプラズマはTLR4のリガンドであるLPSを有していないため、そのリ

ガンドは依然として不明である.

2. インフラマソームとマイコプラズマ

インフラマソームとは,細胞質内の異物を認識するレセプターを含むタンパク質の複合体で,インフラマソームにより異物が認識されるとインフラマソームに含まれるカスパーゼ1により,IL-1βやIL-18などのサイトカインの前駆体が切断され細胞外に放出される.インフラマソームは異物を認識するレセプタータンパク質の種類によって数種類が存在する[3]).

M. pneumoniaeは肺胞皮細胞やマクロファージに感染するとIL-1βやIL-18の放出を誘導することや,caspase-1を活性化することから,インフラマソームが炎症誘導に重要な役割を果たしていると考えられる.また,Mycoplasma hyorhinisがNLRP3インフラマソームによって認識されることや[4]),細菌のリポタンパク質がNLRP7インフラマソームに認識され,炎症を誘導することが報告されている[5]).さらに,接着能を欠損したM. pneumoniaeはインフラマソームを介したサイトカイン産生を誘導することができない[6]).これらのことからM. pneumoniaeによる炎症誘導にはインフラマソームの活性化が重要であると考えられる.

3. オートファジーとマイコプラズマ

オートファジーは飢餓状態において細胞が細胞内のタンパク質を分解してアミノ酸のリサイクルを行う機構として発見された.その後,オートファジーは細胞内に感染した病原体の分解にも関与していることが示され,生体防御機構に重要な役割を担っていると考えられている[7]).

TLR2欠損マウスにおいて誘導されるリポタンパク質非依存的な炎症誘導はオートファジーの阻害剤で抑制されること,M. pneumoniaeはマクロファージに貪食された後,オートファゴソーム内に局在することから,M. pneumoniaeの引き起こす炎症にはオートファジーによる認識が重要であると考えられる[2]).M. pneumoniaeのどのような因子がオートファジーを介して炎症を惹起するかはいまだ不明であるが,この炎症誘導にはリポタンパク質のレセプターであるTLR2を必要としないこと,死菌のM. pneumoniaeでは誘導されないことからM. pneumoniaeの何らかの生体反応がオートファジーを介して炎症を誘導していると考えられる.M. pneumoniaeの接着因子の欠損株ではオートファジーを介した炎症誘導が部分的に阻害されるため,M. peumoniaeの接着がオートファジーを介した炎症に関与していると考えられる.オートファジーは細胞質内に侵入した微生物を排除する過程で重要な役割を担っていると考えられているが,M. pneumoniaeが細胞質内に進入する細胞内寄生菌であるかどうかについては議論が分かれる.

B 病原因子と自然免疫

1. 過酸化水素

ヒトやハムスター気管支のリング状切片を培養しM. pneumoniaeを感染させると,気管支の繊毛上皮細胞の運動が停止し,細胞が脱落する[8]).このような細胞毒性を示す因子の1つとしてM. pneumoniaeの産生する過酸化水素がある.過酸化水素はM. pneumoniaeの示す溶血性の原因因子であり[9]),組織に対し細胞毒性を示していると考えられる.過酸化水素はフラビン依存的なFADH$_2$ oxidaseの作用で放出されると考えられてきた.しかし近年,Mycoplasma mycoidesとM. pneumoniaeにおいて過酸化水素がグリセロールの代謝経路のglycerol 3-phospate oxidaseによっても産生されることが明らかとなった[10]).本酵素の欠損株では宿主細胞に対する細胞傷害性が減弱する.M. pneumoniaeの産生する過酸化水素は細胞傷害性を示すだけではなく,免疫反応の誘導にも重要である.M. pneumoniaeの感染によってマスト細胞からIL-4等のサイトカインが産生されるが,この産生はM. pneumoniaeの産生する過酸化水素によって増強される[11]).

2. CARDS Toxin

M. pneumoniaeは外毒素を産生しないと考えられてきたが,近年M. pneumoniaeのゲノムにADPリボシル化活性をもつ百日咳毒素様の遺伝子が存在することが明らかとなり,community-acquired respiratory distress syndrome toxin (CARDS TX)と名づけられた[12]).実際にCARDS TXの組換えタンパク質は宿主細胞に空胞化を誘導する等の細

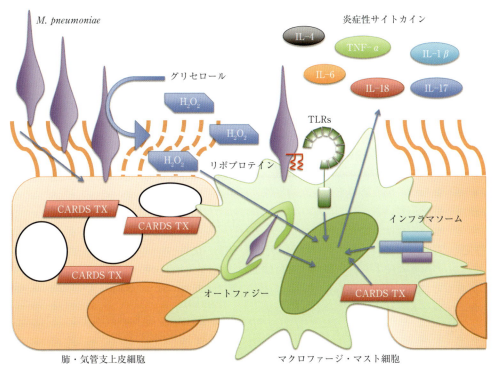

図1 M. pneumoniaeの病原因子と炎症誘導因子の概要
M. pneumoniaeの病原性はTLR，インフラマソーム，オートファジーを介した炎症誘導とM. pneumoniaeによって産生される過酸化水素やCARDS TXによる細胞傷害の相互作用によって引き起こされる

胞毒性を示す．このことから，CARDS TXはM. pneumoniaeの病原因子であると考えられた．CARDS TXのN末端側はADPリボシル化に関与するドメインで百日咳毒素と相同性が高い．しかしながら，C末端側には他のタンパク質との相同性はない．このC末端はエンドサイトーシスを介した宿主細胞による本毒素の取り込みや，細胞の空胞化を介した細胞毒性に関与している．これらのことからCARDS TXは百日咳毒素とは異なる機構によって細胞毒性を発揮するマイコプラズマに特有の毒素であること考えられる[13]．また，この毒素はマウスの肺においてIL-1，IL-12，IFN-γ，KC，MIP-1等のサイトカイン，ケモカインを誘導する．このようにCARDS TXは細胞を障害するだけではなく，強い免疫賦活能により炎症反応を増強する[14]．

C　マイコプラズマの接着・運動と自然免疫

M. pneumoniaeは感染後，気道上皮細胞の繊毛に接着した後，滑走運動で繊毛の根本まで移動すると，そこから細胞の表面を移動し感染領域を拡大し，その後，細胞表面でマイクロコロニーを形成し増殖する[15]．M. pneumoniaeの接着と運動はフラスコ型の突起部分，接着器官と呼ばれる接着に必要なタンパク質が集まった部位で行われる．その接着に中心的な役割を果たしているのはP1アドヘジンと呼ばれるタンパク質で，接着器官の先端部分に存在している．この接着因子による宿主細胞との結合はシアル酸を末端にもつ糖鎖に修飾されたタンパク質や，脂質を介して行われている．接着と運動の詳細なメカニズムは基礎編3-1「マイコプラズマの運動機構」（19頁）に詳しい．

このようなマイコプラズマの接着は菌の定着に必要であるだけでなく，免疫反応の誘導にも深く関与している．細胞表面をプロテアーゼ処理したM. pneumoniaeは炎症誘導能を欠くことが知られている[16]．M. pneumoniaeを試験管内で何代も継代培養したり，また臨床分離株のあるものでは動物細胞に対する接着能が欠落したものが見出されるが[17]，こ

のような変異株をハムスターやフェレットに感染させても肺に病理組織学上の変化を示さない．また，マスト細胞において M. pneumoniae はマスト細胞表面のシアル酸依存的に IL-4 等のサイトカインの産生を誘導し，その産生は P1 アドヘジン依存的である[18]．さらに前述のとおり，M. pneumoniae の接着はインフラマソームやオートファジーを介した炎症誘導にも重要な役割を果たしている．このように，M. pnuomoniae の接着は宿主細胞の気管上皮細胞への感染，定着のみならず，炎症誘導を介した病原性にも重要な役割を果たしている．

D おわりに

M. pneumoniae の病原性因子と自然免疫誘導に関与する因子の概要を図1に示す．M. pneumoniae は特異的な接着・運動メカニズムをもっており，気道に侵入すると上皮細胞の繊毛に接着する．その後，繊毛や細胞表面を移動し，感染を拡大する．M. pneumoniae は TLR2 や TLR4，インフラマソーム，オートファジーなどを介して炎症反応を誘導する．炎症反応によってマクロファージや好中球などの炎症性細胞が肺組織肺組織に浸潤してくると，細胞の集積や炎症性細胞の産生する酵素や活性酸素によって肺の細胞に機能障害が生じる．また，感染した M. pneumoniae は過酸化酸素や CARDS TX といった細胞傷害性の因子を放出し，細胞に傷害を与える．これらの因子は細胞を傷害するだけではなく，炎症反応をさらに増強する．このような細胞傷害と炎症反応との相互作用の結果，繊毛の脱落，細胞の空胞化，酸素やグルコース消費の減少等が起きる．このような細胞レベルでのイベントが，結果として咳嗽や発熱などの肺炎マイコプラズマ肺炎の症状として顕現すると考えられる．

文 献

1) Akira S ら：Nat Rev Immunol 4：499-511, 2004. PMID：15229469.
2) Shimizu T ら：Infect Immun 82：3076-3086, 2014. Doi：10.1128/IAI.01961-14. PMID：24799628.
3) Vladimer GI ら：Curr Opin Microbiol 16：23-31, 2013. Doi：10.1016/j.mib.2012.11.008. PMID：23318142.
4) Xu Y ら：PLoS One 8：e77955, 2013. Doi：10.1371/journal.pone.0077955. PMID：24223129.
5) Khare S ら：Immunity 36：464-476, 2012. Doi：10.1016/j.immuni.2012.02.001. PMID：22361007.
6) Shimizu T ら：Immunology 133：51-61, 2011. Doi：10.1111/j.1365-2567.2011.03408.x. PMID：21320122.
7) Deretic V ら：Nat Rev Immunol 13：722-737, 2013. Doi：10.1038/nri3532. PMID：24064518.
8) Collier AM ら：Am Rev Respir Dis 110：765-773, 1974. PMID：4429272.
9) Somerson NL ら：Science 150：226-228, 1965. PMID：5891190.
10) Hames C ら：J Bacteriol 191：747-753, 2009. Doi：10.1128/JB.01103-08. PMID：19028882.
11) Atkinson TP ら：J Allergy Clin Immunol 119：s54, 2007.
12) Kannan TR ら：Proc Natl Acad Sci USA 103：6724-6729, 2006. PMID：16617115.
13) Kannan TR ら：Mol Microbiol 93：568-581, 2014. Doi：10.1111/mmi.12680. PMID：24948331.
14) Techasaensiri C ら：Am J Respir Crit Care Med 182：797-804, 2010. Doi：10.1164/rccm.201001-0080OC. PMID：20508214.
15) Krunkosky TM ら：Microb Pathog 42：98-103, 2007. PMID：17261358.
16) Yang J ら：Infect Immun 70：3649-3655, 2002. PMID：12065506.
17) Krause DC ら：Infect Immun 35：809-817, 1982. PMID：6802761.
18) Hoek KL ら：Microb Pathog 39：149-158, 2005. PMID：16169702.

〈清水　隆〉

● 基礎編 ●

4 マイコプラズマ感染と免疫応答

3. マイコプラズマ感染モデル

　*Mycoplasma pneumoniae*はヒトに肺炎マイコプラズマ肺炎を惹起する呼吸器感染症病原体である．肺炎マイコプラズマ肺炎は乾性咳嗽を愁訴とする原発性異型肺炎であり，組織学的・病理学的所見としては気管支周囲炎，細気管支炎，また間質性肺炎を呈する[1]．また，自己免疫性溶血性貧血や脳神経炎といった血液系／神経系の疾患にマイコプラズマ感染症が合併することがあり，それら疾患と当該感染症とのかかわりについても注目されている[2]．

　肺炎マイコプラズマ肺炎の発症メカニズムに関しては，*M. pneumoniae*の気道上皮細胞への直接的傷害と，感染後に起こる宿主免疫反応に伴う間接的発症因子が存在すると考えられている[3~5]．そのため，マイコプラズマ感染症の病態解析および発症メカニズムの解析ができる感染モデルの開発が期待されている．

A 感染モデル開発に要求されるもの

　肺炎マイコプラズマ肺炎の発症メカニズムは，*M. pneumoniae*の気道上皮細胞への直接的傷害と，感染後に起こる宿主免疫反応に伴う間接的発症因子が存在すると考えられている．したがって，感染モデルを作製する上で配慮しなければならないポイントとして，
① 自然感染（感染後，菌が安定的に増殖し発症する）が成立するか．
② 解析手法・解析試薬（特に免疫学的解析のための抗体，サイトカイン定量法や細胞表面マーカー）が存在するか．
などがある．

　Eatonら[6]は，1944年，Eaton agent（後の*M. pneumoniae*）をコットンラット，ハムスターに感染させ，Eaton agentが原発性非定型肺炎の病原体であることを証明した．したがって，ハムスターは感染が成立し肺炎を惹起し得る実験動物であるといえる．しかしながら，ハムスターの免疫学的解析を行う試薬は皆無であるため，組織学的・病理学的研究が主体となる．現段階では，包括的に病態や発症メカニズムを理解するための汎用モデルは作出されていない状況である．

　これまでに，マイコプラズマ研究における感染モデルとしてハムスター，ウサギ，チンパンジーが用いられ，組織学的・病理学的研究が行われてきた．しかし近年では，研究主体が免疫学的解析に移行し，これに伴い解析ツールの豊富なマウスが用いられる傾向にある．

　したがって，それぞれの研究目的に見合った感染実験モデルを選び，実験を行うことが重要であるといえる（表1）．

B マイコプラズマ感染モデル

　マイコプラズマ感染実験に使用されている実験動物を，歴史的に古いものから以下に説明する．特に近年では，免疫学的な実験が多く，その対象となる動物としてマウスが多く使用されている．

1. ハムスター

　ハムスターは，*M. pneumoniae*感染実験に最も用いられてきた実験動物である[7~11]．6週齢以上のハムスターに約10^6CFUの*M. pneumoniae*を経鼻，あるいは噴霧感染させると菌の定着が観察される．1～2週間後には肺炎を認め，気管支・肺胞洗浄液中には多くの好中球を認める．また，免疫反応として抗体価の上昇とIV型過敏症反応が陽性となる．

表1　各種実験動物とマイコプラズマ感染実験

	ハムスター	ウサギ	チンパンジー	マウス
研究目的	肺炎モデル ・病理学的解析 ・ワクチン検定等	関節炎モデル ・病態解析	肺炎モデル ・病態解析 ・ワクチン検定等	肺炎モデル ・病態解析 ・免疫学的解析
自然感染	成立	?	成立	△（M. pulmonis は成立）
肺からの菌の分離	可能	?	可能	可能
臨床所見の有無	あり	なし	あり	なし
肺病変の有無	あり	?	あり	あり
抗体価	上昇	?	上昇	上昇
寒冷凝集素	?	?	上昇	?
遅延型過敏症の有無	あり	?	?	?
その他	免疫学的解析試薬の不足		実験動物として入手困難	入手しやすく取り扱いやすい 免疫学的解析試薬が多い

　ハムスターを用いた受動免疫およびワクチンの有効性の実験では，受動免疫により感染防御を誘導でき，死菌ワクチンの反復接種により感染防御が成立すると報告されている．一方，ハムスターを用いたM. pneumoniae TS mutant（生）ワクチンの有効性の検討では，当該ワクチンのヒトにおけるトライアルデータとの相関性が認められなかったことから，ハムスターはM. pneumoniae感染モデルのワクチン検定への使用に疑問の声もある．

2. ウサギ

　ウサギは，実験動物として取り扱いやすく組織も比較的大きいことから，関節炎の実験に用いられている．
　マイコプラズマが関連する関節炎にはM. arthritisやM. pulmonisが起因菌として広く知られているが，Cedilloら[12]は，M. pneumoniaeにより惹起される関節炎をM. arthritisやM. pulmonisによるそれと比較検討し，起因菌が異なるもののすべてが急性関節炎であると結論づけている．

3. チンパンジー

　チンパンジーは，実験動物として入手しづらく高価である．したがって，感染実験例は少ない[13~15]．
　チンパンジーにM. pneumoniaeを経鼻感染すると，ヒトと同様の臨床症状をもって発症する．また，咽頭スワブより菌を分離することが可能で，胸部X線投影により肺炎像を観察することもできる．さらに，抗体価が上昇し寒冷凝集素も陽性となる．これらよりヒトの原発性異型肺炎モデルとして有用である．このモデルを用いてワクチンの有用性が検討され，ヒトのトライアルデータとの相関性が示されている．

4. マウス

　マウスは，入手しやすく取り扱いも楽なことから実験動物として汎用されている．また，免疫学的解析試薬も多く，マウスを用いたマイコプラズマ感染実験の免疫学的，あるいは組織学的・病理学的研究に用いられている．
　M. pulmonisはマウスに自然感染し肺炎を惹起することから，マウスへの感染菌として用いられている．田中ら[16,17]は，マウス肺炎モデルにおいてシクロスポリンA投与により肺炎は軽減し，IL-2投与では増悪することから，肺病変形成にT細胞の関与を示唆している．また，Th1 dominantなC57BL/6マウス，およびTh2 dominantなBALB/cマウスにM. pulmonisを感染させ，惹起される肺病変像の違いが宿主ヘルパーT細胞サブセットの均衡の違いに由来することを報告した．
　Havouisら[18]は，マイコプラズマ感染後の免疫トレランス破綻メカニズムおよび自己免疫性溶血貧血を解析するモデルとして，ヒト寒冷凝集素病発症トランスジェニックマウスにM. pulmonisを感染させ

る研究を行っている．

一方，M. pneumoniaeを感染させる，あるいはその菌体成分を感作させる実験には，C57BL/6マウスやBALB/cマウス，さらには無菌マウスが用いられている．M. pneumoniaeがマウスに自然感染するか否かは議論の多いところではあるが，感染マウスの肺からは菌が分離され，肺胞気管支洗浄液の解析では好中球の増加とサイトカインの増減が観察される．したがって，多くの免疫学的研究にマウスが用いられている．Saraya Tら[19]は，BALB/cマウスにアジュバンドとともに菌体成分を免疫しておき，経気道的にM. pneumoniaeを感染させると肺胞マクロファージのTLR2発現が増加することから，肺炎マイコプラズマ肺炎における宿主自然免疫応答が重要であることを示した．また，Wu Qら[20]，Kurai Dら[21]，Kurata Sら[22]は，M. pneumoniae感染あるいはM. pneumoniae菌体成分感作マウスにおいて，ヘルパーT細胞の1つのサブセットであるTh17細胞より産生されるIL-17が肺への好中球集積に重要な役割を果たしていることを報告している．さらに，Hayakawa Mら[23]，Sekine Hら[24]は，無菌マウスを用いた感染実験を行い，M. pneumoniaeの反復感染により肺内リンパ球の活性化と炎症性サイトカインの増加を示した．

C まとめ

肺炎マイコプラズマ肺炎は肺への好中球浸潤を中心とした気管支周囲炎，細気管支炎，また間質性肺炎である．肺炎マイコプラズマ肺炎の発症メカニズムを解析するために，多くの感染実験が行われてきた．1990年代までの研究は，主に組織学的・病理学的研究が主体であり，その後，免疫学的な研究が行われるようになった．これに伴い，実験動物の種類も代わってきている．

多くのM. pneumoniae感染実験の結果を広く考察すると，宿主免疫応答は，まず菌体成分に含まれるリポ蛋白をマクロファージ細胞表面のTLRが認識し，自然免疫を活性化すると考えられる．また，菌の上気道，肺内への定着は，上皮細胞を刺激してケモカイン誘導し，結果として好中球の浸潤を強めて病態形成に関与すると考えられる．

その後に誘導される獲得免疫の活性化として，炎症性サイトカインの誘導が起こる．特に獲得免疫の誘導にはヘルパーT細胞の役割が重要であることから，最近の研究の流れかも知れないが，Th17細胞が注目されている．さらには，Treg細胞の関与も示唆されており，今後の研究の発展が期待される．

今後，マイコプラズマ研究にはノックアウトマウスや，トランスジェニックマウスといった実験動物が用いられると想像される．それぞれの研究目的に見合った感染実験モデルを選び，実験を行うことが重要であるといえる．

文献

1) 泉川欣一：日本臨床61：536-541, 2003. PMID：12722276.
2) 成田光生：日本マイコプラズマ学会雑誌23：15-24, 1997.
3) 田口晴彦ら：日本臨床65：454-457, 2007. PMID：17494171.
4) Tanaka Hら：Chest 121：1493-1497, 2002. PMID：12006434.
5) Arae Kら：Microbiol Immunol 55：748-750, 2011. Doi：10.1111/j.1348-0421.2011.00375.x. PMID：21831204.
6) Eaton MDら：J Exp Med 79：649-668, 1944. PMID：19871393.
7) Hayatsu Eら：Microbiol Immunol 24：585-593, 1980. PMID：6774208.
8) Barile MF ら：Infect Immun 56：2443-2449, 1988. PMID：6774208.
9) 矢野敬文ら：感染症学雑誌 65：365-373, 1991.
10) Cimolai Nら：Microbiol Immunol 36：465-478, 1992. PMID：1513263.
11) Cimolai Nら：Vaccine 14：1479-1483, 1996. PMID：8994325.
12) Cedillo Lら：J Rheumatol 19：344-347, 1992. PMID：1578446.
13) Barile MFら：Isr J Med Sci 23：556-560, 1987. PMID：3117729.
14) Barile MF ら：Microb Pathog 15：243-253, 1993. PMID：8309353.
15) Barile MF ら：Vaccine 12：707-714, 1994. PMID：8091848.
16) Tanaka Hら：Am J Respir Crit Care Med 154：1908-1912, 1996. PMID：8970385.
17) 田中裕士ら：感染症学雑誌 72：342-346, 1998.
18) Havouis Sら：Eur J Immunol 32：1147-1156, 2002. PMID：11932922.
19) Saraya Tら：Results Immunol 11：76-87, 2011. Doi：10.1016/j.rinim.2011.11.001.
20) Wu Qら：Microbes Infect 9：78-86, 2006. PMID：17198762.
21) Kurai Dら：Inflammation 36：285-293, 2013. Doi：

10.1007/s10753-012-9545-3. PMID：23001692.
22) Kurata S ら：BMC Microbiol 14：156, 2014. Doi：10.1186/1471-2180-14-156. PMID：24928272.
23) Hayakawa M ら：Clin Diagnos Lab Immun 9：669-676, 2002. PMID：11986276.
24) Sekine H ら：J Med Microbiol 58：697-705, 2009. Doi：10.1099/jmm.0.007872-0. PMID：19429744.

（田口晴彦，神谷　茂）

●基礎編●

4 マイコプラズマ感染と免疫応答

4. 肺炎マイコプラズマ感染とサイトカイン応答

　臨床的にMycoplasma pneumoniaeによる気道感染は，咳嗽，発熱を認め，肺炎に進展する．Lipopolysaccharide（LPS）やムコ多糖鎖（peptidoglycan）など真正細菌の細胞壁の主要構成成分を欠くので細胞壁がないためβ-ラクタム系抗菌薬が効かず，マクロライド系，テトラサイクリン系，キノロン系の抗菌薬での治療となる．生体内侵入したM. pneumoniaeは菌体の直接作用による細胞傷害があるが，その程度は強くなく，むしろ菌体成分が間接作用として様々な生体免疫応答を引き起こす．IL-8, IL-18, IL-2などのTh1系の免疫反応は細気管周囲の細胞浸潤を促し，現在知られているM. pneumoniae感染症としての病態を形成する[1,2]．重症例での血液中においてIL-18, IL-8が高値を示す[3]ことから，Th1系の過剰反応が重症化にも関与すると考えられている．また，再感染時にはIL-17が局所への好中球浸潤を促すとの報告[4]もある．

　一方，M. pneumoniaeは気管支喘息や関節リウマチ，血栓症，ギラン・バレー症候群など特殊な合併症を起こすことも報告されている[5〜7]．これらにはTh2系免疫反応が関与していると考えられ，いわゆる狭義の感染症とは異なるアレルギー的な側面ももっている．このTh2系免疫反応にはcommunity-acquired distress syndrome toxin（CARDS TX）[8]が関与していると報告され，炎症性症候が軽減してもM. pneumoniaeが完全に除菌されていない場合もあることから注目されている．M. pneumoniae気道感染後の30％程度に気管支喘息が発症するとされ[9]，CARDS TXが気管支喘息の発症を導く可能性があると考えられるようになった[10]．このような，Th1系，Th2系の両方の免疫反応を起こす背景にはマイコプラズマが細菌としては細胞壁がなく最小の形態であり，ウイルスに近い生態をもっていることが1つの要因と思われる．感染が起これば，通常はTh1有意に反応が進むと思われるが，Th2有意になる生体やその両方が同時期や異時性に混在する場合もある．

　自然免疫系の生体反応やTh1系の免疫応答，重症化などの詳細については別項（基礎編3「マイコプラズマの分子生物学，細胞生物学」，4「マイコプラズマ感染と免疫応答」）にて述べられているので，本項ではマイコプラズマのサイトカイン応答でもTh2系の反応，気管支喘息への関与という側面に注目し，概説する．

A　マイコプラズマ感染の成立とCARDS TX ―気管支喘息への関与

　マイコプラズマの感染成立には，まず気道粘膜上の肺サーファクタントを回避して気道上皮細胞にマイコプラズマが付着することから始まる．これにはマイコプラズマのもつP1 adhesin, HMW1タンパク質などの接着因子が重要な働きを有する[11]．こうして感染の最初のステップが始まり活性酸素の産生，CARDS TXの産生が開始される[8]．このCARDS TXはMPN372にコードされる68kDaのタンパク質でADP-ribosyltransferase活性，サーファクタント結合能を発揮し，付着細胞の細胞変性を惹起する．Petersら[10]は，難治性喘息の64例中33例（52％）にマイコプラズマのCARDS TX，またはP1の遺伝子を検出した．そのうちの29例がCARDS TXの遺伝子であった．マイコプラズマの持続感染による局所でのCARDS TX存在が気管支喘息の難治化に関与するとした．これらの症例にマクロライド系抗菌薬（クラリスロマイシン）の治療を8週間実施した

が，5例が除菌できなかった．

　Woodら[12]は，小児において53例の急性喘息，26例の難治性喘息，64例の健常例を検討し，急性喘息の64％，難治性の65％にCARDS TXを認めた．しかし，健常例の56％にもCARDS TXを認めていた．喘息の急性増悪や難治化にマイコプラズマが関与するとしながら，健常例の半数以上にマイコプラズマのCARDS TXが検出されたことから，マイコプラズマに対するhumoral immune responsesが異なる症例が喘息発症につながると推測した．

　Medinaら[13]は，マウス実験系でCARDS TXがサイトカインであるIL-4，IL-13，ケモカインであるCCL17，CCL22を強力に誘導し，生体をTh2有意にすることを見出した．肺局所では強い好酸球性炎症が惹起され，気道狭窄，伸展の障害がもたらされていたと報告し，これが喘息発症になると推測した．さらにCARDS TXはマイコプラズマの増殖過程でmRNA発現量と産生量が異なるので，生体免疫反応も時期で異なる可能性がある[8]．このような背景からマイコプラズマの持続感染が問題となり，喘息発症に影響すると考えられる．

　一方，Shimizuら[14,15]は，マイコプラズマのジアシルリポプロテイン（mycoplasmal diacylated lipoprotein）はToll-like receptor（TLR）を介した生体の自然免疫（innate immunity）をもつことを報告した（基礎編4-2「マイコプラズマの病原因子と自然免疫」41頁参照）．マイコプラズマ感染でのTLR2は気道上皮のNF-κBを介しムチン（major airway mucin：MUC5AC）を産生し，気道炎症と気道閉塞を起こすことになる[16]．喘息の気道上皮では健常人に比し，マイコプラズマ感染によりMUC5ACは有意に増加し，TLR2の抑制によりMUC5ACは減少した[17]．これらの報告はマイコプラズマ感染がinnate immunity-TLR2を活性化することで生体をTh2有意の免疫反応を誘導し喘息発症になると考えられた[18]．

　しかし，その一方でFerreiraら[19]は，喘息死の症例を検討し，気道上皮にTLR2，3，4が過剰に表出していたが，そこにマイコプラズマやクラミドフィラのDNAは認めず感染はなかったと報告した．TLR2 agonistsがTh2反応を抑制し[20]，IgE産生，好酸球性炎症を抑制する[21]との報告もある．これらはマイコプラズマ感染でのinnate immunity-TLR2系反応は喘息発症に否定的な見解であり興味ある点と思われる．また，このリポプロテインはhuman autoimmune responsesを増幅させ，rheumatoid arthritisや血栓症を誘導するなど他疾患への関連も報告されている[5,6]．

B　マイコプラズマによるTh2免疫反応 ―気管支喘息の発症

　マイコプラズマが気管支喘息発症の原因であるとしたのは，Mokら[22]によるマイコプラズマ感染50症例を追跡し，その5例に気管支喘息の発症を認めた報告であった．この報告では確かに無症候例が気管支喘息を発症しているものの，その5例すべてが基礎にアトピー素因をもっていた．したがって，気管支喘息の初発ではあるが，マイコプラズマ感染でなくても前述のウイルス感染でも発症していた可能性も否定できない．

　一方，Yanoら[23]は，気管支喘息初発の症例からマイコプラズマに対する特異IgE抗体の存在を報告した．この症例はマイコプラズマ感染1カ月後に喘鳴が出現し，呼吸機能検査にて閉塞性換気障害を示し，気管支拡張薬治療にて改善した．気道過敏性試験，マイコプラズマ抗原の吸入誘発試験や皮膚の即時型反応のすべてに陽性であり，マイコプラズマ抗原に対する特異IgEをELISAにて検出した．これらの結果がⅠ型アレルギーの要件を満たしていることから，マイコプラズマ感染が気管支喘息の発症原因であると判断した．また，Sutherlandら[24]は，22例の異型肺炎（マイコプラズマやクラミドフィラ感染）を7〜9年追跡し，その55％に気管支喘息発症を認め，マイコプラズマ感染が気管支喘息の発症率を高めると報告した．

　一方，Kohら[25]は，マイコプラズマ感染症例での肺胞洗浄液（bronchoalveolar lavage：BAL）と肺炎球菌肺炎症例でのそれを比較し，IL-4値とIL-4/IFN-γが有意な高値を認めた．また，マウスにおいてマイコプラズマ抗原感作によりIL-4，IL-10およびTNF-αの誘導が認められている[26,27]．小児科領域での肺炎マイコプラズマ肺炎680症例検討では，血清IL-4，IL-6，IL-10，IgE値は感染急性期に増加し，回復期に改善したが，喘息を発症したグループ

4. 肺炎マイコプラズマ感染とサイトカイン応答

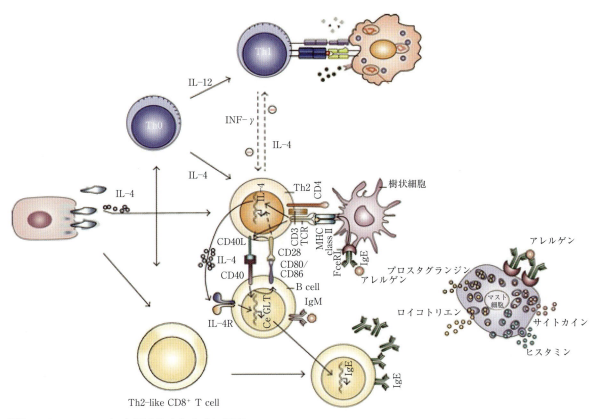

図1 *M. pneumnoniae*とTh2サイトカイン反応
文献28) より引用

はそれらが改善しなかった[28]．また，Wuら[29]は，マウスモデルにおいてマイコプラズマの低レベルの感染（持続感染）は生体のTh2状態を維持していると報告した．これらの報告はマイコプラズマが病原微生物としての直接的作用だけでなく，生体にTh2系のサイトカイン（IL-4，IL-10など）反応をもたらすことで，IgE産生およびその反応経路，いわゆるアレルギー反応を促進していると考えられる（図1）．したがって，このTh2型サイトカインによる生体のTh2へのシフトは，アトピー素因をもつ場合だけでなく，健常成人にも起こり得ると推測され，喘息発症の原因になりうる．

C マクロライド治療とTh2免疫反応 ─気道過敏性の抑制

マイコプラズマに対する重要な抗菌薬であるマクロライド系抗菌薬は，慢性気道炎症に対する抗炎症作用をもち[30,31]，喘息の治療にも用いられる[32,33]．ステロイド依存性喘息に対するステロイド減量効果[31]や気道炎症の抑制など[30]の効果がある．小児喘息は，クラリスロマイシン治療が喘息の増悪頻度を減少させ，安定期間が延長する[34]．小児喘息症例の末梢単核球においてアジスロマイシンがIL-5産生を抑止する[35]．

Amayasuら[36]は安定期（mild or moderate bronchial asthma who were in stable clinical condition）の成人軽-中等症喘息においてクラリスロマイシン治療が末梢血および喀痰中の好酸球とeosinophilic cationic protein（ECP）を有意に減少し，好酸球性炎症を抑制すると報告した．重症喘息においてのトライアルでは，再燃と下気道感染は抑制できなかった[37]．しかし，好酸球性気道炎症は抑制できなかったが，好中球系気道炎症は抑制していた[32,37]．

Hrvacicら[38]は，マウスのovalbumin-induced airway hyperresponsiveness実験系において，

clarithromycinが肺胞洗浄液中のIL-4, IL-5, IL-13, CXCL2, CCL2を減少させ, 肺組織中の炎症細胞浸潤を減少した. これらの成績は, マクロライド系抗菌薬は少なくとも2系統の作用を示している. 1つはanti-inflammatory effectやimmunomodulatory effectであり, 重症喘息では不十分だが, 軽-中等症喘息の慢性気道炎症を軽減し, 症状改善, 安定化を導くこと. もう1つは, マイコプラズマに対する抗菌活性であり, 気道感染を改善することである. したがって, マイコプラズマ感染による喘息の急性増悪や発症例に対しては有効である可能性が高い.

一方, マイコプラズマのマクロライド耐性は近年増加[39,40]してきており, 小児領域で多かったが[41,42], 成人も増加し[40]問題視されてきている. マウス実験系においてはマイコプラズマのマクロライド耐性株, 感受性株ともにクラリスロマイシンにより組織の細胞浸潤が抑制された[43]. さらにマクロライド耐性株, 感受性株での生体の炎症および免疫反応サイトカイン (INF-γ, IP-10, IL-6) の差はほぼないとの報告もある[44]. マクロライド耐性株も喘息発症に影響する可能性は十分に考えられる.

D まとめ

マイコプラズマ感染ではCARDS TXの反応, Th2型サイトカインの誘導, CysLTの反応亢進[9]などの気道過敏性が誘導されることが喘息発症の要因と考えられる. マイコプラズマとTh2系サイトカインについて概説してきたが, 生体側に何らかのアトピー素因があれば, マイコプラズマ感染後の免疫反応はTh2側に顕著にシフトすると考えられる. さらにJeongら[45]のアトピー素因の小児がマイコプラズマ感染を起こした場合, 血清での血管内皮増殖因子 (vascular endothelial growth factor: VEGF) およびIL-5の値が感染初期ではなく回復期に増加したとの報告は, 感染症が改善してもTh2系の免疫反応は持続する可能性を示している.

一方, アトピー素因のない健常人でのマイコプラズマ感染は単純にTh1型サイトカイン免疫応答になるわけではなく, Th2型サイトカイン反応で気管支喘息を発症した症例も存在している. 喘息発症の要因の1つであることはほぼ間違いないと思われる. しかし, この場合, マイコプラズマ感染で喘息発症した後の経過が問題である. いい換えればマイコプラズマが除菌された後, 喘息がどの程度の状態でどのくらい継続するのかは明らかでない. 数年後に喘息が全く改善したり, 改善した後に再燃したりすることもある[46]. この問題はマイコプラズマの, 抗原の量や質, 持続感染や再感染が影響している可能性があり, 生体側のアトピーや非アトピーなどを考慮したうえで判断をしなければならない. マイコプラズマ感染した症例を丹念に一定期間追跡する必要があると思われる.

文 献

1) Lee KEら: J Clin Immunol 33: 1117-1125, 2013. Doi: 10.1007/s10875-013-9909-y. PMID: 23779254.
2) Arae Kら: Microbiol Immunol 55: 748-750, 2011. Doi: 10.1111/j.1348-0421.2011.00375.x. PMID: 2183120.
3) Oishi Tら: J Infect Chemother 17: 803-806, 2011. Doi: 10.1007/s10156-011-0265-7. PMID: 21681500.
4) Kurai Dら: Inflammation 36: 285-293, 2013. Doi: 10.1007/s10753-012-9545-3. PMID: 23001692.
5) da Rocha Sobrinho HMら: Rheumatol Int 31: 951-957, 2011. Doi: 10.1007/s00296-010-1612-1. PMID: 21052674.
6) Nagashima Mら: Interact Cardiovasc Thorac Surg 11: 849-851, 2010. Doi: 10.1510/icvts.2010.242115. PMID: 20847069.
7) Hanzawa Fら: J Infect Chemother 20: 134-138, 2014. Doi: 10.1016/j.jiac.2013.09.010. PMID: 24462436.
8) Kannan TRら: Mol Microbiol 76: 1127-1141, 2010. Doi: 10.1111/j.1365-2958.2010.07092.x. PMID: 20199607.
9) Watanabe Hら: Allergy Asthma Proc 35: 204-210, 2014. Doi: 10.2500/aap.2014.35.3742. PMID: 24801462.
10) Peters Jら: Chest 140: 401-407, 2011. Doi: 10.1378/chest.11-0221. PMID: 21622549.
11) Razin Jら: J Gen Microbiol 138: 407-422, 1992. PMID: 1593256.
12) Wood PRら: Ann Allergy Asthma Immunol 110: 328-334, 2013. Doi: 10.1016/j.anai.2013.01.022. PMID: 23622002.
13) Medina JLら: Am J Respir Cell Mol Biol 46: 815-822, 2012. Doi: 10.1165/rcmb.2011-0135OC. PMID: 22281984.
14) Shimizu Tら: J Immunol 175: 4641-4646, 2005. PMID: 16177110.
15) Shimizu Tら: Immunology 121: 473-483, 2007. PMID: 17433078.
16) Chu HWら: J Immunol 174: 5713-5719, 2005. PMID: 15843573.
17) Kraft Mら: Eur Respir J 31: 43-46, 2008. Doi:

18) Redecke V ら：J Immunol 172：2739-2743, 2004. PMID：14978071.
19) Ferreira DSら：Clin Exp Allergy 42：1459-1471, 2012. Doi：10.1111/j.1365-2222.2012.04047.x. PMID：22994343.
20) Taylor RCら：J Allergy Clin Immunol 117：1148-1154, 2006. PMID：16675345.
21) Akdis CA ら：Eur J Immunol 33：2717-2726, 2003. PMID：14515255.
22) Mok JYQ ら：Arch Dis Child 54：506-511, 1979. PMID：485193.
23) Yano Tら：Am J Respir Crit Care Med 149：1348-1353, 1994. PMID：8173777.
24) Sutherland ER ら：J Asthma 41：863-868, 2004. PMID：15641636.
25) Koh YY ら：Pediatrics 107：1-7, 2001. PMID：11230620.
26) Sekine Hら：J Med Microbiol 58：697-705, 2009. Doi：10.1099/jmm.0.007872-0. PMID：19429744.
27) Hayakawa Mら：Clin Diagn Lab Immunol 9：669-676, 2002. PMID：11986276.
28) Ye Qら：Scientific World Journal：986527, 2014. Doi：10.1155/2014/986527. PMID：24977240.
29) Wu Qら：Clin Exp Allergy 39：1754-1763, 2009. Doi：10.1111/j.1365-2222.2009.03309.x. PMID：19552640.
30) Zarogoulidis Pら：Eur J Clin Pharmacol 68：479-503, 2012. Doi：10.1007/s00228-011-1161-x. PMID：22105373.
31) Tamaoki Jら：Chest 125：41S-50S, 2004. PMID：14872000.
32) Piacentini GL ら：Allergy Asthma Proc. 28：194-198, 2007. PMID：17479604.
33) Mikailov Aら：Asthma Allergy 6：23-29, 2013. Doi：10.2147/JAA.S38652. PMID：23345983.
34) Koutsoubari Iら：Pediatr Allergy Immunol 23：385-390, 2012. Doi：10.1111/j.1399-3038.2012.01280.x. PMID：22433020.
35) Lin SJ ら：Int Arch Allergy Immunol 156：179-186, 2011. Doi：10.1159/000322872. PMID：21597298.
36) Amayasu Hら：Ann Allergy Asthma Immunol 84：594-598, 2000. PMID：10875487.
37) Brusselle GG ら：Thorax 68：322-329, 2013. Doi：10.1136/thoraxjnl-2012-202698. PMID：23291349.
38) Hrvacić B ら：Eur J Pharmacol 616：236-243, 2009. Doi：10.1016/j.ejphar.2009.06.032. PMID：19560456.
39) Spuesens EBら：J Clin Microbiol 50：1999-2004, 2012. Doi：10.1128/JCM.00400-12. PMID：22495561.
40) Miyashita Nら：BMC Infect Dis 12：126, 2012. Doi：10.1186/1471-2334-12-126. PMID：22650321.
41) Morozumi Mら：J Infect Chemother 16：78-86, 2010. Doi：10.1007/s10156-009-0021-4. PMID：20094751.
42) Yoo SJら：Antimicrob Agents Chemother 56：6393-6396, 2012. Doi：10.1128/AAC.01421-12. PMID：23006753.
43) Kurata Sら：J Med Microbiol 59：693-701, 2010. Doi：10.1099/jmm.0.014191-0. PMID：20223900.
44) Matsuda K ら：BMC Infect Dis 13：591, 2013. Doi：10.1186/1471-2334-13-591. PMID：24330612.
45) Jeong YCら：Allergy Asthma Immunol Res 4：92-97, 2012. Doi：10.4168/aair.2012.4.2.92. PMID：22379604.
46) Boulet LPら：Can Respir J 19：19-25, 2012. PMID：22332127.

〔渡邉秀裕〕

●基礎編●

4 マイコプラズマ感染と免疫応答

5. 動物マイコプラズマの免疫応答

マイコプラズマ感染では多くの場合，病原体であるマイコプラズマは宿主動物の気道，尿生殖道，乳腺，関節滑膜等の粘膜表層に付着・寄生して持続感染し，呼吸器症状等の慢性感染症を引き起こす．それゆえ，マイコプラズマ感染における宿主の免疫応答については，宿主細胞に対するマイコプラズマの接着，抗原変異や免疫回避とも関連する多様な表層タンパク質等の病原因子と，それに対する宿主である感受性動物の炎症性反応や生体防御反応について考慮しなければならない．本項では，家畜マイコプラズマ感染における病原因子と宿主免疫応答について，近年，次々にその全ゲノム情報が明らかとなってきた，ウシ，ブタ，ニワトリ等の主要なマイコプラズマ病原体について，家畜伝染病予防法に定められている監視伝染病の対象病原体を中心に述べる．

A ウシのマイコプラズマ感染における病原因子と宿主免疫応答

牛肺疫（法定伝染病）の原因となる*Mycoplasma mycoides* subsp. *mycoides* small colony（MmmSC）における病原因子や宿主免疫応答については，MmmSCの基準株であるPG1株における全ゲノム情報が2004年に明らかとなり[1]，今後の解明が期待される．古くは莢膜ガラクタンの静注により出血性の肺病変が形成されることが報告され[2]，莢膜が直接の病原因子となり，食細胞からの貪食に抵抗し，宿主の免疫系から逃れるのに役立つことが知られていた[3]．また，グリセロールの取り込みや同化のためのグリセロールトランスポーター遺伝子群*gtsABC*の差異による，過酸化水素（H_2O_2）の産生が病態と深く関与することが報告されており，アフリカの牛肺疫発症牛由来の強毒株に比較して，ヨーロッパで発生している致死性の低い株ではH_2O_2の産生が低下することが報告されている[4]．H_2O_2の産生は，赤血球の溶血や脂質過酸化反応による感染細胞の損傷，感染気道における繊毛運動の阻害などをもたらすと考えられている．近年の報告では，H_2O_2産生に関与する膜タンパク質であるグリセロール-3-リン酸オキシダーゼ（glycerol-3-phosphate oxidase：GlpO）の組換え抗原でウシとマウスを免疫すると同等の抗体応答がみられるが，GlpOの酵素活性を中和できる抗体はマウスでのみ産生され，ウシでは感染防御できなかったことが報告されており[5]，H_2O_2の産生阻害だけで疾病をコントロールすることはできない．MmmSC表層の多様性リポタンパク質としてはvariable surface proteins of *M. mycoides*（Vmm）が報告されており[6]，ゲノム上には他に14種類の*vmm-type*が推定され[7]，抗原変異に関与すると考えられている．

感染に伴うサイトカイン応答としては，腫瘍壊死因子（tumor necrosis factor：TNF）-αの産生とそれに付随するインターフェロン（interferon：IFN）-γの産生が，病態の程度とよく相関することが報告されている[7]．IFN-γの産生については，MmmSC感染後のCD4陽性T細胞からの抗原特異的なIFN-γ産生が持続する個体については感染から回復するが，IFN-γ産生が低下する個体は死に至ることが示されており[8]，MmmSC特異的なCD4陽性記憶T細胞の誘導や増殖を引き起こすことが，牛肺疫に対する効果的な感染防御ワクチンの開発につながると考えられている．また，液性免疫因子については，肺局所で産生されるMmmSC特異的なIgA抗体が感染防御と関連することが示されている[9]．

ウシに呼吸器病，乳房炎，中耳炎，関節炎などを

引き起こすMycoplasma bovisについては，全ゲノム情報が明らかになったのは比較的最近である[10〜12]．それらを比較すると，病原性にとって重要な，表層の多様性リポタンパク質であるvariable surface protein（Vsp）については，ウシの肺細胞への接着に重要であることが示されており[13]，基準株PG45株におけるvsp遺伝子数は13種類であるが[14]，中国株であるHB0801株では6種類であり，Hubei-1株では0種類である．しかしながら，Hubei-1株においてvsp遺伝子が存在しないことは，vsp遺伝子群が培養中に失われたか，vsp遺伝子のような高度の繰り返し配列を含む遺伝子を確実に同定する困難さによるものである可能性が指摘されている[15]．

一方で，M. bovis感染においては，宿主の免疫応答の抑制に関する報告が多く認められる．例えば，M. bovis培養上清中には末梢血単核球のコンカナバリンAに対するリンパ球幼若化反応を抑制する活性が認められ，Vspの1つであるVsp-LのC末端と84％の相同性を示す26アミノ酸からなるペプチドに同様の活性が認められたことが報告されている[16]．また，M. bovisの気管内実験感染牛において，宿主のTh1/Th2バランスは，interleukin（IL）-4の顕著な上昇と，IFN-γの中等度の上昇，IgG1クラスの抗体応答の上昇等から，Th2に傾いた免疫応答を示したことも述べている[17]．M. bovisの乳房内実験感染の系においても，乳汁中への多様な炎症性サイトカイン群の上昇が体細胞数の上昇とともに認められ[18]，さらに最近の報告では，M. bovisはウシ末梢血単核球に侵入することができ[19]，M. bovisをin vitroで感染させた単球ではアポトーシスが抑制され，IFN-γとTNF-αの産生は抑制されるが，抑制性サイトカインであるIL-10の産生は抑制されないことが示されている[20]．これらの報告で示されているように，免疫応答を抑制的に調節するM. bovis感染の特徴が，M. bovisが全身性に多様な病態を示すことと関連する可能性がある．

B ブタのマイコプラズマ感染における病原因子と宿主免疫応答

ブタマイコプラズマ肺炎の病原体であるMycoplasma hyopneumoniaeについては，気道上皮細胞の繊毛への接着（図1）に関与するアドヘジンとし

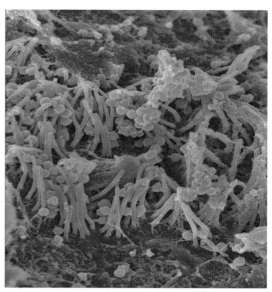

図1　気道上皮細胞の繊毛に付着するM. hyopneumoniaeの走査電子顕微鏡像
手前および奥部分は繊毛の欠失を示す．×10,000

てP97抗原が同定されており[21]，P97分子のC末端側の繰り返し配列R1領域とR2領域が接着にとって重要であり，細胞外マトリックスの1つであるヘパリンと結合することが示されている[22]．このR1およびR2領域を豚丹毒菌に発現させブタに免疫すると，経鼻や経口免疫でもワクチン効果を示すことから，感染防御抗原としてもP97が重要であることを示している[23,24]．M. hyopneumoniaeでは，米国由来の232株とATCC株である非病原性株のJ株および病原性株の7448株でゲノム解読が完了しており，P97アドヘジンには6つのパラログ遺伝子が存在することが示されている[25,26]．M. hyopneumoniaeの他のアドヘジンとしては，P102[27]，P146[28]，P159[29]，P216[30]等が報告されており，これらはタンパク質分解性にさらに低分子量の分子となって，様々に繊毛との接着に関与する．また，J株と7448株ではP97抗原の低分子量への分解に差がみられること[31]や，病原性株168株とその長期継代株168-L株のゲノム配列の比較で，168-L株ではP97を含むアドヘジン群に多くの変異が生じていることからも[32]，これらのアドヘジン群の病原性への関与は大きいと考えられる．

M. hyopneumoniaeの感染に伴う宿主の免疫応答には多様なサイトカインの発現誘導が関与する．IL-1，IL-6，TNF-αが感染豚の肺胞洗浄液中に上昇

し，プロスタグランジン（prostaglandin：PGE）2の発現も誘導して，宿主の好中球活性を抑制することが報告されている[33~35]．また，その他にもIFN-γ，IL-2，IL-4，IL-8，IL-10，IL-12の発現誘導が報告されており[36,37]，気道周囲へのリンパ球の浸潤を主体とする囲管性細胞浸潤や肺の肝変化病変（図2）の形成および宿主の免疫修飾との関連が示唆される．さらに，当初はIFN-γ誘導因子と報告されたIL-18についてもM. hyopneumoniae感染においては炎症性サイトカインの1つとして働き，宿主の免疫修飾に関与することが示された[38]．これらの炎症性サイトカインの発現誘導には，病原体のパターン認識受容体であるToll様受容体（Toll-like receptor：TLR）によるマイコプラズマの認識の結果として起こる自然免疫応答が重要である．TLR2はリポタンパク質やリポタイコ酸，ペプチドグリカン等の様々な菌体成分を認識するとともに，TLR1やTLR6とヘテロダイマーを形成しトリアシルリポタンパク質やジアシルリポタンパク質の認識に関与していることが示されている[39]．M. hyopneumoniaeの認識においてもTLR2とTLR6がともに肺胞マクロファージからのTNF-α産生に関与することが示され[40]，TLR2やTLR6の一塩基多型や発現の相違と疾患感受性やワクチンに対する応答との関連が示唆されている[41,42]．また最近では，M. hyopneumoniaeの感染によりグルココルチコイドレセプター（glucocorticoid receptor：GR）の核内移行が生じ，TLR2のプロモーター上のグルココルチコイド反応エレメント（glucocorticoid response element：GRE）に結合することでTLR2の発現が上昇して肺炎の増悪につながり，ワクチンの効果はこの反応を抑制することと関連していることが報告された[43]ことは注目に値する．

ブタに多発性関節炎や多発性漿膜炎を引き起こす*Mycoplasma hyorhinis*についても，全ゲノム情報が解読されたのは比較的最近である[44,45]．その可変性表層リポタンパク質としてvariable lipoprotein（Vlp）が報告されているが[46]，*vlp*遺伝子の保有数はM. hyorhinisの株によって異なり，ブタの呼吸器由来の病原性株であるHUB-1株と関節炎由来株であるSK76株では7個であるが，細胞株由来のGDL株やMCLD株ではそれぞれ6および4個であり，SK76

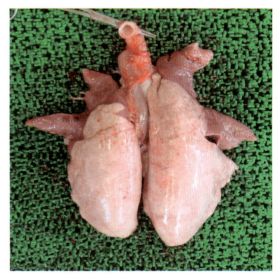

図2　ブタマイコプラズマ肺炎の肺の肝変化病変
M. hyopneumoniae実験感染豚の肺

株を液体培地で継代培養した派生株では3個となり，病原性との関連性が示唆される[45,47]．また，M. hyorhinisは，様々な培養細胞株にコンタミネーションしているマイコプラズマとしても知られるが，その慢性的な感染が細胞の癌化を引き起こすことが示唆され，膜のリポタンパク質p37がその要因の1つと考えられている[48,49]．実際にヒトの胃癌や大腸癌，肺癌，前立腺癌との関連を示唆する報告もある[50~52]．近年の報告では，M. hyorhinisはインフラマソームを活性化して，炎症性サイトカインIL-1βやIL-18の産生を誘導し，特にM. hyorhinis感染マクロファージが産生するIL-1βが胃癌細胞株の移動や浸潤に関与することが示されており[53]，今後のさらなる研究の進展が望まれる．

C　ニワトリのマイコプラズマ感染における病原因子と宿主免疫応答

鶏マイコプラズマ病（届出伝染病）として知られ，ニワトリに病原性を示す主なマイコプラズマは，*Mycoplasma gallisepticum*と*Mycoplasma synoviae*であるが，ニワトリに最も強い病原性を示すマイコプラズマはM. gallisepticumである．その強毒株R_{low}株については，家畜のマイコプラズマのなかでも最も早く2003年に全ゲノム情報が明らかとなっている[54]．病原因子としては，主要表層リポタンパ

ク質であり赤血球凝集素でもあるvariable lipoprotein hemagglutinin A（VlhA）が最もよく研究されており，病原性株であるR$_{low}$株では5つの遺伝子領域にわたって43種類ものvlhA遺伝子群が存在し[54]，抗体応答に対して発現するVlhA抗原を変化させることも示されており[55]，これらがM. gallisepticumの表層抗原の多様性や抗原変異に大きく関与している．また，細胞接着タンパク質としてM. gallisepticum cytadhesin molecule A（GapA）およびcytadhesin-related molecule A（CrmA）が報告されており，R$_{low}$株を長期継代した弱毒株R$_{high}$株では，GapAおよびCrmAの発現が欠損し，細胞接着能が失われること[56]，R$_{high}$株の接着性や病原性はGapAとCrmA単独の導入では復帰しないが，GapAおよびCrmAの両者を導入すると復帰することから，これらの共発現が細胞接着と病原性の発現に必須であるとされている[57]．GapAについてはヒトのマイコプラズマであるMycoplasma pneumoniaeの細胞接着分子P1タンパク質と遺伝子の相同性を有していることも報告されている[58]．

M. gallisepticumは細胞内に侵入することが明らかとなっているマイコプラズマであり[59]，この特性が宿主への侵入や慢性感染の成立，宿主免疫応答や抗生物質治療に対する抵抗を可能にしている．また，M. gallisepticumは他の呼吸器病原体に対する複合感染の増悪要因となり，複合感染時に他のウイルスや細菌病原体の抗体応答を抑制することが古くから報告されている[60,61]．さらに，M. gallisepticum刺激により，末梢血単核球からIL-1β，IL-6，TNF-α等の炎症性サイトカインが産生されるが[62]，一方でM. gallisepticum感染により，ニワトリは一過性のT細胞マイトジェン活性の抑制を示すことやCD8陽性T細胞の低下をきたすことが報告されている[63,64]．また，M. gallisepticum感染細胞や感染鶏の気管から分離したtotal-RNAを用いた遺伝子発現解析では，IL-8，CCL20などのケモカインやTh1サイトカインであるIL-12の発現が低下することが示されていることから[65,66]，M. gallisepticum感染により宿主が抑制的な免疫修飾を受けることが示唆される．

M. synoviaeはニワトリに関節の滑膜炎を起こす病原体として知られていたが，現在では気嚢炎など呼吸器病原体としても重要となっている．また，M. synoviaeは卵殻の先端部の形成異常を引き起こすことも報告されており[67]，今後の病態解明が望まれる．M. synoviaeについても，そのゲノム配列の解読は2005年に完了しており，その結果，M. synoviaeのゲノム中には14カ所もの領域にわたって，M. gallisepticumからの水平伝播によって生じた領域があることが示唆されている[26]．M. synoviaeの主要表層抗原であるMSPAおよびMSPBは1つのvlhA遺伝子が，転写後にペプチダーゼにより分解されて，N末端領域がリポタンパク質MSPBとなり，C末端領域が赤血球凝集活性をもつMSPAとなると報告されている[68]．宿主の炎症応答には，このMSPBのさらにN末端の20kDaのリポタンパク質（tMSPB）が関与し，ニワトリマクロファージ細胞株からのIL-1βやIL-6産生，一酸化窒素（NO）の産生を誘導することが示されている[69]．さらに最近では，M. synoviae由来のリポペプチドが誘導するこれらの炎症性応答は，鶏特異的なTLRであるTLR15を介して誘導されていることが報告されている[70]．

M. gallisepticumおよびM. synoviaeについては，発生状況や診断，ワクチン等も含めて，さらに詳細に書かれた総説が近年まとめられている[71]．

D　その他

めん羊や山羊に伝染性無乳症（届出伝染病）を引き起こすMycoplasma agalactiaeについては，基準株PG2株の全ゲノム配列が2007年に明らかとなっており[72]，細胞接着分子としてはP40アドヘジンが報告されている[73]．表層の変異や多様性に関与するリポタンパク質抗原としてvariable surface proteins of M. agaractiae（Vpma）がよく知られており，PG2株では，vpmaU～Zまでの6種類の遺伝子がクラスターを形成してゲノム上に存在している[74]．また，これらの遺伝子群に近接するxer1という部位特異的組換え酵素を不活化すると，表層の抗原変異を起こさないphase-locked mutantが生じることからxer1がVpmaの変異にとって必要不可欠である[75]．さらに，M. agalactiae感染羊では感染初期に抗原特異的なIFN-γ陽性CD4陽性T細胞の増加が認められ[76]，ワクチンによる感染防御効果を判定するために有効な指標となることが報告されている[77]．

表1 家畜の主要マイコプラズマにおける主な病原因子とその機能

種名	宿主動物	遺伝子名	機能	文献
M. mycoides subsp. *mycoides* small colony	ウシ	*gtsABC*	グリセロール輸送	4)
M. mycoides subsp. *mycoides* small colony	ウシ	*glpO*	グリセロール-3-リン酸オキシダーゼ	5)
M. bovis	ウシ	*vsp*	細胞接着	13)
M. hyopneumoniae	ブタ	*P97*	細胞接着	21)
M. hyorhinis	ブタ	*P37*	細胞増殖、転移	48, 49)
M. gallisepticum	ニワトリ	*gapA*	細胞接着	56)
M. gallisepticum	ニワトリ	*crmA*	細胞接着補助	57)
M. agalactiae	めん羊、山羊	*P40*	細胞接着	73)

山羊の伝染性胸膜肺炎(届出伝染病)を引き起こす病原体である*Mycoplasma capricolum* subsp. *capripneumoniae*については、中国分離株であるM1601株について、2011年に全ゲノム配列が報告されており、莢膜の合成やH_2O_2の産生に重要な遺伝子群や溶血素(ヘモリジン)の遺伝子の存在や、抗原変異に関与する多様性表層タンパク質は8種類であることが推定されている[78]。

E おわりに

以上、家畜の主要なマイコプラズマ感染症における病原因子と宿主免疫応答について述べてきた。表1に家畜の主要マイコプラズマにおける主な病原因子とその機能についてまとめた。本項に加えて、マイコプラズマ全般における病原因子の同定と特徴[79]および宿主免疫応答[80]についての最新の総説もご一読願いたい。

文献

1) Westberg J ら: Genome Res 14: 221-227, 2004. Doi: 10.1101/gr.1673304. PMID: 14762060.
2) Buttery SH ら: J Med Microbiol 9: 379-391, 1976. Doi: 10.1099/00222615-9-4-379. PMID: 794475.
3) Marshall AJ ら: J Med Microbiol 43: 239-250, 1995. Doi: 10.1099/00222615-43-4-239. PMID: 7562984.
4) Vilei EM ら: Clin Diagn Lab Immunol 8: 85-92, 2001. Doi: 10.1128/CDLI.8.1.85-92.2001. PMID: 11139200.
5) Mulongo MM ら: Vaccine 31: 5020-5025, 2013. Doi: 10.1016/j.vaccine.2013.08.100. PMID: 24035434.
6) Persson A ら: J Bacteriol 184: 3712-3722, 2002. Doi: 10.1128/JB.184.13.3712-3722.2002. PMID: 12057968.
7) Sacchini F ら: BMC Vet Res 8: 44, 2012. Doi: 10.1186/1746-6148-8-44. PMID: 22533922.
8) Dedieu L ら: Vet Immunol Immunopathol 107: 217-233, 2005. Doi: 10.1016/j.vetimm.2005.04.011. PMID: 15946743.
9) Niang M ら: Vet Res 37: 733-744, 2006. Doi: 10.1051/vetres: 2006032. PMID: 16820137.
10) Wise KS ら: Infect Immun 79: 982-983, 2011. Doi: 10.1128/IAI.00726-10. PMID: 21134966.
11) Li Y ら: PLoS One 6: e20999, 2011. Doi: 10.1371/journal.pone.0020999. PMID: 21731639.
12) Qi J ら: PLoS One 7: e38239, 2012. Doi: 10.1371/journal.pone.0038239. PMID: 22693604.
13) Sachse K ら: Infect Immun 68: 680-687, 2000. Doi: 10.1128/IAI.68.2.680-687.2000. PMID: 10639433.
14) Lysnyansky I ら: J Bacteriol 181: 5734-5741, 1999. PMID: 10482515.
15) Adamu JY ら: Res Vet Sci 95: 321-325, 2013. Doi: 10.1016/j.rvsc.2013.05.016. PMID: 23810376.
16) Vanden Bush TJ ら: Biochem Biophys Res Commun 315: 336-341, 2004. Doi: 10.1016/j.bbrc.2004.01.063. PMID: 14766212.
17) Vanden Bush TJ ら: Vet Immunol Immunopathol 94: 23-33, 2003. Doi: 10.1016/S0165-2427 (03) 00056-4. PMID: 12842609.
18) Kauf AC ら: J Dairy Sci 90: 3336-3348, 2007. Doi: 10.3168/jds.2007-0058. PMID: 17582119.
19) Van der Merwe J ら: Infect Immun 78: 4570-4578, 2010. Doi: 10.1128/IAI.00707-10. PMID: 20713619.
20) Mulongo M ら: Infect Immun 82: 62-71, 2014. Doi: 10.1128/IAI.00961-13. PMID: 24126524.
21) Hsu T ら: J Bacteriol 179: 1317-1323, 1997. PMID: 9023217.
22) Jenkins C ら: Infect Immun 74: 481-487, 2006. Doi: 10.1128/IAI.74.1.481-487.2006. PMID: 16369004.
23) Shimoji Y ら: Vaccine 21: 532-537, 2003. Doi: 10.1016/S0264-410X (02) 00462-0. PMID: 12531653.
24) Ogawa Y ら: Vaccine 27: 4543-4550, 2009. Doi: 10.1016/j.vaccine.2009.04.081. PMID: 19433128.
25) Minion FC ら: J Bacteriol 186: 7123-7133, 2004. Doi: 10.1128/JB.186.21.7123-7133.2004. PMID: 15489423.
26) Vasconcelos AT ら: J Bacteriol 187: 5568-5577, 2005. Doi: 10.1128/JB.187.16.5568-5577.2005. PMID:

16077101.

27) Seymour LMら：Cell Microbiol 14：81-94, 2012. Doi：10.1111/j.1462-5822.2011.01702.x. PMID：21951786.
28) Bogema DR ら：MBio 3：e00282-11, 2012. Doi：10.1128/mBio.00282-11. PMID：22493032.
29) Burnett TAら：Mol Microbiol 60：669-686, 2006. Doi：10.1111/j.1365-2958.2006.05139.x. PMID：16629669.
30) Wilton Jら：Mol Microbiol 71：566-582, 2009. Doi：10.1111/j.1365-2958.2008.06546.x. PMID：19040640.
31) Pinto PM ら：Proteome Sci 7：45, 2009. Doi：10.1186/1477-5956-7-45. PMID：20025764.
32) Liu W ら：BMC Genomics 14：80, 2013. Doi：10.1186/1471-2164-14-80. PMID：23384176.
33) Asai Tら：Vet Immunol Immunopathol 38：253-260, 1993. Doi：10.1016/0165-2427（93）90085-I. PMID：8291203.
34) Asai Tら：Vet Immunol Immunopathol 44：97-102, 1994 Doi：10.1016/0165-2427（94）90172-4. PMID：7725632.
35) Asai Tら：Vet Immunol Immunopathol 51：325-331, 1996. Doi：10.1016/0165-2427（95）05524-X. PMID：8792569.
36) Lorenzo Hら：Vet Immunol Immunopathol 109：199-207, 2006. Doi：10.1016/j.vetimm.2005.07.021. PMID：16325264.
37) Rodríguez Fら：J Comp Pathol 136：79-82, 2007. Doi：10.1016/j.jcpa.2006.11.001. PMID：17258224.
38) Muneta Yら：J Interferon Cytokine Res 26：637-644, 2006. Doi：10.1089/jir.2006.26.637. PMID：16978067.
39) Takeda Kら：J Endotoxin Res 8：459-463, 2002. Doi：10.1179/096805102125001073. PMID：12697090.
40) Muneta Yら：J Interferon Cytokine Res 23：583-590, 2003. Doi：10.1089/107999003322485080. PMID：14585198.
41) Uenishi Hら：BMC Proc 5（Suppl. 4）：S27, 2011. Doi：10.1186/1753-6561-5-S4-S27. PMID：21645307.
42) Régia Silva Sousa Kら：BMC Proc 5（Suppl. 4）：S9, 2011. Doi：10.1186/1753-6561-5-S4-S9. PMID：21645324.
43) Sun Zら：Vet Microbiol 167：425-433, 2013. Doi：10.1016/j.vetmic.2013.08.022. PMID：24035265.
44) Liu Wら：J Bacteriol 192：5844-5845, 2010. Doi：10.1128/JB.00946-10. PMID：20802032.
45) Kornspan JDら：J Bacteriol 193：4543-4544, 2011. Doi：10.1128/JB.05505-11. PMID：21705582.
46) Rosengarten Rら：J Bacteriol 173：4782-4793, 1991. PMID：1856172.
47) Citti Cら：J Bacteriol 182：1356-1363, 2000. Doi：10.1128/JB.182.5.1356-1363.2000. PMID：10671459.
48) Ketcham CMら：Mol Cancer Ther 4：1031-1038, 2005. Doi：10.1158/1535-7163.MCT-05-0040. PMID：16020660.
49) Liu Wら：Can J Microbiol 53：270-276, 2007. Doi：10.1139/W06-120. PMID：17496976.
50) Huang Sら：World J Gastroenterol 7：266-269, 2001. PMID：11819772.
51) Namiki Kら：PLoS One 4：e6872, 2009. Doi：10.1371/journal.pone.0006872. PMID：19721714.
52) Urbanek C ら：BMC Cancer 11：233, 2011. Doi：10.1186/1471-2407-11-233. PMID：21663671.
53) Xu Yら：PLoS One 8：e77955, 2013. Doi：10.1371/journal.pone.0077955. PMID：24223129.
54) Papazisi Lら：Microbiology 149：2307-2316, 2003. Doi：10.1099/mic.0.26427-0. PMID：12949158.
55) Markham PFら：Infect Immun 66：2845-2853, 1998. PMID：9596758.
56) Papazisi Lら：Infect Immun 68：6643-6649, 2000. Doi：10.1128/IAI.68.12.6643-6649.2000. PMID：11083776.
57) Papazisi Lら：Infect Immun 70：6839-6845, 2002. Doi：10.1128/IAI.70.12.6839-6845.2002. PMID：12438360.
58) Goh MSら：Microbiology 144：2971-2978, 1998. Doi：10.1099/00221287-144-11-2971. PMID：9846732.
59) Winner Fら：Infect Immun 68：4238-4244, 2000. Doi：10.1128/IAI.68.7.4238-4244.2000. PMID：10858241.
60) Sato Sら：Natl Inst Anim Health Q（Tokyo）10：58-65, 1970. PMID：5453398.
61) Matsuo K ら：Avian Dis 22：552-561, 1978. PMID：749885.
62) Kita M ら：Microbiol Immunol 36：507-516, 1992. PMID：1381037.
63) Gaunson JEら：Microbiology 146：1223-1229, 2000. PMID：10832650.
64) Ganapathy Kら：Avian Pathol 32：495-502, 2003. Doi：10.1080/0307945031000154099. PMID：14522705.
65) Lam KM：Avian Dis 48：215-219, 2004. Doi：10.1637/7081. PMID：15077819.
66) Mohammed Jら：Vaccine 25：8611-8621, 2007. Doi：10.1016/j.vaccine.2007.09.057. PMID：18006123.
67) Feberwee Aら：Avian Pathol 38：77-85, 2009. Doi：10.1080/03079450802662772. PMID：19156584.
68) Noormohammadi AHら：Infect Immun 65：2542-2547, 1997. PMID：9199417.
69) Lavric Mら：Vet Microbiol 121：278-287, 2007. Doi：10.1016/j.vetmic.2006.12.005. PMID：17254721.
70) Oven Iら：Vet Res 44：99, 2013. Doi：10.1186/1297-9716-44-99. PMID：24134665.
71) 佐藤静夫ら：鶏病研究会報 48：63-84, 2012.
72) Sirand-Pugnet Pら：PLoS Genet 3：e75, 2007. Doi：10.1371/journal.pgen.0030075. PMID：17511520.
73) Fleury Bら：Infect Immun 70：5612-5621, 2002. Doi：10.1128/IAI.70.10.5612-5621.2002. PMID：12228289.
74) Glew MDら：J Bacteriol 184：5987-5998, 2002. Doi：

75) Chopra-Dewasthaly Rら：Mol Microbiol 67：1196-210, 2008. Doi：10.1111/j.1365-2958.2007.06103.x. PMID：18248580.
76) La Manna MPら：Res Vet Sci 91：e64-67, 2011. Doi：10.1016/j.rvsc.2011.01.029. PMID：21354587.
77) Agnone Aら：Vet Immunol Immunopathol 152：252-259, 2013. Doi：10.1016/j.vetimm.2012.12.009. PMID：23333193.
78) Chu Yら：J Bacteriol 193：6098-6099, 2011. Doi：10.1128/JB.05980-11. PMID：21994928.
79) Browning GFら：Identification and characterization of virulence genes in mycoplasmas. Mollicutes, Molecular Biology and Pathogenesis, 77-90, Browning GF, Citti C eds., Caister Academic Press, UK, 2014.
80) Szczepanek SM ら：Host immune responses to mycoplasmas. Mollicutes, Molecular Biology and Pathogenesis, 273-288, Browning GF, Citti C eds., Caister Academic Press, UK, 2014.

（宗田吉広）

●基礎編●

5 ファイトプラズマ

1. ファイトプラズマの分類・性状

A ファイトプラズマとは

1. 性状

ファイトプラズマは，東京大学農学部（当時）植物病理学研究室のDoiらにより1967年に世界で初めて発見された植物病原微生物である（図1A）．ファイトプラズマはヨコバイ等の吸汁性昆虫により媒介され，世界中の作物，果樹，花卉，観葉植物など1,000種類以上の植物に感染し，甚大な病気を引き起こす微小植物病原細菌である[1]．感染した植物は，萎縮，叢生，てんぐ巣，黄化，パープルトップ，枯死，花器官の葉化・突き抜けなどの外部病徴を引き起こすほか（図1B，C），葉におけるデンプン蓄積や篩部壊死，二次篩部組織の増生などの内部病変を引き起こす．罹病植物の多くは衰弱し，やがて枯死するため，世界の農業生産に甚大な被害を与えている．ファイトプラズマは培養困難であり，形質転換系や遺伝子導入・改変系はまだ確立されていない．

ファイトプラズマは，植物と昆虫の両宿主に感染し増殖するのが特徴で，それぞれの宿主を往復する宿主交代を繰り返しながら感染域を拡大する生活環をもっている（図2）．感染植物では篩部組織に局在して増殖する．ヨコバイ等の吸汁性昆虫が感染植物の篩部を吸汁すると，口針を通して昆虫体内に取り込まれる（獲得吸汁）．昆虫体内に取り込まれたファイトプラズマは，昆虫の中腸上皮細胞に感染・増殖し，血リンパに移行後は全身の各種器官の細胞に感染・増殖し，やがて唾液腺組織に移行する．それまでの間は，ファイトプラズマに感染していて（保毒昆虫という）も，唾液腺組織から唾液に分泌することができないため，新たな植物に対する感染性はもっていない．この期間を潜伏期間という．唾液腺細胞で増殖しファイトプラズマを唾液に分泌できるようになると，昆虫が健全植物を吸汁する際に唾液とともに篩部組織にファイトプラズマが注入され，植物は感染する（接種吸汁）．このほか，感染植物を穂木に用いて健全植物に接ぎ木したり，挿し木をするなどの栄養繁殖によってもファイトプラズマは伝染する．

2. ファイトプラズマの発見

ファイトプラズマが発見されるはるか以前から，ファイトプラズマによる病気は世界各地で知られていた．日本では江戸時代から養蚕業に必要不可欠なクワ（*Morus* spp.）に萎縮病が発生し，全国的に甚大な被害をもたらしていた．また，20世紀初頭にはキリ（*Paulownia tomentosa*）のてんぐ巣病や，イネ（*Oryza sativa*）の黄萎病が報告され，米国でもアスター（*Callistephus chinensis*）の黄化などが報告された．いずれも病徴と昆虫伝播性がウイルス病に類似していることから，病原はウイルスであると考えられていたが，その特定には至らなかった．Doiらは，電子顕微鏡を用いてクワ萎縮病などの罹病植物の篩部細胞に微小細菌が局在することを世界で初めて発見した[2]．マイコプラズマ同様，細胞壁を欠いた不定形のきわめて微小な原核生物であり，テトラサイクリン系抗菌薬に感受性であることから，マイコプラズマ様微生物（mycoplasma-like organism：MLO）と命名された．MLOの発見を契機に，それまで世界中でウイルス病と考えられていた多数の植物と媒介昆虫からMLOが検出され，病原と判明した．

基礎編

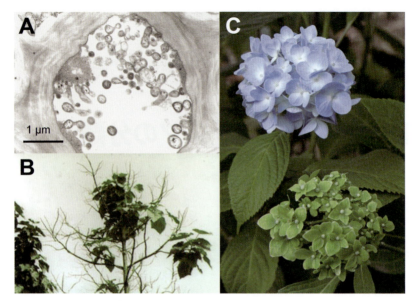

図1　ファイトプラズマの菌体および病徴
A：植物の篩管細胞内に局在するファイトプラズマの電子顕微鏡写真．細胞壁をもたない不定形の菌体が多数観察される
B：キリてんぐ巣病の病徴写真．頂上部がてんぐ巣症状を呈し，他の部位は衰弱，枯死している
C：アジサイ葉化病の病徴写真．健全なアジサイの花（上）と比較して，葉化病のアジサイの花（下）は緑色の葉に転換している

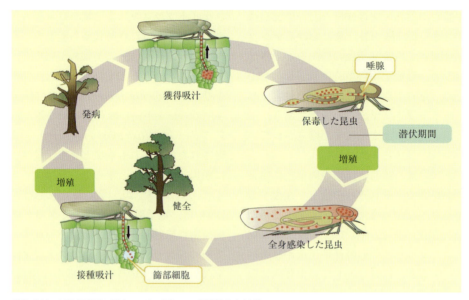

難波成任：植物医科学（上），p46，図2.11，養賢堂から転載
図2　ファイトプラズマの生活環

B　分子系統分類

　一般に，細菌の分類はコロニーの形態や栄養要求性などの培養特性に基づいて行われる．しかし，MLOの場合は培養方法が確立されていないため，その発見以降，その分類は主に宿主植物とその病徴ごとに，それぞれ個別のMLO病原体として分類されていた．しかし，1990年代に，MLOの16S rRNA遺伝子のPCR増幅DNA断片の塩基配列解析が可能

になり[3]，ファイトプラズマの系統解析による分類が行われるようになった．その結果，MLOは，モリキューテス綱（*Mollicutes*）のなかでも，進化的にマイコプラズマよりアコレプラズマ（acholeplasmas）に近縁な，新たな微生物群であることが判明した[4]．この分子系統解析の成果に基づき，1994年に第10回国際マイコプラズマ学会においてMLOをファイトプラズマ（phytoplasma：ギリシャ語で「植物の（phyto-）」+「もの（-plasma）」という意味）と改称することが提案された．また，後に分類群としてファイトプラズマ属（genus '*Candidatus* Phytoplasma'）が新設され，配列情報に基づく種レベルの分類基準も整備され，暫定種の設定が認められた[5]．細菌の系統分類は原則として16S rRNA遺伝子の配列相同性に基づいて行われる．ファイトプラズマの場合，異なる分離株間の16S rRNA遺伝子（1,200塩基以上を用いる）の配列相同性が97.5%を下回る場合に別種に分類される．ただし，その相同性が97.5%を上回る場合であっても，両菌株間に生態学的な差異（媒介昆虫や植物宿主が大きく異なるか，あるいは16S rRNA遺伝子以外に分子レベルで明確に異なる特徴がある，などの特徴）が認められれば，別種に分類されることがある．

遺伝子解析技術に基づいた系統分類手法が確立されるまで，ファイトプラズマは宿主植物と病徴に基づいて分類されていたため，1980年代の後半には世界中で数百系統，国内で63系統のファイトプラズマに分類されていたが，現在では，世界に発生するファイトプラズマは約40種に，国内に発生するファイトプラズマは9種に統合・分類されている（図3）．

C ゲノムの性状

1. ゲノムの退行的進化

ファイトプラズマの全ゲノム解読は，MLOの発見同様，東京大学の研究グループにより2004年に発表された[6]．その後，その他のファイトプラズマについても報告され，現在，3種（5系統）のファイトプラズマにおいて全ゲノム解読が完了している．モリキューテス綱細菌のゲノムデータ解析から，その共通的特徴としてGC含量は低く，ゲノムサイズも小さいことが知られている．ファイトプラズマにおいても同じであり，GC含量は21～28%，ゲノムサイズは602～960kbpである．ゲノムDNAは1系統を除き，いずれも環状である．コドン暗号には，アコレプラズマを含む多くの真性細菌と同様にUGAが終止コドンとして用いられ，この点でマイコプラズマとは異なる．

ゲノムにコードされる全遺伝子情報の解析から，ファイトプラズマは代謝系遺伝子の喪失に伴う退行的進化を遂げていることが明らかになっている（図4）．すなわち，最少ゲノムのモデル生物であるマイコプラズマと同様に，DNA複製・転写・翻訳・タンパク質輸送などの基本的な遺伝子を有しているものの，アミノ酸合成・脂肪酸合成・TCA回路・電子伝達系などを保持していない．さらに，マイコプラズマと異なり，核酸合成に必要なペントースリン酸経路や生物のエネルギー合成において中心的な役割を果たすF型ATP合成酵素の構成遺伝子をコードしていない．このことから，ファイトプラズマのATP合成は解糖系か，あるいはリンゴ酸からピルビン酸を経て酢酸を生合成する代謝経路に依存している可能性が高い．また興味深いことに，マイコプラズマにはない膜輸送系タンパク質が多数コードされていることから，ファイトプラズマは代謝産物の多くを宿主から収奪することにより賄っていると考えられる．また，代謝系遺伝子のうちスーパーオキシドディスムターゼ遺伝子 *sodA* もマイコプラズマゲノムには存在しない遺伝子であり，植物宿主が防御応答物質として産生する活性酸素種を分解することにより，ファイトプラズマ菌体をそれから保護することに役立っている可能性がある[7]．

ゲノム構造上，特に重要な特徴として，遺伝子の種類と並び方が保存されたトランスポゾン様の反復配列（potential mobile unit：PMU）の存在が挙げられる[8]．PMUは実際に自己環状化したゲノム外DNAとしても観察されることから，トランスポゾン様の働きを有すると考えられ，ゲノムの多様性を生み出す一因であると推測される．

2. プラスミドの機能と進化

ファイトプラズマのゲノムは1つの核様体DNAに加えて，複数のプラスミドDNAにより構成される．ファイトプラズマのプラスミドにはバクテリア型複

基礎編

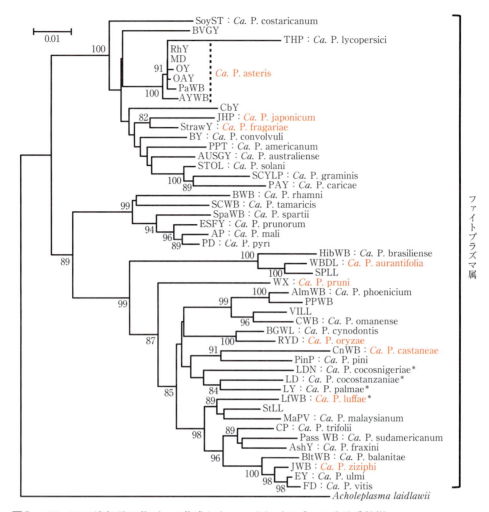

図3 16S rRNA遺伝子に基づいて作成したファイトプラズマの分子系統樹

ブートストラップ値は80％以上の場合のみ表示した．日本国内で発生するファイトプラズマを含む種は赤色で示した．暫定的な種名についてはアスタリスク（＊）を付した．略称については以下に示した．AlmWB：almond witches' broom, AP：apple proliferation, AshY：ash yellows, AUSGY：Australian grapevine yellows, AYWB：aster yellows phytoplasma strain witches' broom, BGWL：Bermuda grass white leaf, BltWB：Balanites triflora witches' broom, BVGY：Buckland Valley grapevine yellows, BWB：buckthorn witches' broom, BY：bindweed yellows, *Ca*. P.：*Candidatus* Phytoplasma, CbY：Chinaberry yellows, CnWB：chestnut witches' broom, CP：clover proliferation, CWB：cassia witches' broom, ESFY：European stone fruit yellows, EY：elm yellows, FD：flavescence dorée of grapevine, HibWB：hibiscus witches' broom, JHP：Japanese hydrangea phyllody, JWB：jujube witches' broom, LD, coconut lethal yellowing：substrain Tanzanian lethal disease, LDN：coconut lethal yellowing, substrain Nigerian Awka disease, LY：coconut lethal yellowing, LfWB：loofah witches' broom, MaPV：Malaysian periwinkle virescence, MD：mulberry dwarf, OAY：Oenothera aster yellows, OY：onion yellows, PassWB：passion fruit witches' broom, PaWB：paulownia witches' broom, PAY：papaya, PD：pear decline, PinP：pine phytoplasma, PPT：potato purple top wilt, PPWB：Caribbean pigeon pea witches' broom, Rhus yellows：RhY, RYD：rice yellow dwarf, SCWB：salt cedar witches' broom, SCYLP：sugarcane yellow leaf syndrome, SoyST：soybean stunt, SpaWB：spartium witches' broom, SPLL：sweet potato little leaf, STOL：stolbur, StrawY：strawberry yellows, THP：'Hoja de perejil'（parsley leaf）of tomato, ViLL：Vigna little leaf, WBDL：witches' broom disease of lime, WX：western X-disease

製酵素をコードするタイプの他に，ウイルス型複製酵素をコードするタイプがあり，ファイトプラズマとウイルスの進化的因果関係に興味がもたれる[9]．

プラスミドにコードされるタンパク質のうち，複製にかかわる酵素以外の多くは機能不明であるが，ファイトプラズマの昆虫伝播能喪失変異体ではプラス

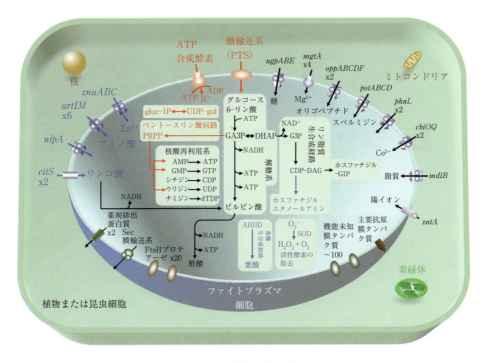

図4 ファイトプラズマとマイコプラズマの代謝経路比較
ファイトプラズマの代謝経路について，マイコプラズマと共通の経路（黒），ファイトプラズマでは欠失している経路（赤），ファイトプラズマ特有の経路（青）とで色分けして示した

ミドの一部が欠失しており[10]，プラスミドは植物体内における生存には必須ではないものの，昆虫への感染性や昆虫体内における増殖・移行に重要であると考えられ，ファイトプラズマにおけるプラスミドの生物学的重要性が示唆されている．

文献

1) Maejima Kら：J Gen Plant Pathol 80：210–221, 2014. Doi：10.1007/s10327-014-0512-8.
2) Doi Yら：Ann Phytopathol Soc Jpn 33：259–266, 1967.
3) Namba Sら：Phytopathology 83：786–791, 1993.
4) Namba Sら：Int J Syst Bacteriol 43：461–467, 1993. PMID：8347505.
5) Firrao Gら：Int J Syst Evol Microbiol 54：1243–1255, 2004. PMID：15280299.
6) Oshima Kら：Nature Genet 36：27–29, 2004. PMID：14661021.
7) Miura Cら：Gene 510：107–112, 2012. Doi：10.1016/j.gene. 2012. 09. 001. PMID：22982017.
8) Arashida Rら：DNA Cell Biol 27：209–217, 2008. Doi：10.1089/dna. 2007. 0654. PMID：18163879.
9) Oshima Kら：Virology 285：270–277, 2001. PMID：11437661.
10) Nishigawa ら：Gene 298：195–201, 2002. PMID：12426107.

（前島健作，大島研郎，難波成任）

● 基礎編 ●

5 ファイトプラズマ

2. ファイトプラズマの植物病理

A ファイトプラズマの感染戦略と病原性

　ファイトプラズマは，全く異なる生物界に分類される植物と昆虫の細胞内に絶対寄生的に生息するユニークな生活環をもつ．ファイトプラズマが植物・昆虫の2つの宿主に交互に寄生する宿主交代の現象は「ホストスイッチング」と呼ばれ，植物・昆虫の両宿主に感染・増殖する仕組みには興味がもたれてきた．また，ファイトプラズマが植物に感染すると，葉や花器官などにユニークな症状（病徴）が生じることから，その分子メカニズムにも古くから興味がもたれている．ファイトプラズマは難培養性であるため取り扱いが困難であり，これらの疑問は長年にわたり謎であったが，近年，ポストゲノム科学的なアプローチにより徐々に解明されつつある．ここでは，最近明らかとなったホストスイッチングおよび病原性の分子メカニズムについて概説する．

B 昆虫宿主への感染メカニズム

　ファイトプラズマは細胞壁を欠いており，その膜タンパク質は宿主と直接相互作用する．そのため，ファイトプラズマの膜タンパク質は媒介昆虫との相互作用に重要な役割を果たすと考えられている．実際，Candidatus Phytoplasma asteris OY-M系統の菌体表面の大半を覆っている主要抗原膜タンパク質（antigenic membrane protein：Amp）は，媒介昆虫であるヒメフタテンヨコバイとの特異的相互作用因子として知られている[1]．Ampは感染昆虫において細胞骨格であるマイクロフィラメントに沿って局在する．また，アフィニティーカラムを用いてAmpに特異的に結合する媒介昆虫タンパク質を分析すると，マイクロフィラメントの構成タンパク質であるミオシン重鎖・軽鎖，アクチンの3つのタンパク質からなることがわかっている．しかも，このAmp-マイクロフィラメント複合体形成はOY-M系統を媒介する他のヨコバイにおいても認められたが，非媒介昆虫では認められなかったことから，ファイトプラズマが昆虫によって媒介されるか否かは，Amp-マイクロフィラメント複合体形成の可否によって決定されることが明らかとなった．Amp-マイクロフィラメント間の相互作用と機能はその後，追試により確認され，Ampが昆虫のATP合成酵素と相互作用することも示唆されている[2]．また，Ampは進化の過程で正の選択圧を受けてきたことも確認されており，昆虫との相互作用によりAmpに積極的な変異蓄積が生まれ，昆虫伝播能を獲得するよう進化を遂げたものと考えられる[3]．

　また，ファイトプラズマは植物・昆虫という全く異なる宿主に細胞内寄生するために，それぞれの環境に合わせて自身の遺伝子発現を変化・適応させている．実際，ファイトプラズマのゲノムデータをもとに作製したマイクロアレイを用いて遺伝子発現を網羅的に調べた結果，ファイトプラズマは植物宿主と昆虫宿主の間を宿主交代するたびに，ゲノム全体の約1/3に相当する遺伝子の発現量を変化させていることがわかっている[4]（図1）．特に，ファイトプラズマはそれぞれの宿主に合わせて，物質輸送を行うトランスポーターや浸透圧を調節するチャネル，糖を分解する酵素，宿主細胞内で働く分泌タンパク質などを巧みに使い分けている．これらの結果は，ファイトプラズマが自身の遺伝子発現を変化させることにより，異なる生物界の宿主に適応していることを示すものであり興味深い．

2. ファイトプラズマの植物病理

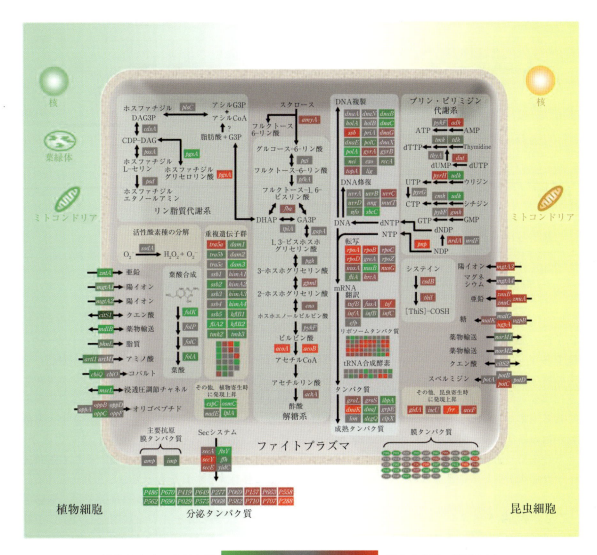

図1 ホストスイッチングに伴うファイトプラズマ遺伝子の発現変動
ファイトプラズマの代謝経路にかかわる各遺伝子を，植物感染時に発現するもの（緑），昆虫感染時に発現するもの（赤）とに色分けしている

C 植物宿主における病徴誘導メカニズム

1. ファイトプラズマの代謝系による病徴誘導

ファイトプラズマは，葉化や緑化，萎縮，叢生など，感染植物にユニークな病徴を引き起こすため，その分子メカニズムは古くから研究者の興味を引いてきた．ファイトプラズマのゲノム中には，他の植物病原細菌で知られる病原性遺伝子に類似なものが認められないことから，ファイトプラズマによる病徴は特有の分子メカニズムによって引き起こされる

と考えられる．ファイトプラズマは，アミノ酸や糖などのほか，コバルトや亜鉛など金属イオンの取り込みに関与する膜輸送系を数多く有することから[5]，植物の生育に必要なこれらの物質が，ファイトプラズマの感染により植物宿主から収奪され，養分欠乏に似た症状を引き起こす一因になっている可能性がある．例えば，病原性が強く黄化症状を引き起こす強毒型系統では，解糖系遺伝子群を含むゲノム領域がタンデムに重複している[6]（**図2**）．解糖系

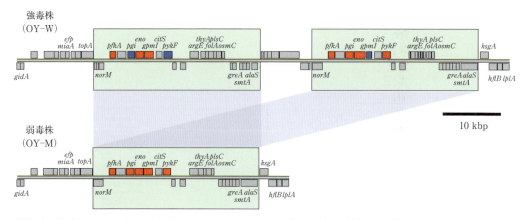

図2 強毒系統のファイトプラズマ（OY-W）における解糖系遺伝子群の重複
弱毒系統（OY-M）のゲノムでは解糖系遺伝子群は1コピーだが（下段），OY-Wのゲノムでは解糖系遺伝子群を含む約30kbpの領域がタンデムに2コピー重複している（上段）．
赤：解糖系遺伝子，青：偽遺伝子化している解糖系遺伝子

遺伝子群の重複は他の細菌ゲノムには認められない特徴であり，強毒型系統のファイトプラズマが植物宿主の糖を収奪し利用することにより，植物を養分欠乏に導き，黄化症状を引き起こしているものと考えられる．また，ファイトプラズマ感染による篩部壊死が糖の異常蓄積を引き起こし，これがアントシアニン合成系の活性化を誘導することによりパープルトップ症状が生じることも示されている[7]．

2. てんぐ巣症状を誘導する病原性因子TENGU

ファイトプラズマは，宿主細胞内に局在することから，ファイトプラズマが菌体の外に分泌するタンパク質は，宿主細胞の代謝系に直接的に働きかけ，病徴を誘導する病原性因子の有力候補である．実際，ファイトプラズマの病徴発現に分泌タンパク質が深く関与することがわかってきており，萎縮や叢生症状を引き起こす分泌タンパク質として Ca. P. asteris のTENGUやSAP11がみつかっている．なかでも病徴誘導活性をもつことが最初に示されたのはTENGUであり，萎縮・叢生症状は古来より「てんぐ巣病」と呼ばれてきたことからこの名前がついている[8]．TENGUは小さなタンパク質であり，分泌の際に切断除去されるシグナル配列を除くとわずか38アミノ酸（分子量4.5kDa）のペプチドである．シグナル配列を取り除いたTENGUを発現する形質転換植物には，草丈の伸長が抑えられる「萎縮症状」

と，茎の先端領域（頂芽）から複数の枝が発生し，枝分かれが異常に増加する「叢生症状」が認められる（図3）．TENGUはファイトプラズマが局在する篩部細胞にとどまらず，植物の内部全体に広がっており，特にファイトプラズマが侵入できない茎の先端領域（茎頂）にも分布している．このことから，TENGUは篩部組織から隣接細胞，そして茎頂に向かって移行する性質をもっていると考えられる．

TENGUを発現する形質転換植物では，植物ホルモンの1つであるオーキシンに関連した遺伝子群の発現レベルが低下することが，マイクロアレイ解析により示唆されている．通常は，茎頂で合成されるオーキシンがその下の側芽の生長を抑えている．一方，TENGUが発現する植物では，オーキシン作用が阻害されるために，側芽の生長を抑えることができず，枝が異常に密生するてんぐ巣症状が引き起こされると考えられる（図3C）．また，TENGUは植物細胞中へと分泌された後，植物の内在性因子により切断されて機能性のペプチドになる[9]．同様の仕組みは植物のペプチド性シグナル因子においてもみつかっており，その共通性は興味深い．

3. 葉化症状を誘導する病原性因子phyllogen

ファイトプラズマが引き起こす病徴のなかでも最もユニークなものが，花を葉へと器官転換する「葉化」である．花は，それぞれ葉が変化した，がく，

2. ファイトプラズマの植物病理

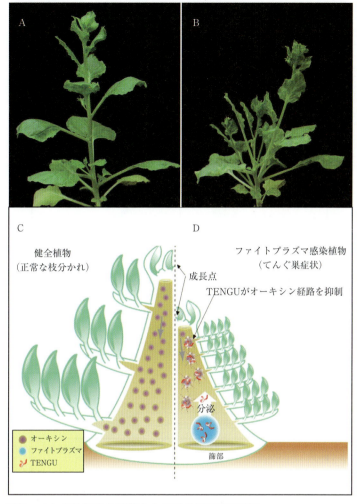

図3　てんぐ巣症状を誘導する病原性因子TENGU

A, B：TENGUタンパク質を発現した植物の症状．TENGUタンパク質を発現する植物（B）は，典型的なてんぐ巣症状（萎縮および叢生症状）を示す．TENGUタンパク質を発現していない対照植物（A）では，正常に枝分かれしている

C：TENGUによるてんぐ巣症状誘導メカニズムのモデル図．健全植物では，生長点でオーキシンが合成され，根に向かって極性輸送される．オーキシンの作用によって，側芽の伸長は抑制され，頂芽が優先的に伸長する

D：ファイトプラズマが感染した植物では，分泌されたTENGUタンパク質によってオーキシン作用が抑制される．その結果，頂芽の伸長が抑制されるとともに，側芽の伸長が促進され，てんぐ巣症状が誘導される

花弁，雄しべ，雌しべの各花器官から構成される．植物細胞が葉の代わりにこれらの花器官へと分化するメカニズムは植物に普遍的であり，A, B, C, Eクラスに分類される4種類のタンパク質（MADSドメイン転写因子群）の組合せからなるABCEモデル（カルテットモデル）により，それぞれの花器官へと分化する．このカルテットモデルと，ファイトプラズマ感染により誘導される葉化病との間には関連性があることが明らかになっている．ペチュニアにファイトプラズマを感染させると，がく，花びら，雌しべが葉に変化するが，このペチュニアではカルテットモデルにかかわるMADSドメイン転写因子の発現が一部減少する．例えば，葉に変化した花びらでは，花びらの形成に必要とされるA, B, E遺伝子のうち，B遺伝子の発現が抑制されており，ファイトプラズマ感染によって一部のMADSドメイン

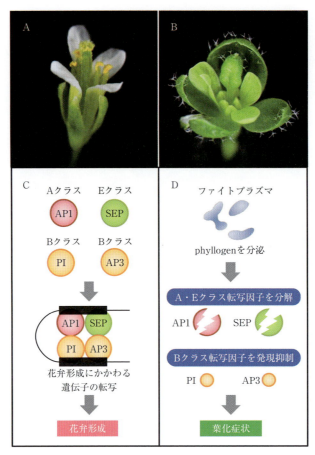

図4 葉化症状を誘導する病原性因子phyllogen
A：健全シロイヌナズナにおける花器官
B：Phyllogenを導入した形質転換シロイヌナズナにおける葉化症状
C：健全シロイヌナズナにおける花弁形成のモデル図．花弁形成には A，B，Eクラスの転写因子がかかわる
D：葉化症状誘導のモデル図．PhyllogenによってA，Eクラスの転写因子が分解され，それによりBクラスの転写因子の発現が抑制される．そのため，花弁形成にかかわる遺伝子が転写されず，葉化症状が誘導される

転写因子の発現が変動することが明らかにされている[10]．

最近，花器官の葉化を引き起こすエフェクターとしてPHYL1とそのホモログSAP54が見出された[11,12]．PHYL1遺伝子を導入した形質転換シロイヌナズナでは，ファイトプラズマによる病徴と同様の葉化症状が観察される（図4A，B）．また，PHYL1の配列と機能は多数のファイトプラズマにおいて高度に保存されていることから，葉化症状誘導因子ファミリー「phyllogen」と命名されている[12]．

Phyllogenはカルテットモデルを構成するMADSドメイン転写因子群のうち少なくともA，Eクラスの転写因子に結合する性質をもっていることが，酵母ツーハイブリッド法により示唆されている．また，A，Eクラスの転写因子をphyllogenとともに植物細胞に導入したところ，それら転写因子が分解されることが明らかになっている．さらに，プロテアソーム系阻害剤であらかじめ処理するとこのA，Eクラスの転写因子の分解が阻害されることから，phyllogenが植物のプロテアソーム系を利用してMADSドメイン転写因子群を分解していると考えられている．また，A，Eクラスの転写因子はBクラ

スの転写因子の発現を誘導することが知られているが，phyllogenを発現させた植物では逆にBクラスの転写因子の発現が抑制される．これはphyllogenによってA，Eクラスの転写因子が細胞内で分解されたことにより，Bクラスの転写因子の誘導が阻害されるためと考えられる．

以上の知見から，ファイトプラズマに感染しphyllogenが分泌された植物では，各花器官の形成に必要なカルテットモデルを構成する転写因子の一部が，分解および発現抑制され，これが原因で花器官の形成が阻害されて葉化症状が引き起こされるものと考えられる（図4C，D）．

以上のように，近年ファイトプラズマの遺伝子レベルの研究は急速に進んでおり，ユニークな病徴の誘導メカニズムが明らかになりつつある．しかし，ファイトプラズマのゲノムには依然として機能が未知な分泌タンパク質が多数コードされている．ファイトプラズマの生理・生態を明らかにするためには，今後これらの機能を解明する必要がある．

文献

1) Suzuki Sら：Proc Natl Acad Sci USA 103：4252-4257, 2006. PMID：16537517.
2) Galetto Lら：PLoS One 6：e22571, 2011. Doi：10.1371/journal.pone.0022571. PMID：21799902.
3) Kakizawa Sら：J Bacteriol 188：3424-3428, 2006. PMID：16621840.
4) Oshima Kら：PLoS One 6：e23242, 2011. Doi：10.1371/journal.pone.0023242. PMID：21858041.
5) Oshima Kら：Front Microbiol 4：Article 230, 2013. Doi：10.3389/fmicb.2013.00230. PMID：23966988.
6) Oshima Kら：Mol Plant Pathol 8：481-489, 2007. Doi：10.1111/j.1364-3703.2007.00408.x. PMID：20507515.
7) Himeno Mら：Scientific Rep 4：Article 4111, 2014. Doi：10.1038/srep04111. PMID：24531261.
8) Hoshi Aら：Proc Natl Acad Sci USA 106：6416-6421, 2009. Doi：10.1073/pnas.0813038106. PMID：19329488.
9) Sugawara Kら：Plant Physiol 162：2005-2014, 2013. Doi：10.1104/pp.113.218586. PMID：23784461.
10) Himeno Mら：Plant J 67：971-979, 2011. Doi：10.1111/j.1365-313X.2011.04650.x. PMID：21605209.
11) MacLean AMら：Plant Physiol 157：831-841, 2011. Doi：10.1104/pp.111.181586. PMID：21849514.
12) Maejima Kら：Plant J 78：541-554, 2014. Doi：10.1111/tpj.12495. PMID：24597566.

（大島研郎，前島健作，難波成任）

● 基礎編 ●

5 ファイトプラズマ

3. ファイトプラズマ感染の診断・治療

　ファイトプラズマの検出および診断は，罹病植物の早期発見と病害の拡大抑制のためにきわめて重要であるが，ファイトプラズマは人工培養が困難であるため，一般細菌において用いられる培地を用いた検出診断が不可能である．そのため，これまで多くの検出診断法が提案されてきた（表1）．

A　診断法の種類
1. 顕微鏡による手法
1）電子顕微鏡

　電子顕微鏡観察による診断法は，ファイトプラズマ細胞粒子の局在と形態を同時に観察できるため，直接的なファイトプラズマ診断法である．この手法は，ファイトプラズマが局在する植物篩部組織もしくは媒介昆虫の組織を試料とし，その超薄切片を作成し多段階にわたる処理を施した後，電子顕微鏡によりファイトプラズマ細胞の有無を観察する手法である．ファイトプラズマ細胞は球形もしくは不定形，細胞壁をもたず，多くの場合は0.1～1.0 μm である．

　土居らにより世界で初めてマイコプラズマ様微生物（現在のファイトプラズマ）が発見された手法は，電子顕微鏡観察[1]と抗生物質処理[2]によるものであった．その後，世界各国で電子顕微鏡観察が精力的に行われ，多くのファイトプラズマの発見につながった．

　電子顕微鏡観察は，多くの時間とともに高度な技術と設備を要する手法である．一般的な手法ではサンプル処理に1週間程度の時間がかかり，ここには非常に熟練した技術が求められる．また，ファイトプラズマは植物の篩部組織内に均一に存在しているわけではなく，場所によって存在量が異なるため，多くの組織切片を作製する必要がある．また，電子顕微鏡や付随する機器類も大変高価である．

2）蛍光顕微鏡

　ファイトプラズマは植物の篩部組織内に多量に存在するため，このゲノムDNAをDAPI（4',6-diamidino-2-phenylindole）により染色して蛍光顕微鏡観察する手法によってファイトプラズマの検出診断が可能である．また，ファイトプラズマ感染植物では篩部細胞の壊死が頻繁に観察され，この組織からは通常よりも強い自家蛍光が認められるため，これを同時に観察することもできる．

　この手法は一般には診断法としてより，ファイトプラズマの局在を観察する手法として使われ，FISH（fluorescence *in situ* hybridization）等の手法と併用されることも多い．

2. サザンハイブリダイゼーション法

　1980年代にファイトプラズマ特異的な遺伝子クローンが単離されたことを契機とし，これをプローブとして植物由来のゲノムDNAとハイブリダイズさせることでファイトプラズマの検出診断および分類を行う手法が提案された．この手法は診断のみを目的とするには手間がかかりすぎることから，現在ではほとんど行われていない．しかし，ファイトプラズマ特異的な遺伝子クローンの単離は，その後のファイトプラズマの分子生物学的研究の発展に影響を与えたと思われる．

3. 抗体を用いた血清学的手法

　ファイトプラズマに特異的な抗体の作出とともに，これを用いた血清学的手法が提案された．初期にはファイトプラズマ菌体そのものを抗原として利

3. ファイトプラズマ感染の診断・治療

表1　各種ファイトプラズマ診断法の特徴

手法	長所	短所
電子顕微鏡	形態と局在が観察できる	手間がかかる 高度な技術と設備が必要
ハイブリダイゼーション法	偽陽性が少ない	手間がかかる
血清学的手法	簡便・安価・迅速 高価な機器が不要	結果は抗体の特異性に大きく依存する
PCR法	確実かつ簡便 増幅断片を2次的な解析に用いることができる	機器や試薬が必要
LAMP法	簡便・安価・迅速 高価な機器が不要	増幅断片の解析が困難 特異性が高いため, 広い生物種を対象する手法の開発が困難
病徴観察	最も迅速 機器類が一切不要	類似する病気が多々あるため, 注意を要する 確実な診断には他の方法との併用が必須

基礎編

用した抗体が用いられていたが, 後に大腸菌によって発現・精製されたファイトプラズマタンパク質に対する特異抗原が使われるようになり, 検出診断の特異性が飛躍的に向上した. これまでに, ファイトプラズマの主要抗原膜タンパク質（Amp, Imp, IdpA）やタンパク質膜輸送系の因子であるSecA等に対する特異抗原を用いた手法が提案されている[3〜5].

この手法の特異性および検出感度は, 抗体の特性に大きく依存する. 特定のファイトプラズマのグループに特異的な抗体や, ファイトプラズマに広く反応する抗体などが作出されている. 一般的には, より狭い範囲のファイトプラズマを検出する抗体の方が, より非特異的反応が抑制され感度が高い傾向にある. また血清学的手法は一般的に簡便かつ高価な機器が不要といった利点をもつ.

1）ウェスタンブロット法

感染植物から抽出したタンパク質を抗原とし, 電気泳動後に抗体によって検出する手法である. 抗体の非特異的反応があってもバンドの位置で見分けることが可能なため, 特異性が高い一方で, ウェスタンブロットの手法自体がもつ感度はそれほど高くはなく, またタンパク質抽出と電気泳動, メンブレンへの転写とブロッティング等, 多段階の処理が必要なため, 簡便・迅速とはいいがたい.

2）ELISA（enzyme-linked immunosorbent assay）法

感染植物から抽出したタンパク質を抗原とし, マイクロウェル中で抗原抗体反応を行い, ウェル中の液体の発色や蛍光によって検出診断を行う手法である. 抗体の非特異的反応を区別しにくい一方で, 迅速・簡便・安価といったメリットをもつ. また, 96穴ウェルプレート等を用いることで, 多くの試料を同時に処理することができる.

4. PCR（polymerase chain reaction）法

PCR法は, 現在最も広く用いられているファイトプラズマの検出診断法である. 診断の確実性がきわめて高いことがその理由であり, また特異性も感度も高く, 遺伝子増幅に続いて増幅断片を解析することで分類も可能である. 一方で, サーマルサイクラーや電気泳動装置などの機器類や試薬類が必要であるが, 今やこれらの機器類は一般化しているため, それほど大きな問題ではなく, 発展途上国を含めて広く利用されている.

1）PCR, nested-PCR法

PCRによるファイトプラズマの診断法の開発は, 1990年代初頭に, ファイトプラズマの16S rRNA遺伝子に特異的なプライマーが作製されたことに端を発する[6]. その後, 翻訳伸長因子（EF-Tu）, リボソームタンパク質遺伝子, タンパク質輸送系遺伝子（secY）, 分子シャペロン遺伝子（groEL）などに対する特異的プライマーが設計され, 検出診断および系統解析に用いられた. 加えてrRNA遺伝子のnested-PCR法が開発され, 特異性および検出感度が飛躍的に増大した. この手法は, 1段階目のPCR反応後の増幅産物を希釈し, それを鋳型として2段

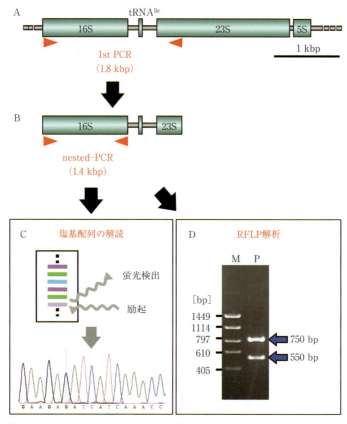

図1 PCR法によるファイトプラズマ感染の診断
A：一般的なファイトプラズマのrRNAオペロンの遺伝子構成．図示した領域を1st PCRによって増幅する．赤矢頭はプライマーの位置
B：1st PCRの増幅断片の内側をnested-PCRにより増幅する
C：塩基配列の解読の模式図
D：RFLP解析の一例．大部分のファイトプラズマ系統は，nested-PCRによる増幅断片を*Sca*Iで処理すると図の青矢印で示した2つのバンドを示す．M：分子量マーカー，P：ファイトプラズマ由来の増幅断片

階目のPCRを行う手法であり，2段階目のプライマーは1段階目のプライマーの内側に設計される（図1）．

2）マルチプレックスPCR法

この手法はPCRの応用法であり，複数セットのプライマーを混合することで複数の遺伝子を1つのPCR反応で増幅する手法である[7]．電気泳動によりファイトプラズマの診断とともに簡易的な分類が可能であり，また増幅断片の塩基配列解読も可能である．一方で，非特異的反応を見分けることが困難である．

3）PCR後の解析

PCR後の増幅断片は2次的な解析に用いることができ，主に塩基配列の解読（sequencing）と，RFLP（restriction fragment length polymorphism）解析が行われる．塩基配列を解読すると，増幅産物がファイトプラズマ由来であるかを確実に決定できる．また，得られた配列を用いて系統解析を行うことでファイトプラズマの詳細な分類が可能となる[8,9]．

RFLP法はPCRによる増幅断片を制限酵素で切断し，それを電気泳動することで切断パターンを調べる手法であり，PCR-RFLP法とも呼ばれる．これにより非特異的増幅を区別できるほか，ファイトプラズマの類縁関係を調べることも可能である．RFLPによる分類には20種類近くの制限酵素が用いられ，

これによる分類体系も提唱されている．簡便には制限酵素*Sca*Iにより切断することで非特異的増幅と区別可能である（図1）．なお，*Sca*Iによる切断パターンによって，植物ミトコンドリア，枯草菌，マイコプラズマ，アコレプラズマ等とは区別可能だが，スピロプラズマはファイトプラズマと同様のパターンを示すため区別できない．

5. LAMP（loop-mediated isothermal amplification）法

LAMP法とは近年，我が国において開発された手法であり，標的遺伝子の6つの領域に対して4種類のプライマーを設定し，一定温度（65℃付近）で反応させることで標的遺伝子領域を増幅する手法である[10]．増幅結果は溶液の濁度を目視するほか蛍光によっても判定可能であり，すべての工程を1ステップで行うことができる．診断までに要する時間は1時間以内であり，恒温槽の他は特別な機器類を必要としない．また6領域すべてがマッチしないと増幅しないことから特異性がきわめて高く，検出感度も高い．すなわちLAMP法は，きわめて迅速・簡便・安価，かつ特異性と感度が非常に高いことが特徴である．

一方でPCR法と比べると，増幅後の塩基配列解読や分類が困難である．また，特定のグループのファイトプラズマに適応できる手法の報告はあるが，ファイトプラズマに広くに適用できる手法が現在までに報告されていない．一般的にLAMP法はその特異性の高さゆえ，広い生物種を対象とする手法の開発が困難であると考えられる．しかし，LAMP法は非常に強力な手法であるため，今後これらの問題点を克服するような系が開発されることを期待したい．

6. 病徴観察による手法

ファイトプラズマ感染植物は，叢生，萎縮，てんぐ巣，黄化，緑化，葉化，つき抜け等の非常に特徴的な病徴を示す．ファイトプラズマ病はこれら特徴的な病徴のゆえに病徴観察による診断も不可能ではないが，診断には経験が必要であり，またファイトプラズマ病に酷似する他の病原体による病害があるため注意を要する．例えば，ファイトプラズマによるてんぐ巣病と，菌類（*Taphrina wiesneri*）およびフシダニ類によるてんぐ巣病が挙げられる．より確実な診断には，他の方法との併用が望ましい．

B 診断と治療の実際と問題点

1. 診断の実際

実際のファイトプラズマ病の診断では，まず病徴観察が重要である．上述のように，特徴的な病徴が認められる場合はファイトプラズマの感染が疑われる．病徴観察は診断法としてのみならず，その後の解析に用いる試料の選定法としても重要である．植物組織によって菌体量に大きな違いがあるため，より特徴的な病徴を呈している植物組織を試料として選定する必要がある．

確実な診断には，rRNA遺伝子をターゲットとしたPCR法が主に用いられる．手法を図1に示したが，1st PCRに続いてnested-PCRが行われる．Nested-PCRにより感度と特異性の両方が大幅に増大される．

さらに確実には，増幅断片の塩基配列を解読する．簡便な解析としてはRFLP解析，特に制限酵素*Sca*I処理が用いられ，これにより非特異的増幅と区別できる．

以上をまとめると，実際の診断法は以下のようになる．
①病徴の観察，サンプリングする植物組織の選定
②PCR，nested-PCR
③塩基配列解読（簡便にはRFLP解析）

野外試料からのファイトプラズマ病の診断にはPCR増幅および塩基配列の解読が必要なことが多い．一方で，研究室や温室内で保持している植物試料の確認などの場合は，PCR増幅まで，もしくはRFLP解析で十分であることも多く，場合に応じて使い分けられる．

2. 治療の実際

ファイトプラズマの防除には，殺虫剤による媒介昆虫の駆除と感染植物の抜根が有効であり，これによりファイトプラズマ病の拡大を阻止できる場合もある．しかし，媒介昆虫が特定されていないファイトプラズマも多く，また殺虫剤の継続的な使用によるコストの問題もあり，ファイトプラズマ病は多く

の地域において依然として大きな問題となっている．

　ファイトプラズマに感染した植物個体を直接的に治療する方法がいくつか提案されている．しかし，コストや手間の問題や手法の限界もあり，きわめて難しいのが現状である．

　治療法として，テトラサイクリンのような抗生物質の処理によりファイトプラズマ量を減少させ，病徴の進展を抑える手法が有効である．実際に韓国などでは，ナツメの樹木に対してテトラサイクリンの注入処理を行っている農場があり，ナツメの実の減収に対して大きな効果を発揮している．しかし，テトラサイクリン処理によって感染樹のファイトプラズマ菌体を完全に消滅させることは難しく，処理をやめると再び病徴が発現するため，継続的に抗生物質を処理し続けなければならず，コストや手間の問題が大きい．したがって，この手法はきわめて商品価値の高い植物体か，記念樹のような歴史的価値の高い植物体にのみ適用できる限定的な手法である．

　他の治療法として，ファイトプラズマ感染植物にオーキシン（植物の成長ホルモンの1つ）を処理することで，低頻度ではあるが，ファイトプラズマの菌体量が検出限界以下になり，病徴も消失することが報告されている．加えてブドウなどにおいて，低頻度ではあるが自然とファイトプラズマ病から復帰することが知られており，リカバリー現象と呼ばれている．この現象を自在にコントロールすることができれば，ファイトプラズマ病の治療に役立つと考えられるため，リカバリー後の植物における遺伝子発現量の変化やタンパク質の変化等を網羅的に解析する研究も行われているが，現在までのところ全容解明には至っていない．今後，これらの現象を深く理解することで，ファイトプラズマに感染しにくい新しい植物の育種などの応用が期待される．

C　おわりに

　ファイトプラズマの防除には，媒介昆虫の駆除と感染植物の抜根と焼却処分が現在のところ最も効果的な手段であるが，これには植物体の感染早期における診断が必須であり，少量のファイトプラズマでも検出可能な感度が求められる．加えて，ファイトプラズマの感染は多くの場合，植物体をすぐに枯死させるには至らない一方で，ファイトプラズマ感染により他の病原体（バクテリア，ウイルス，カビ等）への抵抗力が低下することがある．したがって，ファイトプラズマのみならず，他の病原体の防除においてもファイトプラズマの早期診断はきわめて重要といえる．

　これらの問題を打破するために，より簡便・安価・高感度な診断法が必要である．今後は上述の技術をさらに発展させるとともに，新しいアイディアに基づく診断法の開発が求められる．将来のさらなる技術革新に期待したい．

文　献

1) Doi Yら：Ann Phytopathol Soc Jpn 33：259-266, 1967.
2) Ishiie Tら：Ann Phytopathol Soc Jpn 33：267-275, 1967.
3) Kakizawa Sら：Mol Plant Microbe Interact 14：1043-1050, 2001. Doi：10.1094/MPMI.2001.14.9.1043. PMID：11551069.
4) Wei Wら：Phytopathology 94：683-686, 2004. Doi：10.1094/PHYTO.2004.94.7.683. PMID：18943899.
5) Barbara DJら：Microbiology 148：157-167, 2002. PMID：11782508.
6) Namba Sら：Phytopathology 83：786-791, 1993. Doi：10.1094/Phyto-83-786.
7) Kakizawa Sら：Plant Dis 98：299-305, 2014. Doi：10.1094/PDIS-03-13-0216-RE.
8) IRPCM：Int J Syst Evol Microbiol 54：1243-1255, 2004. Doi：10.1099/ijs.0.02854-0. PMID：15280299.
9) Hogenhout SAら：Mol Plant Pathol 9：403-423, 2008. Doi：10.1111/j.1364-3703.2008.00472.x. PMID：18705857.
10) Sugawara Kら：J Gen Plant Pathol 78：389-397, 2012. Doi：10.1007/s10327-012-0403-9.

〈柿澤茂行〉

●基礎編●

6 マイコプラズマ汚染管理

　バイオ医薬品/生物学的製剤の製造に細胞を使用する場合には，マイコプラズマは汚染物の1つとして否定試験の実施が義務づけられている．実際に培養細胞のマイコプラズマ汚染は深刻であり，研究に使用されている細胞の約26%がマイコプラズマに汚染されているとの報告がある[1]．

　医薬品の安全性を担保するために，どのようなマイコプラズマの汚染管理が必要であるのかを概説する．また，これらの知見は今後，再生医療製品に応用されるはずであり，ますます重要な課題となることが考えられる．

A　バイオ医薬品/生物学的製剤

　バイオ医薬品や生物学的製剤の製造に細胞基材を使用するとマイコプラズマ否定試験が求められる．バイオ医薬品とは，有効成分がタンパク質由来（成長ホルモン，インスリン，抗体など），生物由来の物質（細胞，ウイルス，バクテリアなど）により産生される医薬品であり，従来の化学合成による低分子医薬品とは異なり，生物を用いた製造工程で作られるため，製造工程において様々な因子の影響を受ける．

　生物学的製剤基準では，細胞を用いて製造されるウイルスワクチン（乾燥組織培養不活化A型肝炎ワクチン，乾燥弱毒生おたふくかぜワクチン，不活化狂犬病ワクチン，乾燥組織培養不活化狂犬病ワクチン，乾燥弱毒生水痘ワクチン，細胞培養痘そうワクチン，乾燥細胞培養痘そうワクチン，日本脳炎ワクチン，乾燥日本脳炎ワクチン，乾燥弱毒生風しんワクチン，経口生ポリオワクチン，乾燥弱毒生麻しんワクチン，乾燥弱毒生麻しんおたふくかぜ風しん混合ワクチン，組換え沈降2価ヒトパピローマウイルス様粒子ワクチン，経口弱毒生ヒトロタウイルスワクチン等）には，不活化前もしくはろ過前にマイコプラズマ否定試験が求められている．これら製品の品質保証をする上で微生物検査は重要な品質管理の1つといえる．

　製造工程における細菌や真菌の汚染では培養中に培地が濁ることなどで目視確認することができるが，マイコプラズマ汚染は顕微鏡下であっても小さすぎて観察が困難である．また，細胞傷害活性を示すことは少なく，細胞膜に付着して培養細胞と共存するため，細胞に汚染しても不顕性感染となって見逃されやすい．

　一方で，マイコプラズマの汚染により細胞は増殖性や形態，表面マーカーの変化や染色体の異常，免疫反応の惹起，サイトカインの誘導など様々な影響を受け，またマイコプラズマの菌体成分が抗原性を呈する可能性もあり，医薬品の製造にマイコプラズマ汚染細胞を用いることは不適切である[2,3]．したがって，バイオ医薬品や生物学的製剤の製造に用いる細胞基材について，適切な方法でマイコプラズマ否定試験を実施し，その存在を否定することが必要である．

　このための試験法として，日本薬局方（日局）参考情報に「バイオテクノロジー応用医薬品/生物起源由来医薬品の製造に用いる細胞基材に対するマイコプラズマ否定試験」[4]が収載されている．日局参考情報には，医薬品の製造に用いる細胞基材についてマイコプラズマ汚染を否定するために実施すべきと考えられる試験法として，A. 培養法，B. 指標細胞を用いたDNA染色法，C. ポリメラーゼ連鎖反応（PCR）による検出法の3つの試験法が提示されている（表1）[5]．特に，PCRはマイコプラズマの迅速・

表1　日本薬局方に収載されているマイコプラズマ否定試験法

検査方法	検査に要する時間	長所	短所
直接培養法	14日間	確実な検出法である	検査に時間がかかる 培養条件が煩雑 人工培地で増殖できないマイコプラズマも存在
指標細胞を用いたDNA染色法	4〜7日間	検出感度が高い	検査に時間がかかる マイコプラズマの蛍光写真像の判定が難しい
PCRによる検出法	1日間程度（指標細胞を使用した場合7日間程度）	迅速な検査が可能	検査対象が狭い（プライマーが適合するマイコプラズマ種のみ）

高感度な試験法であるが，日局現行基準では「B法はマイコプラズマ由来以外のDNAも検出するので，B法のみ陽性を示した場合はC法によりマイコプラズマの存在を否定することも考えられる」と，実績のある培養法および指標細胞を用いたDNA染色法によるマイコプラズマ否定試験の実施を求めており，PCRはあくまでDNA染色法を補完する二次的な試験と位置づけられている．

しかし，日局17改正案では「C．ポリメラーゼ連鎖反応（PCR）」を「C．核酸増幅法（nucleic acid amplification test：NAT）」と呼称を変更し，「マスター・セル・バンク（MCB），ワーキング・セル・バンク（WCB），及び医薬品製造工程中の培養細胞に対して，A法とB法による試験を実施する．ただし，適切なバリデーションを実施することにより，C法をA法やB法の代替法として用いることができる」と適切なバリデーションが実施されている場合，C法はA法やB法と同等扱いになっている．

バイオ医薬品や生物学的製剤の製造では，細胞基材のみならずバルクハーベストや製造工程での工程管理試験としてもマイコプラズマ試験が実施されており，NAT等の迅速試験法の適用が切望されてきた．現行の日局PCRは，特定のPCR用プライマーセットを用いた2段PCRが例示されているが，日局17改正案では，欧州薬局方（EP）同様，マイコプラズマ検出用NATのバリデーション法が収載され，例示したすべてのマイコプラズマに対して十分な感度をもって検出できる場合には，培養法やDNA染色法の代替法として使用可能としている[6]．

すでに，EP準拠のバリデーションに適合するとされるマイコプラズマ用PCR検出キットが複数市販されており，NATを製造工程管理に用いた医薬品が承認されている．また，日局例示のプライマーでは，EPのバリデーションに用いられる標準菌種（*Acholeplasma laidlawii*）が検出されないという問題点も指摘されている．このような背景のもと，日局第17改正に向けてマイコプラズマ否定試験におけるPCRの改正が提言された[7]．

そのなかでは，①試薬メーカーによりバリデートされたキットを使用する場合でも，自施設の機器，目的とする細胞を用いて性能確認を行う必要がある．②細胞を汚染するマイコプラズマは細胞に接着して増殖する場合が多いため，培養上清からではなく細胞懸濁液から検査試料を調製する必要がある．③NATの検出感度は核酸の増幅・検出だけではなく，検体からの核酸の抽出効率を含めた過程の全体を評価する必要があるなどの内容が提言されている．今後，日局の改正が実施されれば，迅速な試験を実施するための検査キットが数多く市販されることが予測される．

B　細胞・組織治療

ヒトiPS細胞が報告されて以降，細胞・組織治療などの再生医療は国を挙げて盛んに研究が進められ，事業化が始められている．また，それに付随して細胞・組織治療に用いる細胞培養方法の開発，大量培養に向けた足場などの培養資材・基材の開発，培養に用いる容器の開発など，活発に機器・器具等の開発が進められている．

しかしながら，再生医療が身近な治療となるためには，再生医療に用いる細胞ならびにそれに付随する機器や器具等の安全性保証などクリアしなければならない課題は多い．そのような状況において，細胞そのものを治療に用いる細胞・組織加工医薬品等

でも，その最終製品の品質管理は重要である．マイコプラズマによって汚染されることにより治療を受けた患者に悪影響をもたらす可能性があり，最終製品でのマイコプラズマ否定試験の実施が求められている[8,9]．

これら製品においても，マイコプラズマ否定試験として日局参考情報が広く利用されている．バイオ医薬品とも共通するが，細胞・組織加工製品にマイコプラズマが混入する過程を考えると，以下の3つが挙げられる．①マイコプラズマ感染した細胞・組織の使用，②マイコプラズマ汚染された生物起源由来の試薬（血清など）の使用，③細胞取り扱い中における混入（実験者からの混入など）．これら3つの過程をいかに制御して，安全な最終製品を製造するかがポイントとなる．

バイオ医薬品と異なる点は最終製品が細胞・組織であるために，微生物除去・不活性化のために有効なろ過や薬剤処理のような方法を用いることができない点である．また，迅速な検査を用いなければ最終製品を患者の治療に用いた後にしか結果が出ない場合が想定されるため，あらかじめ患者への抗生物質投与計画など，最終製品でマイコプラズマ汚染がみつかった場合の対策を考えておく必要がある．しかしながら，患者のリスクを考えると，十分に検証された高感度かつ迅速な試験法がいまだ不足しているのが現状といえる．

再生医療の市場規模予測は非常に大きく，多くの企業が参入し製品開発競争を繰り広げている．今後は国際調和を含めた再生医療製品の品質管理に関する規制法令の整備が進められるはずである．これに伴いマイコプラズマ否定試験においても新たな技術開発が進められており，細胞・組織加工製品に適した（特化した）試験法が開発されつつある．

C セルバンクのマイコプラズマ汚染

マイコプラズマはMycoplasma, Acholeplasma, Ureaplasma, Entomoplasma, Spiroplasmaおよびその他の種を含むモリキュート綱に属しており，180種類以上が登録されている．しかし，細胞培養中に混入が報告されているマイコプラズマ種は非常に少なく，6種類程度（表2）で，その汚染の96％を占めているといわれている[10]．細胞培養中にみつかる

表2 細胞培養中に検出される主なマイコプラズマ

種	宿主	部位
M. arginini	ウシ，ヤギ	口腔，泌尿生殖器
M. fermentans	ヒト	泌尿生殖器
M. hyorhinis	ブタ	鼻腔
M. orale	ヒト	口腔
A. laidlawii	ウシ	口腔，泌尿生殖器
M. salivarium	ヒト	口腔

表3 研究に使用している細胞のマイコプラズマ汚染全国調査結果

検体提供機関	検体数	陽性検体数	汚染率（％）
大学（12大学）	2,434	681	28
国立研究所（2機関）	58	1	1.7
企業（3社）	46	5	10.6
医薬基盤研究所	250	40	16
合計	2,788	727	26.1

表4 培養細胞で検出されたマイコプラズマ種の解析結果

マイコプラズマ種	自然宿主	同定数	割合（％）
M. orale	ヒト	14	8
M. fermentans	ヒト	12	7
M. arginini	ウシ	44	24
M. hyorhinis	ブタ	103	56
上記の4種以外であるが判別不明		11	6
合計		184	100

マイコプラズマの混入経路を考えると，材料となるドナー組織・細胞がマイコプラズマの元々の宿主であり，汚染していたか，細胞を培養する過程において人為的に混入（汚染細胞からの二次汚染，汚染試薬・培地の使用，実験者からの汚染など）させてしまったかのどちらかが考えられる．

我々が行ったマイコプラズマ汚染調査では，研究に使用している細胞の26％がマイコプラズマに汚染していた（表3）[1]．このことから考えてもマイコプラズマ汚染は深刻であり，対策を講じて汚染の拡大を阻止しなければならない．また，ウシやブタを自然宿主とするマイコプラズマ種の汚染が非常に多いことも判明した（表4）．これは実験者が宿主となって持ち込むマイコプラズマはそれほど多くなく，すでに汚染している細胞から水平に拡大させていることを示唆する．

この調査を踏まえ，汚染対策を考えると，細胞を扱う実験者への正しい知識・技術の普及が不可欠であり，汚染を拡大させないためにも自分が取り扱う細胞のマイコプラズマ汚染検査を普段から実施するとともに，汚染させないための培養手技の徹底や培養環境・細胞保存環境の見直しを行うことが必要である．

　細胞がマイコプラズマに汚染している場合は，細胞バンクなどから細胞を再度入手することを強く勧める．マイコプラズマを除去するには多くの時間と労力を要し，細胞に特性変化がないかを調べることも必要である．非常に貴重な細胞である場合や，特別な細胞である場合にはマイコプラズマ除去を実践するが，よく使用されるのがキノロン系抗菌薬である．マイコプラズマは細胞壁をもたない微生物であるため，ペニシリンなどの薬剤は効果がない．また，マイコプラズマに効果のある抗菌薬2種類程度を併用しなければ除染できないマイコプラズマも存在し，細胞バンクにおける経験から大変な作業となることが多い．しかも，マイコプラズマを除去できたと思っても，培養を継続していると再びマイコプラズマが検出されることが多々あった．したがって，マイコプラズマ除去にはキノロン系抗菌薬を選択し，所定の薬剤処理期間を経た後，3カ月程度継続培養を行い，マイコプラズマが完全に除去できていることを確認するとともに，細胞の特性変化がないかを確認することが必要である．このような方法を用いることで，ほとんどのマイコプラズマを除去することが可能である．

文　献

1) 小原有弘：Tiss Cult Res Commun 26：159-163, 2007.
2) 日本工業標準調査会：マイコプラズマの検出法第3部：2段階PCRによる検出法JIS K3810-3, 2003.
3) 佐々木次雄：新GMP微生物試験法．マイコプラズマ試験法．p171-189．じほう，東京，2013.
4) 厚生労働省：バイオテクノロジー応用医薬品/生物起源由来医薬品の製造に用いる細胞基材に対するマイコプラズマ否定試験．第16改正日本薬局方, p2022-2024, 2011.
5) 佐々木裕子：日本防菌防黴学会誌 40：247-258, 2012.
6) European Pharmacopoeia Chapter 2.6.7 Mycoplasmas, EP 7.0, p156-161, 2011.
7) 平成24年度「日本薬局方の試験法等に関する研究」研究報告：医薬品医療機器レギュラトリーサイエンス 45：442-451, 2014.
8) 厚生労働省医薬食品局長：ヒト（同種）由来細胞・組織加工医薬品等の品質及び安全性の確保について．薬食発第0912006号，2008.
9) 厚生労働省医薬食品局長：ヒト（自己）由来細胞・組織加工医薬品等の品質及び安全性の確保について．薬食発第0208003号，2008.
10) Drexler HGら：Cytotechnology 39：75-90, 2002. Doi：10.1023/A：1022913015916. PMID：19003295.

（小原有弘，佐々木次雄）

臨 床 編

● 臨床編 ●

1　ヒトマイコプラズマ感染症

1．ヒトマイコプラズマ感染症の疫学

これまで，ヒトから分離されるマイコプラズマ種の報告は少なくとも17種あるが，このうち病原性が明らかなのは，*Mycoplasma pneumoniae*, *Mycoplasma genitalium*, *Mycoplasma hominis*および*Ureaplasma* spp.（*Ureaplasma parvum*, *Ureaplasma urealyticum*）である（表1）．この他に，*Mycoplasma fermentans*, *Mycoplasma penetrans*, *Mycoplasma amphoriforme*やその他のマイコプラズマ種による感染症の発症例，あるいは発症への関与の報告もあるが，病原性が明らかな前述の種に比べると報告数は少ない．ヒトのマイコプラズマ感染症として，最も多いのは，*M. pneumoniae*による呼吸器感染症（肺炎，気管支炎）である．肺炎マイコプラズマ肺炎の発生率はかなり高く，市中肺炎の20～30％を占めるとされている．本項では，主に日本国内における肺炎マイコプラズマ肺炎の状況について述べる．他のマイコプラズマ種による感染症および呼吸器以外の感染症についての状況は，それぞれの各論の項目を参照していただきたい．

A　肺炎マイコプラズマ肺炎の発生動向調査

日本では，肺炎マイコプラズマ肺炎は感染症法の五類感染症，定点把握疾患に分類されており，国の感染症発生動向調査事業によって，全国規模の調査が行われている．この調査では全国約500カ所の基幹定点医療機関（小児科および内科医療を提供する300床以上の病院）から毎週，患者発生数が報告されている．患者の届け出の基準は，症状や所見から肺炎マイコプラズマ肺炎が疑われ，かつ表2に示す方法により，肺炎マイコプラズマ肺炎患者と診断した場合とされている．以前は，検査方法として，*M. pneumoniae*の分離同定と血清診断のみだったが，

表1　ヒトから分離されるマイコプラズマ種

菌種	主な分離部位	病原性	分解性 グルコース	分解性 アルギニン
Acholeplasma laidlawii	口腔	−	+	−
M. amphoriform	咽頭，呼吸器	?	+	−
M. buccale	口腔	−	−	+
M. faucium	口腔	−	−	+
M. fermentans	泌尿生殖器	+?	+	+
M. genitalium	泌尿生殖器	+	+	−
M. hominis	泌尿生殖器	+	−	+
M. lipophilum	口腔	−	−	+
M. orale	口腔	−	−	+
M. penetrans	泌尿生殖器	?	+	+
M. pirum	?	−	+	+
M. pneumoniae	咽頭，呼吸器	+	+	−
M. primatum	口腔	−	−	+
M. salivarium	口腔	−	−	+
M. spermatophilum	泌尿生殖器	−	−	+
U. urealyricum	泌尿生殖器	+	−	−
U. parvum	泌尿生殖器	+	−	−

表2　肺炎マイコプラズマ肺炎の届出のために必要な検査所見

検査方法	検査材料
分離・同定による病原体の検出 抗原の検出（イムノクロマト法による病原体の抗原の検出） PCR法による病原体の遺伝子の検出	気道から採取された検体
抗体の検出〔ペア血清による抗体陽転または抗体価の有意の上昇，または単一血清で間接血球凝集抗体価320倍以上，補体結合抗体価64倍以上，ゼラチン粒子凝集抗体価320倍以上，もしくはIgM抗体の検出（迅速診断キット）〕	血清

現在はPCRなどの核酸検査法とイムノクロマトなどによる抗原検査法も含められている（http://www.mhlw.go.jp/bunya/kenkou/kekkaku-kansenshou11/01-05-38.html）．

感染症発生動向調査は1981年4月から開始されて

1. ヒトマイコプラズマ感染症の疫学

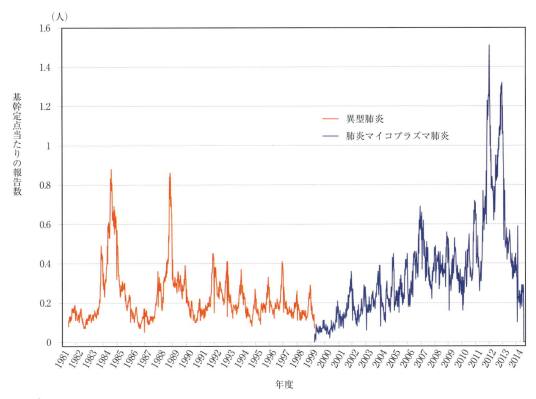

図1　感染症発生動向調査（異型肺炎−肺炎マイコプラズマ肺炎）

おり，1999年3月までは異型肺炎として動向調査が行われていた．異型肺炎にはマイコプラズマ以外の肺炎も含まれるが，大きな割合を占めるのは肺炎マイコプラズマ肺炎であり，実質的に肺炎マイコプラズマ肺炎の発生動向が反映される調査になっていた．1999年4月からは感染症法の改正により，肺炎マイコプラズマ肺炎の動向調査になった．図1に2014年7月現在までの発生動向の推移を示す．調査が始まってからは1984年と1988年に肺炎マイコプラズマ肺炎患者数の大きな増加がみられている．日本では，これ以前の1960〜70年代に，仙台市などにおいて肺炎マイコプラズマ肺炎の詳細な疫学調査が行われている[1,2]．これらの調査では4年ごとに肺炎マイコプラズマ肺炎の患者が増加する現象が観察されていた．肺炎マイコプラズマ肺炎の流行年がちょうどオリンピックの開催年と一致していたため，オリンピック肺炎と異名がついたこともあった．感染症発生動向調査でとらえられている1984年と1988年の患者数増加も，この4年の流行周期と符合している．

しかし，その後の4年周期年に当たる1992年と1996年は，前年度よりも患者数の増加は認められたものの大きな流行にはならず，4年の周期流行は崩れていった．近年は2006年，2010年，2011年，2012年に患者数の増加がみられている．特に2011年，2012年の患者数増加は顕著であり，社会的にも注目された．しかし，2013年以降は患者の報告数は急激に減少し，2014年7月現在も比較的報告数の少ない状況が続いている．

季節的には，肺炎マイコプラズマ肺炎の患者報告数は例年，秋冬期に増加するが，年度によっては初夏に患者報告数がやや増加することもある（図2）．発生動向調査を県別にみた場合は，地域により報告数に差がみられる．2012年の大きな流行時には，ほぼすべての県でそれ以前よりも報告数が増加している（図3）．年齢別では，肺炎マイコプラズマ肺炎の患者は若年齢層が多く，日本では14歳未満が全患者の8割を占めている．

肺炎マイコプラズマ肺炎の発生動向調査は，基幹

臨床編

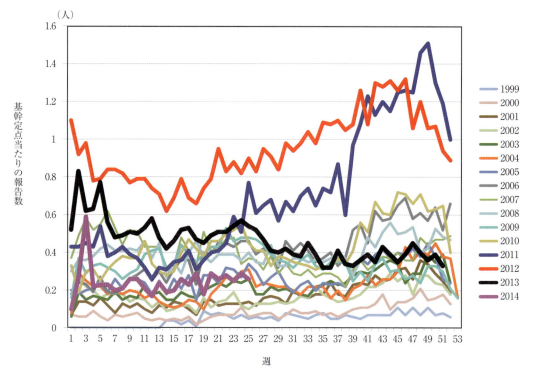

図2 感染症発生動向調査（肺炎マイコプラズマ肺炎）

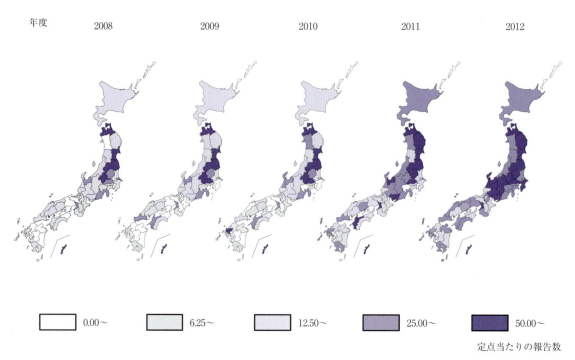

図3 感染症発生動向調査（肺炎マイコプラズマ肺炎，県別 2009～2012）

定点医療機関からの報告に基づく調査であり，全数把握ではない．基幹定点医療機関は大規模な病院なので，一次医療機関を受診する患者を含めた肺炎マイコプラズマ肺炎発生の実態は，どの程度，発生動向調査でとらえられているのかといった課題点はある．しかし，全国規模で肺炎マイコプラズマ肺炎の動向調査システムを構築している国は現状で日本以外にはなく，発生動向調査の推移をみながら，特に流行時には，より正確な実態の把握のため，個々の研究者による詳しい調査が実施されることが必要だと考えられる．

B　流行の要因

肺炎マイコプラズマ肺炎は諸外国の疫学調査においても，3~7年程度の間隔で流行が起きた例がいくつも報告されている[3~5]．数年程度の間隔で流行が起こるのは，この感染症の1つの性質と考えられる．その要因は明確ではないが，おそらくはヒトの集団の免疫の状態と病原体との相互作用によるものであろう．肺炎マイコプラズマ肺炎の流行が一度起これば，ヒトの集団には*M. pneumoniae*に対する防御免疫をもつ者が増える．数年経過し，免疫の低下や，防御免疫をもたない若年齢層がヒトの集団のなかに増えたとき，*M. pneumoniae*が活動しやすい状況が生じ，流行が起こりやすくなるものと思われる．近年の2011年，2012年の大きな流行もこのような宿主と病原体の相互作用による要因が多くかかわった事象と推察される．一方で，2011年と2012年の流行期にはマクロライド耐性の*M. pneumoniae*が高頻度で出現していることが大きな問題となった．耐性菌の出現と流行の発生は関連づけて考えやすいため，耐性菌の出現が流行発生の主要因と論じられることも多かった．しかし，おそらく肺炎マイコプラズマ肺炎の流行の発生は，薬剤耐性菌の増加という単一要因のみで説明のつくような単純な事象ではない．実際，2013年には肺炎マイコプラズマ肺炎患者の報告数は急激に減少したが，同様にマクロライド耐性菌の出現率が低下したとは思えない．また，2010~2013年にかけては欧州各国でも肺炎マイコプラズマ肺炎患者数の大きな増加が報告されていたが，これらの国でのマクロライド耐性菌の分離率は低かった[6~13]．また，マクロライド耐性の*M. pneumoniae*は23S rRNA遺伝子に点変異があるため，ほとんどの場合，変異のない感受性株に比べて増殖速度が遅く，流行を牽引する強毒株のような存在ではなかった．耐性菌の出現の問題は感染症の治療上，深刻で憂慮すべき問題である．しかし，肺炎マイコプラズマ肺炎の場合は，流行と関連づけて論じられるよりも，耐性菌が高頻度に出現した薬剤が，その国や地域の医療の場で，どのように使用されてきたかを考える機会を与えている問題のように思われる．

C　分子疫学

遺伝子解析技術の進歩により，病原菌の遺伝子やゲノム構造を調べ，菌株間で比較を行う分子疫学的研究が盛んに行われるようになっている．*M. pneumoniae*もすでに複数株のゲノム塩基配列が解読されており，株間のゲノムレベルでの比較が行われている[14~17]．しかし，明らかになってきているのは*M. pneumoniae*は，菌株間でのゲノム構造，遺伝子構成の違いが非常に少ない菌種だということである[15,17]．*M. pneumoniae*のゲノムを比較して最も変化に富む領域は*p1*遺伝子座である．*p1*遺伝子は*M. pneumoniae*の主要な細胞接着タンパク質であるP1の遺伝子である．P1タンパク質は*M. pneumoniae*がヒトの気道粘膜部位に感染，定着する際に必須なタンパク質であり，重要な病原因子の1つである．*p1*遺伝子には以前から塩基配列多型があることが知られており，1型と2型（subtype 1と2）に大別される[18,19]．また，近年はこれらの亜型（variant 1, variant 2a, variant 2b, variant 2cなど）の配列も知られている[19~23]．以前我々が，日本における臨床分離株の*p1*遺伝子型別調査を行った結果では，subtype 1と2の菌はいつも同じ割合で存在しているのではなくて，年度ごとに検出比率は異なり，subtype 1と2が交互に優位になる現象がみられた（図4）[24]．海外でも同様な調査は行われており，日本の我々のデータのように明瞭なsubtype 1と2の交代現象ではないものの，年度ごとにsubtype 1と2が検出される割合が変動する現象は報告されている[12,22,25]．図4は2005年までの調査を記載しているが，最近，日本国内外で分離される*M. pneumoniae*はほとんどsubtype 1の菌になっている[11,23,26,27]．2011年，2012年の流行期に，分離された菌も大部分

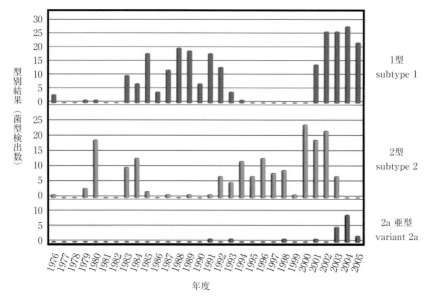

図4　日本の*M. pneumoniae*臨床分離株の型別調査[24]

がsubtype 1だった．興味深い現象として，現在，少数の2型菌も分離されるのだが，これらは2型の亜型のvariant 2aやvariant 2cばかりで，かつて頻繁に分離されていた2型（subtype 2）が分離されることはほとんどなくなっている[26,27]．*p1*遺伝子型の違いによる明確な病原性の違いは知られていないが，臨床から分離される菌株の*p1*遺伝子型が変遷していることは，*M. pneumoniae*に対して何らかの選択圧がかかっているためだと思われる．その選択圧はおそらくヒトの免疫であろう．

*p1*遺伝子型による分離菌の型別は*M. pneumoniae*を数種類の菌型に分類できるだけなので，集団発生事例における感染経路の追跡などの疫学調査には有用ではない．このような目的では，multiple-locus variable-number tandem-repeat analysis （MLVA）法や，*p1*遺伝子のAGT領域の分析法がある[23,28]．これらの方法は，*M. pneumoniae*ゲノムのVNTR（variable-number tandem-repeat）領域の違いを比較する方法だが，現時点で*M. pneumoniae*を30型以上に分類できている．MLVA法を使って，肺炎マイコプラズマ肺炎の集団発生事例が，同じ菌株によって起きた可能性が高いことを示した例などがある[29]．今後，次世代型DNAシークエンサーの利用がさらに簡便に行えるようになれば，全ゲノムSNP分析に基づく分子疫学調査のような研究も一般

化していくだろう．

本項で記載した*M. pneumoniae*の遺伝子型別法の実際については，技術編　6「*Mycoplasma pneumoniae*の遺伝子型別法」198頁を参照していただきたい．

文　献

1) 新津泰孝ら：抗酸菌病研究雑誌 30：57-64，1978．
2) 北本　治：日本医師会雑誌 63：805-811，1970．
3) Lind K ら：Epidemiol Infect 107：189-199，1991．PMID：1908784．
4) Mogabgab WJ：American Rev Respir Dis 97：345-358，1968．PMID：4295592．
5) Rastawicki W ら：Euro Surveill：bulletin Europeen sur les maladies transmissibles = European communicable disease bulletin 3：99-100，1998．PMID：12631756．
6) Chalker V ら：Euro Surveill：bulletin Europeen sur les maladies transmissibles = European communicable disease bulletin 17：2012．PMID：22340973．
7) Dumke R ら：Antimicrob Agents Chemother 57：3460，2013．Doi：10.1128/AAC.00706-13．PMID：23650170．
8) Gadsby NJ ら：Euro Surveill：bulletin Europeen sur les maladies transmissibles = European communicable disease bulletin 17：2012．PMID：22433597．
9) Lenglet A ら：Euro Surveill：bulletin Europeen sur les maladies transmissibles = European communicable disease bulletin 17：2012．PMID：22321134．
10) Nir-Paz R ら：Euro Surveill：bulletin Europeen sur les maladies transmissibles = European communicable

11) Pereyre S ら：Clin Microbiol Infect 19：E212-217, 2013. Doi：10.1111/1469-0691.12107. PMID：23279613.
12) Spuesens EB ら：J Clin Microbiol 50：1999-2004, 2012. Doi：10.1128/JCM.00400-12. PMID：22495561.
13) Uldum SA ら：Euro Surveill：bulletin Europeen sur les maladies transmissibles = European communicable disease bulletin 17：2012. PMID：22321137.
14) Dandekar T ら：Nucleic Acids Res 28：3278-3288, 2000. PMID：10954595.
15) Kenri T ら：J Bacteriol 194：1253-1254, 2012. Doi：10.1128/JB.06553-11. PMID：22328753.
16) Krishnakumar R ら：Appl Environ Microbiol 76：5297-5299, 2010. Doi：10.1128/AEM.00024-10. PMID：20543037.
17) Simmons WL ら：Microbiology 159：737-747, 2013. Doi：10.1099/mic.0.064782-0. PMID：23412845.
18) Dallo SF ら：Infect Immun 58：2017-2020, 1990. PMID：1971263.
19) Kenri T ら：Infect Immun 67：4557-4562, 1999. PMID：10456900.
20) Dorigo-Zetsma JW ら：Infect Immun 69：5612-5618, 2001. PMID：11500436.
21) Kenri T ら：J Med Microbiol 61：1633-1635, 2012. PMID：22899779.
22) Pereyre S ら：J Clin Microbiol 45：3534-3539, 2007. PMID：17881549.
23) Zhao F ら：J Clin Microbiol 49：3000-3003, 2011. Doi：10.1128/JCM.00105-11. PMID：21697320.
24) Kenri T ら：J Med Microbiol 57：469-475, 2008. Doi：10.1099/jmm.0.47634-0. PMID：18349367.
25) Dumke R ら：Epidemiol Infect 138：1829-1837, 2010. Doi：10.1017/S0950268810000622. PMID：20334729.
26) 藤井寛之ら：病原微生物検出情報（IASR）33：265-266, 2012.
27) 堀野敦子ら：病原微生物検出情報（IASR）33：264-265, 2012.
28) Degrange S ら：J Clin Microbiol 47：914-923, 2009. Doi：10.1128/JCM.01935-08. PMID：19204097.
29) Pereyre S ら：Emerg Infect Dis 18：343-345, 2012. Doi：10.3201/eid1802.111379. PMID：22305177.

（見理　剛）

●臨床編●

1 ヒトマイコプラズマ感染症

2. 小児マイコプラズマ感染症

1）小児マイコプラズマ感染症の診断

　肺炎マイコプラズマ（*Mycoplasma pneumoniae*, 以下，マイコプラズマ）は，それ自体の細胞傷害性は弱く，粘液の分泌も亢進させないことから，肺炎マイコプラズマ肺炎では鼻水の目立たないことが唯一の臨床的特徴とされている[1]．また，X線所見および一般検査所見から他の病原体による肺炎と鑑別することは困難であり[2]，確定診断のためには病原体特異的な診断法が必要である．この点マイコプラズマは基本的にその感染成立・増殖の場が気管支繊毛上皮の存在する下気道に限られていること（図1），菌の分離培養には特殊な培地と時間を要すること，疾患発症機構が宿主の免疫応答を介した免疫発症であることなどの特殊性があり，その診断には属性的な難しさがある．

　各種診断法の解説は本書の他項に譲るとして，本項においては日常臨床において検査を施行し，あるいは結果を判断するうえで注意すべき点について解説を加える．

A　血清診断法の注意点
1. 早期診断にかかわる問題点

　マイコプラズマ自体には，感染細胞内に過酸化水素などの活性酸素を過剰に蓄積させ限られた範囲の細胞を破壊することの他には，直接的細胞傷害性は証明されていない．したがって，本病原体による感染症は，宿主の免疫応答を介した免疫発症であることが重要な点である．代表的病像である肺炎の発症に関しては，いくつかのサイトカインが関与していることが報告されているが，それらの生体内におけ

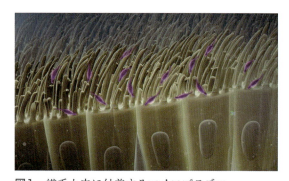

図1　繊毛上皮に付着するマイコプラズマ
マイコプラズマの感染成立・増殖には，下気道に存在する繊毛上皮が必要である
（画像作成：タイムラプスビジョン）

表1　肺炎マイコプラズマ肺炎胸水中サイトカイン濃度と血清抗体価の比較

検体採取日	胸　水		血清PA抗体価
	IL-18（pg/mL）	IL-8（pg/mL）	
初回	1,100	5,600	<40
4日後	583	60	20,480

IL-18はマクロファージを活性化してIL-8の産生を促し，IL-8は好中球を活性化して，それが産生する酵素や活性酸素により炎症（肺炎）を惹起している．局所におけるIL-18やIL-8などサイトカインの産生・分解はきわめて速やかな反応であるのに対し，血清抗体の産生はゆっくりとした反応である[3〜5]

る産生と分解は時間あるいは分単位で制御されている，きわめて迅速な反応であるのに対し，血清抗体の産生は日単位を要するゆっくりとした反応である．

　具体例を表1に示した．胸水貯留を伴った肺炎マ

イコプラズマ肺炎の1例であるが、サイトカインのなかでも肺炎マイコプラズマ肺炎の発症において重要な役割を担っているIL-18とIL-8[3~5]は、胸水においては病初期に採取された検体にてすでに著明な高値を呈しており、その4日後には急速に減少していた．一方、同時に採取された血清の微粒子凝集（PA）抗体価は初回採血では感度以下であり、4日後に著明に上昇していた．このように肺炎の発症因子かつ重症化因子であるサイトカインの局所における動態と血清抗体の出現には明らかな時間差が存在するため、血清抗体の検出に基づく早期診断には限界がある．

2. 健常人における抗体保有とペア血清の必要性

基本的には一生の間に1回程度しか罹らず、かつ一般集団のなかに常に存在しているわけではない麻疹や風疹などのウイルス感染症とは違い、マイコプラズマは一般集団のなかに普遍的に存在している細菌であり、顕性・不顕性にかかわらず一生の間に繰り返しヒトに感染し、そのつど量の大小はあるもののマイコプラズマ特異的抗体が産生されている．そして、いったん産生されると、それらの抗体は少なくとも数カ月間、場合により年余にわたり血中に存在している．すなわちマイコプラズマの場合は、一般集団のなかにも一定の割合で抗体保有者が存在している（表2）[6]．このため、現在の症状がマイコプラズマ感染によるものであることを確実に証明するためには、少なくとも4日以上の間隔をおいて採血されたペア血清により抗体価が有意に（4倍以上）変動していることを確認する必要がある．

具体例を表3に示した．表中の症例3が問題であり、PA法で640倍という単独の結果だけをみると感染急性期と判断して差し支えないようにも思えるが、もう1点結果をみると320倍と有意には変動していない．この点、ELISA法（Medac、ドイツ）の結果においてもIgM、IgGの値は低めで変動なく、マイコプラズマについては100日くらい前の感染であり、実際には本症例は何らかのウイルス性肺炎であったと考えられる[7]．

マイコプラズマ感染の流行期には、このようにPA法で検査すると640倍程度までの「既感染抗体保有者」が少なからず存在している可能性がある．そ

表2 健常成人における血清マイコプラズマ抗体保有状況

PA抗体価	小計（％）
<40	54（43.5）
40	39（31.5）
80	15（12.1）
160	13（10.5）
320	3（2.4）
計（％）	124（100）

健常成人124人につき、PA抗体価を測定した結果、抗体価40倍以上の抗体保有者は70人（56.5％）存在し、単一血清では感染者と判断されかねない320倍の抗体保有者も3人（2.4％）存在していた[6]

のような状況においては、他の原因による肺炎であるにもかかわらず単一血清の結果のみで「肺炎マイコプラズマ肺炎」と診断され、マクロライド系抗菌薬が投与されても効かず、「耐性肺炎マイコプラズマ肺炎の疑い」と判断されてしまう可能性が現実的問題として危惧される．まず、ペア血清で抗体価の変動を確認して肺炎マイコプラズマ肺炎の診断を正確に行うことは、耐性菌対策にもかかわる問題である．

B 遺伝子あるいは抗原検出法の注意点

1. 検体採取の部位や手技が感度に与える影響

マイコプラズマは飛沫に乗って喉頭蓋より下の下気道に分布する気管支繊毛上皮に到達し、その基部に接着することで感染が成立し、増殖を開始する（図1）．すなわち、マイコプラズマの増殖には繊毛上皮が密に存在していることが必要条件であり[8]、上気道で活発に増殖しているわけではない．上気道に存在する菌体はあくまでも下気道から咳や排痰によりせり上がってきたものであり、上気道には下気道の100分の1以下の少ない菌量しか存在していない[9]．

したがって、きわめて感度の高い遺伝子検出法を用いる場合においても、日常臨床で通常使われる咽頭スワブや鼻咽腔吸引液など上気道由来の検体は必ずしも至適ではなく、検体を採取する部位や採り方により、その検出感度が影響を受けるという問題がある．この点、血清診断を基準としてPCRの感度を検討した結果、検体として喀痰を用いた場合には69％、鼻咽腔吸引液では50％、咽頭スワブを用いた場合には37.5％と検体により大きな差がみられたこ

表3 小児肺炎症例における各種マイコプラズマ抗体検査の経時的変化

	日数	PA抗体価	ELISA（Medac）			IC
			IgM	IgA	IgG	
症例1	0	1：320	2.30（+）	<9	<9	+
初感染	8	1：10,240	4.86（+）	26.5	>130	+
症例2	0	1：640	3.11（+）	9.8	82.5	+
再感染	14	1：320	2.94（+）	<9	64.4	+
	35	1：320	2.33（+）	<9	44.0	+
	76	1：160	1.49（+）	<9	28.1	+
	167	1：160	1.35（+）	<9	16.3	+
	527	1：80	0.76（−）	<9	<9	+
症例3	0	1：320	1.85（+）	<9	19.9	+
既感染	21	1：640	1.83（+）	<9	22.2	+

日数：最初の血清採取日を0日とした．
ELISA（Medac，ドイツ）：IgMは定性法であり，その単位はcut-off index（陰性対照の吸光度＋0.38の値の10％以上が陽性）．IgA，IgGは定量法であり，その単位はarbitrary units/mL（11AU/mL以上が陽性）
IC：イムノカードマイコプラズマ抗体（富士レビオ）
症例3は，PA抗体価は320倍以上ではあるが，4倍以上の変動は認められていない．ELISAによるIgM，IgGの抗体価をみる限りマイコプラズマに関しては100日程度前の既感染であったと考えられる[7]．

とが報告されている[9]．とりわけ小児においては，喀痰や気管支肺胞洗浄液などは採取が難しい．すなわち，菌体そのものを目標とする遺伝子検出法においては，方法自体の性能以前に手技的な問題というものが存在している．上記の他にも遺伝子検出法と血清診断法の性能を比較した論文はこれまでにも多数存在するが，最近のメタアナリシスにおいても遺伝子検出法は in vitro ではきわめて高い性能を有しているものの，実臨床において血清診断をゴールドスタンダードとした場合の実用的な感度には，かなりばらつきが出ることが報告されている[10]．

2. 検査体制にかかわる問題点

遺伝子検出法はその専門性と機材の必要性から，多くの場合，コマーシャルラボへの外注検査となる．このため，検体の保存や輸送などにも実用的感度が依存しているという問題がある．すなわち，はじめから専門性の高い施設で目的意識や熟練度の高いチームが検体採取から増幅手技までを完了する場合と異なり，一般の医療機関と外部の検査所がかかわる場合には，そのかかわる施設によって技術や制度管理に差が出る可能性がある．この点，手技が簡単で特別な器具を要しない抗原検出キットはどこでも施行可能で30分程度で結果が出ることが最大の利点ではあるが，現行のキットでは感度不足であることは否めない．

C おわりに

菌の分離培養が日常的には行えないマイコプラズマ感染症診断のゴールドスタンダードはあくまでも血清診断であるが，確定診断にはペア血清を用いた検索が必要であり，時間を要する．PCRやLAMPなどの遺伝子診断法は感度・特異性とも優れたよい方法であるが，その性能以前に検体の種類や採取手技，保存や運搬などに実用的感度が依存しているという問題がある．マイコプラズマ感染症は属性的に診断が難しく，単独で十分な方法はないというのが現状である．

1例として，急性期に同時に得られた咽頭スワブ（PCR）と血清（ELISAによるIgM抗体検出）を用いて急性期におけるマイコプラズマ感染診断可能性を検討した結果，PCR単独では75％，ELISA単独では66.7％，そして両者を合わせると100％であったという報告がある[11]．このことからも，現状では遺伝子あるいは抗原診断と血清診断を併用して総合的に判断することが最も正確な診断方法であると考えられる．

なお，小児においては肺炎のみならず多彩な肺外

疾患の存在も知られている．肺外疾患においては呼吸器症状が存在しない場合も多く，その際には遺伝子診断は困難であり，基本的に血清診断に依らざるを得ない．

文 献

1) Dorigo-Zetsma JWら：J Clin Microbiol 37：14-17, 1999. PMID：9854056.
2) Wang K ら：Cochrane Database Syst Rev 10：CD009175, 2012. Doi：10.1002/14651858.CD009175.pub2. PMID：23076954.
3) Narita Mら：Clin Diagn Lab Immunol 7：909-914, 2000. PMID：11063497.
4) Narita Mら：Clin Diagn Lab Immunol 8：1028-1030, 2001. Doi：10.1128/CDLI.8.5.1028-1030.2001. PMID：11527824.
5) Tanaka H ら：Chest 121：1493-1497, 2002. PMID：12006434.
6) 成田光生：感染症学雑誌 81：149-154, 2007.
7) 成田光生：感染症学雑誌 79：457-463, 2005.
8) Prince OAら：Infect Immun 82：579-586, 2014. Doi：10.1128/IAI.01036-13. PMID：24478073.
9) Räty Rら：J Med Microbiol 54：287-291, 2005. Doi：10.1099/jmm.0.45888-0. PMID：15713613.
10) Zhang Lら：Indian J Med Res 134：270-280, 2011. PMID：21985809.
11) Souliou Eら：Eur J Clin Microbiol Infect Dis 26：513-515, 2007. Doi：10.1007/s10096-007-0326-0. PMID：17554567.

（成田光生）

●臨床編●

1 ヒトマイコプラズマ感染症

2. 小児マイコプラズマ感染症

2) 小児マイコプラズマ感染症の病態

A 小児のマイコプラズマ感染症

ヒトに感染して発症するマイコプラズマのうち，成人同様，小児においても*Mycoplasma pneumoniae*による感染症が問題となる．*M. pneumoniae*以外に小児，特に新生児で問題となることがある感染症として，*Mycoplasma hominis*があげられる．

本項では，主に小児の*M. pneumoniae*感染症の病態について触れ，最後に*M. hominis*についても少し触れることとする．

B 小児の*M. pneumoniae*感染症の臨床的病態

臨床的病態について，呼吸器疾患と呼吸器疾患以外の病変（肺外病変）に分けて概説する．

1．呼吸器疾患

成人同様に，小児においても呼吸器感染症の重要な病原体の1つである．特に肺炎をきたす症例は，6歳以上の学童において頻度が高い．我が国における小児市中肺炎の病原微生物を年齢群別にみると，1歳未満，2歳未満，2〜5歳の肺炎マイコプラズマ肺炎の割合が1.8%，5.8%，25.2%であるのに対し，6歳以上では62.0%と高率であったことが報告されている[1]．

潜伏期間は2〜3週間で，発症初期は頭痛や倦怠感，発熱，咽頭痛，咳などの症状がみられ，長引く乾性の咳嗽が典型的である．しかし，*M. pneumoniae*に感染した症例のうち，前述した肺炎をきたす症例は一部であり，乳幼児においても*M. pneumoniae*の感染自体はまれではないが，レントゲン上で肺炎の病像をきたす症例は，学童に比べ少ない．近年，治療薬であるマクロライド系抗菌薬に耐性の*M. pneumoniae*が増加し問題となったが，後述するような菌の特性およびこれまでの報告をみても，特にこれらの耐性菌の病原性が高いということはない．

また，小児における*M. pneumoniae*感染において，喘息との関連が示唆されている．喘息のため入院した小児で，以前にも喘息と診断されていた児のうち，20%で*M. pneumoniae*感染が証明され，さらに喘息の初発の児においては50%の児に*M. pneumoniae*感染が証明されたこと，*M. pneumoniae*感染を認めなかった児に比べ，高率に喘息発作の再発を認めたことが報告されている[2]．

2．肺外病変

小児の*M. pneumoniae*感染に伴う臨床的病態として，多くはこれまで述べてきた呼吸器感疾患に関連したものであるが，それ以外の病態をきたすこともあり，まとめて肺外病変と呼ぶ．これらの病変の多くは，*M. pneumoniae*の菌による直接の障害ではなく，それにより引き起こされる宿主の免疫反応ではないかと考えられている．

次に，肺外病変について，臓器別に概説する．

1) 血液・造血器

赤血球膜に存在するI抗原に対する抗体（IgM）が*M. pneumoniae*感染時に寒冷凝集し，溶血を起こすことがあり，溶血性貧血や，血小板減少性紫斑病などとの関連が示唆されている．

2）皮膚

　M. pneumoniaeに伴う皮膚病変としては，蕁麻疹や不定形紅斑などからStevens-Johnson症候群まで多彩である．Stevens-Johnson症候群においてはM. pneumoniae自体の皮膚に対する反応と考えられ，抗菌薬がこれらの反応を増強させていることも示唆されている．

3）中枢神経系

　中枢神経系疾患は，特に小児のM. pneumoniae感染に合併しやすいとされる．具体的には，脳炎，脊髄炎，急性小脳失調，末梢神経炎などがあるが，M. pneumoniae感染後，まもなく発症する早発性と，感染後遅れて発症する遅発型に分かれ，前者は発熱7日以内の発症で，M. pneumoniaeが中枢神経系に存在し発症，後者は発熱8日以降の発症で，M. pneumoniaeが中枢神経系には存在せず，M. pneumoniaeに対する宿主の免疫反応による発症と考えられている[3]．

4）その他

　運動器疾患として，関節炎，横紋筋融解症などが挙げられる．関節炎は滑液内に菌が存在する直接作用と考えられている．また，横紋筋融解症は，近年増加しているマクロライド耐性M. pneumoniae感染に合併した症例も報告されている[4]．

　消化器疾患としては，M. pneumoniaeに対する免疫反応に起因すると思われる急性膵炎があげられる．

　心疾患としては，刺激伝導障害による不整脈や，心筋炎などがあげられる．

　泌尿器疾患として，急性糸球体腎炎が挙げられる．報告されている小児例では，腎組織にM. pneumoniaeは証明されず，M. pneumoniae感染を契機に惹起された抗原抗体反応と考えられている[5]．

C　小児のM. pneumoniae感染症の基礎的病態

　次に，M. pneumoniae感染症の基礎的病態につき，すでに述べた臨床的病態とも関連させて概説する．

　M. pneumoniaeが感染を起こすメカニズムとして，tip構造と呼ばれる特殊な細胞小器官を有することが重要である．Tipにより菌は宿主の細胞に接着できる．細胞のなかでも特に気道粘膜の上皮細胞と親和性が高い．

　いったんM. pneumoniaeが気道粘膜上皮細胞に接着すると，菌の増殖の過程で産生されるH_2O_2あるいは活性酸素により線毛運動の障害や粘膜上皮細胞の脱落を引き起こす．すなわちM. pneumoniaeにより細胞が直接障害される．しかしながら，M. pneumoniae感染症の病態として，すでに述べた菌による直接的な障害のみならず，宿主の菌に対する免疫反応が重要な因子となる．

　M. pneumoniaeには，他の一般細菌に存在している細胞壁がなく，代わりにリポタンパクで覆われている細胞膜を有している．このリポタンパクにマクロファージなどの抗原提示細胞が反応し，種々のサイトカインが産生される．これらの免疫反応は，M. pneumoniaeの体内への侵入を防ぐための反応と考えられる．しかしながら，これらの免疫反応に際し産生されるサイトカインが，肺炎の病像を形成しているといえる．

　小児では，M. pneumoniae肺炎の好発年齢が乳幼児よりもむしろ学童と述べたが，これは，乳幼児ではサイトカイン産生などの免疫反応が弱いことに起因していると考えられている．

　肺炎の病像形成に関与するサイトカインとして，抗原提示細胞より産生されるインターロイキン（IL）-18が挙げられる．実際に成人の肺炎において，胸水中および血中のIL-18が上昇することが報告されている[6]．

　筆者らは，小児のM. pneumoniae肺炎症例におけるIL-18の関与について検討した．具体的には，レントゲン所見およびペア血清によるマイコプラズマ抗体価（PA法）の4倍以上の上昇により小児M. pneumoniae肺炎と診断された症例（23症例）において，血清IL-18の値を測定したところ，レントゲン所見の重症度と血清IL-18の値とが相関していた．すなわち，レントゲンの陰影が拡大しているほど，血清IL-18の値も高い結果となった[7]．また，血清IL-18の値は，血清LDHの値とよく相関していることも併せて報告している．

　ここまでM. pneumoniae感染症について呼吸器疾患，特に肺炎の病態を述べてきたが，次に肺外病変における病態について述べる．

*M. pneumoniae*は，主に気道上皮粘膜細胞に付着し，そこでの抗原提示細胞の働きにより免疫反応が起こることを上述した．肺外病変についても，*M. pneumoniae*に対する宿主の免疫反応が主な病態であるが，*M. pneumoniae*感染により生じた免疫反応が，肺外の臓器にまで影響が及び，様々な病変を引き起こしていると考えられる．したがって，肺外病変を起こした臓器には*M. pneumoniae*が存在していないと考えられる．

　しかし，肺外病変が引き起こされた臓器に*M. pneumoniae*が存在しているケースもある．このケースとして，小児では*M. pneumoniae*に対する免疫反応が弱い乳幼児の可能性が挙げられる．このようなケースでは，*M. pneumoniae*の侵入を防ぐための免疫反応が不十分のため，*M. pneumoniae*が血液中に侵入し，血流に乗って肺外臓器にまで運ばれ，そこで何らかの局所的な反応が起きていると考えられる．具体的には，皮膚におけるStevens-Johnson症候群，神経系における早発型脳炎などが，病変部位に*M. pneumoniae*が存在するケースである．

D　小児の*M. hominis*感染症の病態

　*M. hominis*は，泌尿生殖器の上皮細胞に付着する表面タンパク質を有しているため，成人男性および女性の泌尿生殖器に保菌されうるマイコプラズマである．したがって，性行為に関連して感染し，小児では思春期の小児において保菌する可能性がある．しかしながら，小児において保菌のみならず，感染症の発症として重要なのは，母体からの垂直感染による新生児期の発症である．

　*M. hominis*を保菌している母体のなかでも早期破水を合併した母体では，*M. hominis*が新生児の泌尿生殖器にも感染しやすいといわれている[8]．

　新生児における*M. hominis*感染症は，無菌部位に*M. hominis*が侵入する，侵襲性感染症が重要で，特に髄膜炎，脳室炎，脳炎などの中枢神経系感染症が挙げられる．実際にこれらの症例では，髄液中に*M. hominis*が証明されている．

　新生児の*M. hominis*感染症では，免疫の未熟な早産児において，より致命的になることが示唆されているが，病態に関しては不明な点も多く，例えば母体の*M. hominis*が早産にも関係している可能性もあり，今後の詳細な病態解明が望まれる．

文　献

1) 中村　明ら：日本小児呼吸器疾患学会雑誌 14：184-188, 2003.
2) Biscardi Sら：Clin Infect Dis 38：1341-1346, 2004. PMID：15156467.
3) 成田光生ら：小児内科 36：1121-1124, 2004.
4) Oishi Tら：Emerg Infect Dis 18：849-851, 2012. Doi：10.3201/eid1805.111149. PMID：22515975.
5) Said MHら：Pediatr Nephrol 13：39-44, 1999. PMID：10100287.
6) Tanaka Hら：Chest 121：1493-1497, 2002. PMID：12006434.
7) Oishi Tら：J Infect Chemother 17：803-806, 2011. Doi：10.1007/s10156-011-0265-7. PMID：21681500.
8) Grattard Fら：Pediatr Infect Dis J 14：853-858, 1995. PMID：8584311.

〈大石智洋〉

●臨床編●

1 ヒトマイコプラズマ感染症

2. 小児マイコプラズマ感染症

3）小児マイコプラズマ感染症の治療

　Mycoplasma pneumoniae（肺炎マイコプラズマ）は細胞壁をもたないため，細胞壁の合成を阻害するβ-ラクタム系抗菌薬は，肺炎マイコプラズマ感染症に効果は期待できない．したがって，肺炎マイコプラズマに有効なマクロライド系，テトラサイクリン系，ニューキノロン系抗菌薬が用いられる．小児では，テトラサイクリン系，ニューキノロン系抗菌薬の使用制限があるため，マクロライド系抗菌薬が第1選択である．2000年頃から小児科領域を中心にマクロライド耐性肺炎マイコプラズマ感染症の報告があって以降，その分離率は上昇の一途をたどっている．マクロライド耐性肺炎マイコプラズマ感染症にマクロライド系抗菌薬を投与すると，発熱期間や呼吸器症状が遷延する．このようなときには，小児適応のあるニューキノロン系やテトラサイクリン系抗菌薬を投与する．

　2011〜2012年にかけて全国的に肺炎マイコプラズマ感染症の大流行を認め，肺炎マイコプラズマ感染症の治療に混乱を認めたので，小児呼吸器感染症診療ガイドライン作成委員会と日本小児科学会予防接種・感染対策委員会は共同で『小児肺炎マイコプラズマ肺炎の診断と治療に関する考え方』小児呼吸器感染症診療ガイドライン2011追補版（2013年2月19日）を作成した[1]．『肺炎マイコプラズマ肺炎に対する治療指針』（日本マイコプラズマ学会）においても，この内容が概略支持されている．本項では『小児肺炎マイコプラズマ肺炎の診断と治療に関する考え方』の治療に関する内容を一部抜粋して示す（表1）．

表1　小児肺炎マイコプラズマ肺炎の治療に関する考え方のポイント

1. 肺炎マイコプラズマ肺炎治療の第1選択薬には，マクロライド系抗菌薬が推奨される
2. マクロライド系抗菌薬の効果は，投与後2〜3日以内の解熱で概ね評価できる
3. マクロライド系抗菌薬が無効の肺炎には，使用する必要があると判断される場合は，トスフロキサシンあるいはテトラサイクリン系抗菌薬の投与を考慮する．ただし，8歳未満には，テトラサイクリン系抗菌薬は原則禁忌である
4. これらの抗菌薬の投与期間は，それぞれの薬剤で推奨されている期間を遵守する
5. 重篤な肺炎症例には，ステロイドの全身投与が考慮される．ただし，安易なステロイド投与は控えるべきである

A　小児肺炎マイコプラズマ肺炎の治療に関する考え方のポイント

1. 肺炎マイコプラズマ肺炎治療の第1選択薬には，マクロライド系抗菌薬が推奨される

　マクロライド感性の肺炎マイコプラズマに対するマクロライド系抗菌薬の最小発育阻止濃度（MIC）はきわめて低値であり[2〜4]，治療終了時には気道から除菌される[5,6]．一方，肺炎マイコプラズマに対するトスフロキサシン，テトラサイクリン系抗菌薬のMICは比較的高く，治療終了時には一部の症例で気道に菌が残り，感染を広げる可能性がある[7]．したがって，マクロライド感性であればマクロライド系抗菌薬が第1選択である．肺炎マイコプラズマのマクロライド耐性率は地域や時期によって変動する．マクロライド系抗菌薬の前投与があり，症状の改善がなければ耐性率は90％以上であるが，マクロ

ライド系抗菌薬の前投与がないときの耐性率は50%以下である[8]．マクロライド系抗菌薬の前投与がなければ，マクロライド系抗菌薬が推奨される．トスフロキサシン，テトラサイクリン系抗菌薬を第1選択とするような安易な使用は控えるべきである．

2. マクロライド系抗菌薬の効果は，投与後2〜3日以内の解熱で概ね評価できる

マクロライド感性株による肺炎マイコプラズマ肺炎をマクロライドで治療すると投与後48時間以内には大多数（80%以上）の症例が解熱するが，マクロライド耐性株による肺炎マイコプラズマ肺炎の大多数の症例（約70%）は解熱しない[9]．したがって，マクロライド系抗菌薬の効果は，投与後2〜3日以内の解熱で概ね評価できる．ただし，肺炎マイコプラズマ感染症は自然治癒傾向があるため，マクロライド耐性株による肺炎マイコプラズマ肺炎の一部の症例は，効果が期待できないマクロライド系抗菌薬を投与しても投与後2〜3日以内に解熱する[10]．

一方，マクロライド感性株による肺炎マイコプラズマ肺炎の一部の症例は，効果が期待できるマクロライド系抗菌薬を投与しても投与後2〜3日以内に解熱しない．これらの症例で原因菌がマクロライド耐性か感性かを評価するには，分離培養して薬剤感受性を評価するか，23SリボソームRNAドメインVの点変異をシークエンスによって確認する必要がある．また，解熱のみられない場合は，同時に肺炎球菌，ウイルスなどの他の原因微生物の関与について考慮することも必要である．

3. マクロライド系抗菌薬が無効の肺炎には，使用する必要があると判断される場合は，トスフロキサシンあるいはテトラサイクリン系抗菌薬の投与を考慮する．ただし，8歳未満には，テトラサイクリン系抗菌薬は原則禁忌である

マクロライド耐性株による肺炎マイコプラズマ肺炎に対して効果が期待できる小児用製剤のある抗菌薬は，トスフロキサシン（細粒小児用は肺炎マイコプラズマに効果が期待できる唯一の小児に適応のあるニューキノロン系抗菌薬．「肺炎」の適応はあるが，肺炎マイコプラズマは適応菌種に含まれていない）と，テトラサイクリン系抗菌薬（ミノサイクリン）である．テトラサイクリン系抗菌薬は，一過性骨発育不全，歯牙着色，エナメル質形成不全などの副反応を有するため，8歳未満には原則禁忌であり[10,11]，肺炎例で使用する必要があると判断される場合＊にはトスフロキサシンを選択する．肺炎マイコプラズマ気管支炎はトスフロキサシンの適応症，適応菌種に含まれない．したがって，キノロン系抗菌薬の使用に当たっては，耐性菌増加防止の観点からも，「肺炎」症例に対する使用を原則として，小児呼吸器感染症診療ガイドライン2011の記載に沿って，適正使用を行う必要がある．

クリンダマイシンは，肺炎マイコプラズマ感染症に有効であるとの十分なエビデンスはなく，国内外において投与は推奨されていない．マクロライド耐性肺炎マイコプラズマは，クリンダマイシンに対しても高度耐性であり[5]，マクロライド耐性肺炎マイコプラズマ感染症にクリンダマイシンは使用しない[11]．

4. これらの抗菌薬の投与期間は，それぞれの薬剤で推奨されている期間を遵守する（表2）

マクロライド感性株による肺炎マイコプラズマ肺炎に対するマクロライド系抗菌薬の投与期間は，エ

＊：トスフロキサシンを含むキノロン系抗菌薬の肺炎マイコプラズマ肺炎に対するルーチンの使用は控えるべきである．小児肺炎マイコプラズマ感染症は，通常自然治癒する疾患であり[12]，抗菌薬投与は必ずしも必要としない．キノロン系抗菌薬の耐性メカニズムは，遺伝子の単変異で起こり，耐性化を容易にきたしやすく，また，広域の抗菌スペクトラムを有するため，グラム陰性桿菌をはじめとする標的としない体内の細菌叢の薬剤耐性化を進める可能性がある．キノロン系抗菌薬に対する耐性菌は，世界中で大きな問題であり[13]，特に小児領域では，その適正使用が厳しく求められている．さらには，キノロン系抗菌薬のマクロライド耐性マイコプラズマの菌量を減少させる効果は，ミノサイクリンに比べ劣ることが報告されている[14]．したがって，キノロン系抗菌薬の投与は「使用する必要があると判断される場合」に限るべきである．

表2　肺炎マイコプラズマ肺炎の治療に使用する主な抗菌薬の用法，用量，投与期間

抗菌薬	用法，用量	投与法	投与期間
エリスロマイシンエチルコハク酸エステル	25～50mg/kg/日，分4～6	経口	14日
クラリスロマイシン	10～15mg/kg/日，分2～3	経口	10日
アジスロマイシン	10mg/kg/日，分1	経口	3日
トスフロキサシントシル酸塩水和物[*1]	12mg/kg/日，分2	経口	7～14日
ミノサイクリン[*2]	2～4mg/kg/日，分2	経口，点滴静注	7～14日

*1：トスフロキサシン細粒小児用は，「肺炎」の適応はあるが，肺炎マイコプラズマは適応菌種に含まれていない
*2：添付文書には，小児の用法・用量は記載されていない

表3　肺炎マイコプラズマ肺炎に対する抗菌薬投与の推奨

第1選択薬	第2選択薬（マクロライド系抗菌薬投与後2～3日しても解熱しないなど症状の改善がみられない場合）
マクロライド系抗菌薬	トスフロキサシン テトラサイクリン系抗菌薬（8歳以上）

リスロマイシン14日間，クラリスロマイシン10日間，アジスロマイシン3日間（欧米では5日間）が推奨されている[5,6,11]．トスフロキサシンあるいはテトラサイクリン系抗菌薬（ミノサイクリン）は，7～14日間は必要と考えられる[7,15～17]．トスフロキサシンあるいはテトラサイクリン系抗菌薬（ミノサイクリン）のマクロライド耐性株に対する抗菌力は，マクロライド感性株に対する抗菌力と同等である[4]．

なお，登園・登校基準は，発熱，咳嗽など主要症状が改善すれば可と考えられる[11]．

5. 重篤な肺炎症例には，ステロイドの全身投与が考慮される．ただし，安易なステロイド投与は控えるべきである

肺炎マイコプラズマ肺炎の病態生理は，宿主の免疫反応が主体である．宿主の過剰な免疫反応により，有効な抗菌薬の投与にもかかわらず重篤な臨床像を呈することがまれながらみられる．このような病態にステロイドの全身投与は有効であると考えられる．発熱が7日以上持続し，LDHが480IU/Lを超えている重症肺炎症例に対してステロイド全身投与効果が期待できるとする報告があるが[18]，ステロイド全身投与の適応の条件や適切な投与法については今後の検討課題である．したがって，現時点における適応は，あくまでも有効な抗菌薬が投与された重篤な肺炎症例であり，診断や抗菌療法が不確実な症例に対しての安易なステロイド投与は控えるべきである．

B　まとめ

以上まとめると，小児肺炎マイコプラズマ感染症の治療の第1選択は，マクロライド系抗菌薬であり，投与後2～3日しても解熱しないなど無効と判断されるときは，臨床的にマクロライド耐性肺炎マイコプラズマ感染症を疑い，トスフロキサシンあるいはテトラサイクリン系抗菌薬を投与する（表3）．これらの抗菌薬の投与期間は，感染拡大を防ぐためにそれぞれの薬剤で推奨されている期間を遵守する．症状や合併症が重篤な場合には，ステロイドの全身投与が考慮される．診断や抗菌療法が不確実な症例に対しての安易なステロイド投与は控えるべきである．

文　献

1) 小児呼吸器感染症診療ガイドライン作成委員会，日本小児科学会予防接種・感染対策委員会：小児肺炎マイコプラズマ肺炎の診断と治療に関する考え方，小児呼吸器感染症診療ガイドライン2011追補版，2013．
http://www.jspid.jp/pub/sguideline/2011_tsuihoban.pdf
2) Okazaki Nら：Microbiol Immunol 45：617-620, 2001. PMID：11592636．
3) Morozumi Mら：JIC 16：78-86, 2010. Doi：10.1007/s10156-009-0021-4. PMID：20094751．

4) Akaike H ら：Jpn JID 65：in print.
5) Block SL ら：Pediatr Infect Dis J 14：471-477, 1995. PMID：7667050.
6) Harris JA ら：Pediatr Infect Dis J 17：865-871, 1998. PMID：9802626.
7) Smith CB ら：N Engl J Med 276：1172-1175, 1967. PMID：6023234.
8) 黒崎知道ら：病原微生物検出情報（IASR）33：267-268, 2012.
9) Suzuki S ら：Antimicrob Agents Chemother 50：709-712, 2006. PMID：16436730.
10) 福島正義：Niigata Dent J 39：1-15, 2009.
11) American Academy of Pediatrics：2012 Report of the committee on infectious diseases. 29th eds, p520, 801, 2012.
12) Waites KB ら：Clin Microbiol Rev 17：697-728, 2004. PMID：15489344.
13) World Health Organization：Antimicrobial resistance. Fact sheet Number 194, 2012.
14) Okada T ら：Clin Infect Dis 55：1642-1649, 2012.
15) Powell DA：Mycoplasmal infections. Nelson Textbook of Pediatrics 19th ed., p1029-1032, Kliegman RM, Stanton B, Behrman R *et al.* eds., Elsevier, PA, 2011.
16) Shah SS：*Mycoplasma pneumoniae*. Principles and Practice of Pediatric Infectious Diseases 4th ed., 993-997, Long SS, Pickering LK, Prober CG eds., Elsevier, PA, 2012.
17) Baum SG：*Mycoplasma pneumoniae* and atypical pneumonia. Principles and Practice of Infectious Diseases 6th ed., 2271-2280, Mandell GL, Bennett JE, Dolin R eds., Elsevier, PA, 2005.
18) Oishi T ら：JIC 17：803-806, 2011. Doi：10.1007/s10156-011-0265-7. PMID：21681500.

（尾内一信）

●臨床編●

1 ヒトマイコプラズマ感染症

2. 小児マイコプラズマ感染症

4) 小児マイコプラズマ感染症の臨床経過

　肺炎マイコプラズマ（*Mycoplasma pneumoniae*）肺炎は，胸部レントゲン上の肺炎像に加え，高熱や急性気道症状があり，*M. pneumoniae*の陽性，あるいは特異抗体上昇により確定診断される．しかし，この定型的*M. pneumoniae*肺炎の病態像は，*M. pneumoniae*の広い感染形態からみると氷山の一角にすぎない．*M. pneumoniae*感染症は，不顕性・潜伏性感染から，回復期の肺外症状や致死的な重症化まで，幅広い病態がある．

　以前より，長期間*M. pneumoniae*が気道に存在するヒトがいることは知られていたが[1,2]，近年の遺伝子DNA検出の精度向上により，微量の*M. pneumoniae*抗原検出が可能になった．*M. pneumoniae*が気道に存在しながら症状を欠く保菌状態[3〜5]や保菌の持続期間[6]など，不顕性・潜伏性の*M. pneumoniae*感染の評価がされてきた[7,8]．病原ウイルスは，健常児の気道からは検出されないが，病原細菌なら培養される．しかし，抗体反応の乏しい不顕性・潜伏性*M. pneumoniae*感染を臨床的に見出すことは難しい．*M. pneumoniae*は，自らの遺伝子情報を極端に減らしたDNA構造のためホスト細胞への依存度が強いが，*M. pneumoniae*が病原体としてホスト内で存続するためには独自の生き残り戦略が存在すると考えられる．

　*M. pneumoniae*が起こす臨床症状は典型肺炎から不顕性までであるが，感染形態の移行についての機序解明は十分でない．*M. pneumoniae*は，結合能の高い接着器官（P1タンパク）を使用して，ホストの気道細胞に結合し表層感染する[9]．この結合は，繊毛運動による排除に抵抗性である．さらに，*M. pneumoniae*は，細胞内で感染体として潜むことが明らかになった．*M. pneumoniae*が産生する毒素で，細胞傷害性の高いCARDS毒素（community-acquired respiratory distress syndrome toxin：CARDS TX）が新たに発見された[10,11]．このCARDS TXが，気道の炎症と関連することが示唆された[12]．

　気道は，多くの外来性の吸入抗原に常時，晒される環境にある．そのため，ホストの免疫監視のネットワークは，侵入異物に対し攻撃的である一方で，過剰反応を避けるために妥協的でもある．つまり，気道は，刺激系と抑制系の免疫が，微妙なバランスで機能している．*M. pneumoniae*は独自に獲得した戦略で，ホストの免疫機能を巧妙に利用する感染形態をとると考えられる．こうした*M. pneumoniae*感染の実態を知るには，実際の*M. pneumoniae*感染症の臨床観察の積み重ねが欠かせない．今回は，*M. pneumoniae*感染患者の臨床像をみながら，*M. pneumoniae*感染症の疑問点を以下の点にしぼって考えてみることにする．

A　他の病原体による肺炎とは異なる*M. pneumoniae*肺炎の臨床像

　小児期の肺炎を起こす病原体のうち臨床的に重要なのは，頻度とその重症度からウイルス性と細菌性である．先天性心疾患や低出生体重児では肺炎は致命的であり，respiratory syncitial virus（RSV）などのウイルス性肺炎が重症化する．しかし，人類に最も侵襲的なのは，肺炎球菌を中心とする病原細菌

である．細菌は，肺炎のみならず，髄膜炎，敗血症などの全身感染を起こす．しかし，健康小児は，咽頭や鼻汁に肺炎球菌を抱えていても病気になるわけではない．ワクチンのない時代から，ヒトは肺炎球菌に対する抵抗力を自然に獲得していた．肺炎球菌は，上気道に留まり下気道で増殖しないように気道免疫が働く．しかし，ヒトの肺炎球菌への抵抗力は加齢とともに衰えていき，高齢者の肺炎では肺炎球菌が再び脅威となる．

気道の病原細菌やウイルスの病原性については，疫学データより，ある程度は見通せるが，*M. pneumoniae*感染は他の病原体と異なり未解明部分が多い．*M. pneumoniae*肺炎では特異的血清抗体が著しく上昇するが，上昇した特異抗体が自己免疫を引き起こす．あるいは，*M. pneumoniae*由来物質が長く体内に存在して，多様な病態を惹起することがある．気道免疫が成熟する年長児が*M. pneumoniae*肺炎を示すのは，年長児における獲得免疫の成熟が関係する．*M. pneumoniae*感染の炎症初期は，好中球を主体とした肺胞炎，慢性期では，気管支周囲のリンパ球，形質細胞浸潤が主体の炎症である．ヒトの*M. pneumoniae*感染慢性期の病理も，形質細胞浸潤，ヘルパーT2細胞依存性の組織像を呈する．気道免疫が成熟してくる学童期では，他の病原体による急性肺炎は少なくなる．しかし，*M. pneumoniae*は，この時期の小児に高熱を伴う肺炎を起こすため，学童期肺炎の多くを*M. pneumoniae*肺炎と疑うことができる．しかし，肺炎の一部では，臨床像が目立たないものがある．本邦で*M. pneumoniae*肺炎が知られるきっかけは，学童検診時の胸部レントゲン上，偶然に発見される肺炎の存在であった．典型的*M. pneumoniae*肺炎の好発年齢にこだわると，*M. pneumoniae*感染症の臨床像の全貌を見逃すことになる．実際に*M. pneumoniae*感染が臨床像を出す年齢は，それより若年と思われる．*M. pneumoniae*感染のピークは年長児より5歳以下の乳幼児である．

B 乳幼児期の*M. pneumoniae*感染の実態

乳幼児のデータは，1975年のFernaldら[1]の，デイケアセンターにおける培養成績にさかのぼる．彼らの調査によると，肺炎マイコプラズマを保菌していたのは，発熱や肺炎のない元気な乳幼児であっ

た．そのなかには軽く喘鳴を呈している者がいた．一旦，*M. pneumoniae*培養が陽性になると，その後も*M. pneumoniae*が存在した．Spuesensら[6]は，3カ月〜16歳の小児をエントリーし，気道症状のある者，ない者をともに気道症状と*M. pneumoniae*感染を追跡調査した．一旦，*M. pneumoniae*のPCRが陽性となった保菌小児を追跡すると，気道症状の有無にかかわらず，1カ月後には*M. pneumoniae*のPCRは消失することが多かった．特異IgG，IgM抗体は，症状の鑑別には有用でなかった．*M. pneumoniae*-PCRでの陽性率と，*M. pneumoniae*培養陽性率にはギャップがあり，これが気道の*M. pneumoniae*の生存能力と関係するなら興味深いところである．

筆者らは1984〜1986年に，地域の中核病院において，0〜15歳までの小児の下気道を診断するために網羅的に*M. pneumoniae*の培養検査を試みた．採血も行い，血清抗体測定も併用して，特異抗体による*M. pneumoniae*診断も併用した[13,14]．年少児では，*M. pneumoniae*感染症が起きても肺炎はなく，無熱の症例があった．一方，年長児では，高熱を伴う肺炎が発症し，血液中に好酸球が増えた．つまり，年少児の*M. pneumoniae*症例は，*M. pneumoniae*の臨床診断が難しかった．培養を試みた下気道炎の総数は1,485名であった．0〜2歳の乳幼児より採取した検体数の占める割合は，全体の4割であった．乳幼児に*M. pneumoniae*培養検査が多く施行された理由に，年少児の下気道炎が多いことが背景にある．1歳未満の下気道炎全体では，レントゲン上に肺炎が半数にあり，発熱は45％，喘鳴は72％に伴った．

どのような臨床像の患児の鼻咽頭や痰から*M. pneumoniae*が培養されやすいかを調べるため，3種の臨床症状（肺炎，発熱，喘鳴）の有無別に，*M. pneumoniae*の培養陽性率を各年齢で比較検討した（図1）．*M. pneumoniae*培養陽性率とは，*M. pneumoniae*培養を試みた検体数を分母に，陽性の検体数を分子として百分率とした数値である．*M. pneumoniae*陽性率は，0〜2歳で40/602（6.6％），3〜6歳で133/571（23.3％），7〜10歳で65/217（30.0％）であった．年少児では，*M. pneumoniae*感染が発熱や肺炎のないグループからも培養されており，年少児では発熱せず，肺炎像がない*M. pneumoniae*感染症が少なくないことが示された．喘鳴に関しては，

4）小児マイコプラズマ感染症の臨床経過

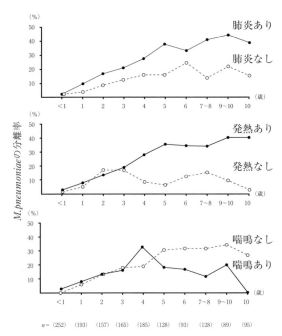

図1 M. pneumoniae年齢別分離率[13]

1～3歳では喘鳴のあるグループと喘鳴のないグループから，ほぼ同率でM. pneumoniaeが培養されたが，4歳時においては喘鳴のあるグループにおいて高頻度にM. pneumoniaeが培養された．Fernaldの報告[1]と同様，本邦においても，M. pneumoniae感染は，乳幼児喘鳴と関連した．検体総数のうち，7歳以上の年長児由来の検体の割合は，検査総数の21％に過ぎないが，M. pneumoniae培養陽性率は高かった．しかし，培養陽性の検体数からみると，感染のピークは3～4歳児であった．4歳児になるとM. pneumoniae感染による気道狭窄が起きやすく，喘鳴を呈しやすい．

C 喘息気道におけるM. pneumoniae感染の実態

喘息病態の発症には，Th2免疫優位，肥満細胞，好酸球などが関与する．M. pneumoniae感染症では，マスト細胞，腫瘍壊死因子（TNF），IL-8，IL-17が増える．気道狭窄とM. pneumoniae感染に関しては，Kraftら[2]が成人の喘息気道の半数にM. pneumoniaeを見出し，M. pneumoniaeの微量の存在が慢性の気道感染を惹起し，気道狭窄となる成績を示した．M. pneumoniaeは気道の免疫細胞を刺激し

て，喘息性の慢性炎症を起こす[15]．M. pneumoniaeは小児喘息に高頻度でみられ，小児期の喘息児にIL-5を増やす[16]．M. pneumoniaeは喘息の慢性炎症を惹起する有力な候補因子で，ヒトの一生を通じて，気道免疫との静かなるせめぎ合いを繰り返しているようである．喘息気道では，慢性炎症がある一方で，気道免疫が抑制されている．免疫抑制のある喘息気道では，病原体がホストの監視機構をすり抜けて残存しやすい．弱毒菌や潜伏感染が，気道過敏性や喘息発症と関連することは，動物モデルでも示されている[17]．ヒトの病原体であるM. pneumoniaeは，マウスに病変が乏しく，弱い肺炎像しか起こさない．しかし，M. pneumoniaeを一定量以上で気道に吸入させ，長期的に観察すると，持続的M. pneumoniae感染となり，気道過敏性が起きてくる．M. pneumoniae感染が成立したマウスは，炎症の修復がうまくいかず，喘息類似の病態が完成すると説明される[18]．ヒトにおいても，慢性炎症のある気道では一部の免疫機能が低下している．喘息児ではM. pneumoniaeに対するIgG抗体の低下，インターフェロンの産生低下がある[19]．炎症を制御する気道の候補因子に，サーファクタントA（SP-A）があり[20]，M. pneumoniaeが感染している気道はTNFが増加し，気道過敏性を高めるが，SP-Aにより炎症が抑えられる．気道炎症を抑制する因子については，殺菌能力をもつ血管透過性増加タンパクshort palate, lung, and nasal epithelium clone（SPLUNC）1が，M. pneumoniaeの制御にも働く[21]．SPLUNCは喘息気道では低下し，M. pneumoniaeが生存しやすい可能性が指摘されている．

M. pneumoniae感染症に喘息をもつ小児が多いことは，2011年のM. pneumoniae流行時に国立感染症研究所が入院を要したM. pneumoniae感染症をまとめた成績でも示されている[22]．これによると3～5歳の症例は184名で，この年齢層の症例数を1歳当たりで計算すると61.3人であった．一方，好発年齢といわれる6～15歳の合計症例数は455名と一見すると多いが，1歳当たりに換算すると45.5人となる．やはり，入院例でも3～5歳の症例が多いことがわかる．これらの入院症例では炎症徴候も強く，酸素投与も一部で要した．入院児の喘息合併率は高く，喘息の割合は0～2歳16.7％，3～5歳11.4％，6～15歳9.2％で

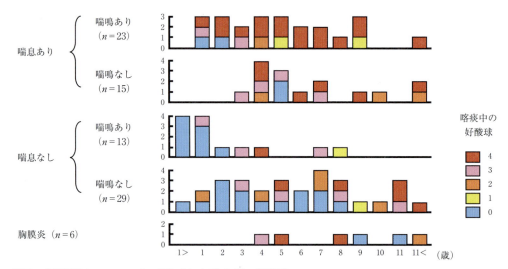

図2　年齢別 M. pneumoniae 感染症における痰の好酸球

あった．M. pneumoniae 感染は気道狭窄を伴いやすく，喘鳴が起きやすい事実は，以前の臨床観察でもすでに知られており，大学生の喘鳴が報告されている[23]．

M. pneumoniae 感染により気道狭窄を呈した際の気道炎症については，ファイバースコープを用いて，M. pneumoniae 感染小児から肺胞洗浄液（BALF）を得た観察がある．M. pneumoniae 感染のある喘息小児と，コントロール小児を比較したところ，喘息気道ではBALF中の好塩基球や好酸球が増加していた[24]．特にBALF好酸球は，年齢とともに上昇を認めた．しかし，小児ではこの検査が難しく，M. pneumoniae 感染の気道炎症を検討した成績は少ない．私たちは，気道感染時の患児から下気道由来の検体である痰を採取し，痰の細胞診を行うことにより M. pneumoniae による気道炎症を評価した．痰中の好中球，好酸球や脱落細胞を観察すると，BALFを採取しなくとも，小児でも気道炎症を把握することが可能であった．M. pneumoniae 感染急性時の痰中の好酸球の数を0〜4までにスコア化し，下気道炎症の評価のためのマーカーとした．すでに喘息の既往のある小児喘息群，喘息の既往はないが，M. pneumoniae 感染時に喘鳴を呈した喘鳴群，喘息や喘鳴もない小児の群，さらに胸膜炎を合併したが喘息も喘鳴はない胸膜炎群と臨床像別の4群において，痰の好酸球を比較した．図2は，その成績を示したものである．

図2から示されるように，M. pneumoniae 感染時，患児年齢の増加と平行して，痰中好酸球の増加が確認できた．血中の好酸球も同じ傾向を認めた[14]．すでに喘息の既往のある小児では，乳幼児期の早期から，痰中好酸球の増加がみられた．しかし，喘息のない患児群では，喘鳴を呈していても，年少児では好酸球増加は少なかった．7歳を過ぎると，喘息の既往を欠く小児でも痰の好酸球は増加傾向を示した．以上のことから，M. pneumoniae 感染が起こす気道炎症は，患児の年齢と，喘息合併の有無で変化し，患児の年齢や喘息は M. pneumoniae による下気道炎の炎症細胞に影響を与えた．M. pneumoniae は，ホストの気道免疫の状況に応じて，感染戦略を変化させていると思われた．

D　おわりに

近年，世界中で，喘息の増加が懸念されるが，背景としてヒトの感染制御能の低下が推定されている．病原性の低い感染因子が喘息発症と関連することは，M. pneumoniae に限らず気道ウイルスでも同様である．病原性の強いRSVより，むしろ病原性の低いライノウイルスが喘息発症に重要である．弱毒ウイルスは反復感染し，喘息発症のトリガーである．気道の防御免疫の低下があれば慢性炎症が遷延し，喘息発症のリスクが上昇する．吸入ステロイド

治療では限界のある現在の喘息治療を打開するには，*M. pneumoniae*感染による慢性気道炎症のメカニズム解明は必須であり，今後の研究の成果が期待される．

文 献

1) Fernald GWら：Pediatrics 55：327-335, 1975. PMID：1143973.
2) Kraft Mら：Am J Respir Crit Care Med 158：998-1001, 1998. PMID：9731038.
3) Atkinson TPら：FEMS Microbiol Rev 32：956-973, 2008. Doi：10.1111/j.1574-6976.2008.00129.x. PMID：18754792.
4) Nilsson ACら：BMC Microbiol 8：93, 2008. Doi：10.1186/1471-2180-8-93. PMID：18547431.
5) Peters Jら：Chest 140：401-407, 2011. Doi：10.1378/chest.11-0221. PMID：21622549.
6) Spuesens EBら：PLoS Med 10：e1001444, 2013. Doi：10.1371/journal.pmed.1001444. PMID：23690754.
7) Varshney AKら：FEMS Immunol Med Microbiol 56：25-31, 2009. Doi：10.1111/j.1574-695X.2009.00543.x. PMID：19239491.
8) Wood PRら：Ann Allergy Asthma Immunol 110：328-334, 2013. Doi：10.1016/j.anai.2013.01.022. PMID：23622002.
9) Chourasia BKら：BMC Microbiol 14：108, 2014. Doi：10.1186/1471-2180-14-108. PMID：24774062.
10) Kannan TRら：J Infect Dis 204：1596-1604, 2011. Doi：10.1093/infdis/jir557. PMID：21957154.
11) Krishnan Mら：PLoS One 8：e62706, 2013. Doi：10.1371/journal.pone.0062706. PMID：23667510.
12) Medina JLら：Am J Respir Cell Mol Biol 46：815-822, 2012. Doi：10.1165/rcmb.2011-0135OC. PMID：22281984.
13) Nagayama Yら：J Infect Dis 157：911-917, 1988. PMID：3129522.
14) 永山洋子：日本小児呼吸器疾患学会雑誌 12：7-17, 2001.
15) Kraft Mら：Eur Respir J 31：43-46, 2008. Doi：10.1183/09031936.00103307. PMID：18166592.
16) Jeong YCら：Allergy Asthma Immunol Res 4：92-97, 2012. Doi：10.4168/aair.2012.4.2.92. PMID：22379604.
17) Hardy RDら：Infect Immun 70：649-654, 2002. PMID：11796594.
18) Wu Qら：Clin Exp Allergy 39：1754-1763, 2009. Doi：10.1111/j.1365-2222.2009.03309.x. PMID：19552640.
19) Atkinson TPら：Allergy Asthma Proc 30：158-165, 2009. Doi：10.2500/aap.2009.30.3207. PMID：19463205.
20) Hsia BJら：J Allergy Clin Immunol 130：205-214, 2012. Doi：10.1016/j.jaci.2012.03.002. PMID：22502799.
21) Gally Fら：Am J Pathol 178：2159-2167, 2011. Doi：10.1016/j.ajpath.2011.01.026. PMID：21514430.
22) 鈴木里和ら：IASR 33：162-163, 2012.
23) Fernald GWら：J Adolesc Health Care 10：520-526, 1989. PMID：2514160.
24) Tang LFら：J Asthma 46：265-269, 2009. Doi：10.1080/02770900802647557. PMID：19373634.

〈永山洋子〉

● 臨 床 編 ●

1 ヒトマイコプラズマ感染症

3. 成人マイコプラズマ感染症

1）成人肺炎マイコプラズマ肺炎の診断

　成人肺炎マイコプラズマ肺炎は，市中肺炎のうち若年者に多くみられる非定型肺炎の代表である．診断は*Mycoplasma pneumoniae*の分離培養による検出がゴールドスタンダードであるが，培養に時間を要するため一般医療施設では行われていない．そのために，日常臨床では，臨床像と画像所見から診断のアプローチを行い，血清や咽頭拭い液などの臨床検体を用いた抗原，抗体による診断，またPCR（polymerase chain reaction），LAMP（loop-mediated isothermal amplification）法などの遺伝子検査にて*M. pneumoniae*を間接的に証明し診断する．

A　臨床像と画像所見からの診断アプローチ
1．臨床像からの診断

　成人肺炎マイコプラズマ肺炎は，若年者に多く，初期症状としては発熱，全身倦怠感，咳嗽が多く，持続する乾性咳嗽が特徴である．また，発熱は他の非定型肺炎と比較すると38.5℃以上を呈することが多いが，全身倦怠感は強くないことが多い．喀痰を認めることは少なく，あっても少量のことが多く，細菌性肺炎などを合併しない限り，グラム染色でも有意な菌を認めがたい．理学所見では聴診上，乾性ラ音が聴取されることがあるが，所見に乏しい．胸部レントゲン写真上は異常陰影があっても聴診上は異常を認めない症例も多い．血液検査においては，末梢血白血球数は正常範囲内か軽度増加のことが多く，CRP値は中等度以上の値を示すことが多い．

　以上のような臨床的特徴から，本邦の『成人市中

表1　日本呼吸器学会成人市中肺炎診断ガイドラインによる細菌性肺炎と非定型肺炎の鑑別基準

1. 年齢60歳未満
2. 基礎疾患がない，あるいは軽微
3. 頑固な咳嗽がある
4. 胸部聴診上所見が乏しい
5. 喀痰がない，あるいは迅速診断法で原因菌らしきものがない
6. 末梢血白血球が10,000/μL未満である

1〜5の5項目中　3項目以上陽性：非定型肺炎疑い
　　　　　　　　2項目以下陽性：細菌性肺炎疑い

1〜6の6項目中　4項目以上陽性：非定型肺炎疑い
　　　　　　　　3項目以下陽性：細菌性肺炎疑い

肺炎診療ガイドライン』[1]では，非定型肺炎と細菌性肺炎の鑑別に用いる項目の判定基準（表1）により，成人肺炎マイコプラズマ肺炎を臨床的に診断することを推奨している．すなわち，表1に示される6項目中4項目以上が合致する場合は，成人肺炎マイコプラズマ肺炎の診断感度は86.3%となり，肺炎クラミドフィラ（クラミジア）肺炎も含めた非定型肺炎全体の感度は77.9%で，特異度93.0%となる[1]．また，白血球数を除いた5項目中3項目以上が合致する場合は，成人肺炎マイコプラズマ肺炎の診断感度は91.2%，肺炎クラミドフィラ（クラミジア）肺炎も含めた非定型肺炎全体の感度は83.9%，特異度87.0%となる[1]．

　一方で，過去の7つの臨床解析報告から，咳嗽，喘鳴などの臨床症状と発熱や聴診所見などの所見を用いて肺炎マイコプラズマ肺炎の鑑別が可能であるかを検証した成績では，これらの症状，所見のみか

らは肺炎マイコプラズマ肺炎の診断が困難であることも報告されている[2]．

2．画像所見からの診断

肺炎マイコプラズマ肺炎の画像所見は，その病態を反映して非常に多彩な陰影を呈する．胸部単純X線写真では，斑状の浸潤影，網状，結節影，スリガラス状陰影が主体となる．一般的な細菌性肺炎と比較して，肺炎マイコプラズマ肺炎では中枢性優位に，細菌性肺炎ではより末梢の胸膜直下まで陰影が広がることが多いとされる．浸潤影には気管支透亮像を伴うこともあり，区域性，非区域性のいずれの分布もとる．臨床的にマイコプラズマ感染症が疑われても，胸部レントゲン写真では正常であることも多く，CTでのみ所見を認める場合も少なくない[3,4]．

CT所見は，炎症の主座によって様々な所見を呈する．細気管支周囲の肺胞や間質に炎症が及ぶと小葉・細葉性陰影を呈し[5]，軽微な炎症では，細葉性や汎小葉性のスリガラス状陰影を認めるが，炎症が高度になるとスリガラス状陰影は浸潤影となる[6]．気管支血管周囲間質に炎症が及ぶと中枢側気管支壁の肥厚や気管支血管束の腫大，小葉間隔壁の肥厚もみられる[3,5]．肺炎マイコプラズマ肺炎では細菌性肺炎も合併することがあり，浸潤影が混在した画像所見では間質性陰影の融合によるものか，他の細菌感染の合併によるものか鑑別は困難となる．軽症から中等症の肺炎マイコプラズマ肺炎と肺炎球菌性肺炎を高分解能CTで比較したMiyashitaらの検討によれば，肺炎マイコプラズマ肺炎では気管支壁肥厚と小葉中心性小結節影がそれぞれ81％，78％と高率に認められ，肺炎球菌性肺炎におけるそれらの頻度（それぞれ19％，22％）と比較し有意に高かったと報告されている[7]．さらに，気管支壁肥厚と小葉中心性小結節影のいずれかの所見を有する頻度は，肺炎マイコプラズマ肺炎では92％，肺炎球菌性肺炎では29％と有意な差が認められ，これらの所見が両者の鑑別に有用であるとしている．

B　*M. pneumoniae*の証明によるアプローチ

1．直接証明法

1）分離培養検査

唯一確定診断が得られる検査法であるが，PPLO（pleuropneumonia-like organism）培地という特殊培地を必要とし，2〜4週間の培養期間が必要のため，研究機関以外ではほとんど行われていないため，一般的ではない[8]．

2．間接証明法

1）特異抗体検出法

一般的に用いられる血清を用いた検査法である．主なものとして補体結合反応（complement fixation：CF法），ゼラチン粒子凝集反応（agglutination：PA法），酵素免疫測定法（enzyme immunosorbent assay：EIA）を利用した検査法があり，それぞれに特徴がある．CF法は特異IgG抗体を検出する方法で，シングル血清≧64倍，ペア血清≧4倍の上昇を認めた場合，陽性と判定する．PA法は主にIgM抗体（一部IgG抗体を含む）を測定する方法で，シングル血清≧320倍，ペア血清≧4倍の上昇を認めた場合，陽性と判定する．CF，PA法ともにIgG抗体を含んでいるため，既往がある場合，長期間にわたって陽性となる．そのため，ペア血清での検査が望ましい．これらの検査の欠点は，迅速性に欠けることである．

EIA法（ImmunoCard® Mycoplasma）は，特異IgM抗体を定性的に検査法で迅速性が著しく改善された．しかし，肺炎の病像形成から血流中にIgMが検出されるのに3〜4日を要し，感染初期に用いると偽陰性を示したり，成人の再感染例ではIgMの上昇が得られないこともある．また，罹患後も長期間陽性となる場合もあるため，迅速診断検査としての有用性は限定的といわざるを得ない[9〜11]．

2）非特異的検査法

寒冷凝集素（cold agglutinin：CA）は，ほとんどがIgMクラスに属し，健常人にも存在する．通常は抗体価が低いが，マイコプラズマに感染すると上昇し，シングル血清≧256倍，ペア血清≧4倍の上昇を認めた場合，陽性と判定される．しかし，その他の感染症，膠原病などでも上昇する非特異的な抗体であるため，補助的な診断法として捉える必要がある[8]．

3．抗原検査

イムノクロマトグラフィー法を用いた方法で，咽

頭拭い液を検体とし，マイコプラズマ抗原を検出する迅速診断キットが2013年6月より上市されている．小児を対象にした試験では，検出感度は60～75％程度であるが，特異度は100％近いと報告されている[12]．成人でのエビデンスは十分ではなく評価が待たれる．

4．遺伝子検査
1）LAMP法
特殊なPCR機器を必要とせず，迅速性と簡便性に優れた検査法である．特徴としては，①核酸増幅反応を等温で行う，②6領域を認識する4種類のプライマーを用いるため特異性が高い，③増幅効率がよいため，短時間（2時間足らず）で結果を得られる，④増幅産物量が多く，簡易検出に優れる，などが挙げられる．山口ら[13]による急性下気道感染症が疑われる207症例を対象とした比較試験において，培養にて*M. pneumoniae*を検出したのは咽頭拭い液で60例，喀痰培養で17例であったが，これらの検体とLAMP法との一致率は咽頭拭い液で95.6％，喀痰では98.5％と非常に高い結果であった．

2）PCR
感度・特異度ともに優れているが，手技が煩雑で特定の機器を必要とするため，一般医療機関では行われておらず，結果が出るまでの時間も要することが多い．前述のようにLAMP法の有用性が優れているが，マクロライド系抗菌薬に代表される薬剤耐性マイコプラズマの耐性遺伝子の変異検出には欠かせない方法である．

文 献
1) 日本呼吸器学会呼吸器感染症に関するガイドライン作成委員会：成人市中肺炎診療ガイドライン，杏林社，東京，2007．
2) Wang K ら：Cochrane Database Syst Rev 10：CD009175, 2012. Doi：10.1002/14651858. PMID：23076954.
3) 福島 文ら：日本胸部臨床 67：570-579, 2008.
4) 山口哲治ら：呼吸 23：881-888, 2004.
5) 冨口静二ら：臨床と研究 74：2978-2984, 1997.
6) Reittner P ら：AJR Am J Roentgenol 174：37-41, 2000. PMID：10628450.
7) Miyashita N ら：BMC Med Imaging 9：7, 2009. Doi：10.1186/1471-2342-9-7. PMID：19400968.
8) 富樫真弓ら：臨床と微生物 39：311-315, 2012.
9) Waris ME ら：J Clin Microbiol 36：3155-3199, 1998. PMID：9774556.
10) Nir-Paz R ら：Clin Microbiol Infect 12：685-688, 2006. PMID：16774570.
11) Ishii H ら：J Infect Chemother 16：219-222, 2010. Doi：10.1007/s10156-010-0043-y. PMID：20174995.
12) 波多野修一ら：小児科臨床 66：2105-2115, 2013.
13) 山口惠三ら：医学と薬学 58：565-571, 2007.

（泉川公一，河野 茂）

● 臨床編 ●

1 ヒトマイコプラズマ感染症

3. 成人肺炎マイコプラズマ感染症

2）成人肺炎マイコプラズマ肺炎の病態

　肺炎マイコプラズマ肺炎は成人市中肺炎のうち10〜15％，入院を要する市中肺炎患者では5.4〜32.5％を占める．かつては4年に1度の流行とされていたが，近年はその周期は明確でない．一般的には健常成人においては外来で治療しうる肺炎ではあるが，飛沫による感染拡大の懸念や，ときに重症化し致死的な疾患であることから，成人における重要な呼吸器感染症の1つである．本項では，成人肺炎マイコプラズマ肺炎の発症機序と，その病態に基づく臨床症状および検査所見，最後に超高齢社会を背景に急増する高齢者肺炎におけるマイコプラズマ感染の知見について紹介する．

A　発症機序

　*Mycoplasma pneumoniae*は，細胞壁を欠く細胞外で発育する最小（長さ1〜2μm，幅0.1〜0.2μm）の微生物である．経気道的に侵入すると，気道上皮の線毛に付着した後，細胞表面を滑走するとされる．この過程には，菌体から分極した細胞小器官が重要な役割を担っており，P1，P30といった接着分子や滑走に必要なP41，P200といったタンパク質はこの部位に存在する[1]．特にP1には多様性があり，本邦では1995〜2001年の期間と，2002〜2005年の期間に流行した臨床分離株でP1の遺伝子型が異なっていたとの興味深い報告がある[2]．

　*M. pneumoniae*による気道上皮への障害は，直接的反応と間接的な免疫反応とに分けて考えられている（図1）．直接障害とは，主に細胞表面における過酸化水素や活性酸素による作用である．菌体が細胞に付着した後，菌体からグリセロールの代謝産物である過酸化水素や活性酸素が放出される．活性酸素は宿主細胞のカタラーゼを阻害することで，過酸化水素の産生を亢進させる作用がある．また，*M. pneumoniae*に感染した気道上皮においては，interleukin（IL）-8やtumor necrosis factor（TNF）-α，IL-1βなどのサイトカインを産生することで，炎症細胞の集簇を促進する．一方，菌体表面にあるリポタンパクがマクロファージによって認識されると，種々の免疫反応が引き起こされる．この認識はToll-like receptor（TLR）1，TLR2，TLR6を介して行われ，IL-18やIL-8といったサイトカインを産生する[3]．IL-18はリンパ球を介してinterferon（IFN）-γなどのTh1サイトカインを産生し，IL-8は好中球の活性化および遊走を促す．その他，実験レベルではあるが，肥満細胞が接着因子のP1を認識して，IL-4の産生が亢進することも報告されている[4]．

B　発症病態からみる臨床症状

　*M. pneumoniae*は上気道および下気道，またはその両方に感染する．感染した患者の多くが上気道症状を呈し，成人における*M. pneumoniae*感染者のうち3〜10％が肺炎に至ると報告されている[5]．*M. pneumoniae*感染による症状は，第一に強い咳嗽である．これは気道上皮の線毛に付着し，直接反応および免疫反応にて，線毛が脱落するなど気道上皮が障害された結果，粘膜下にある求心性の神経C線維が刺激されるためである．気道上皮を病変の主座と

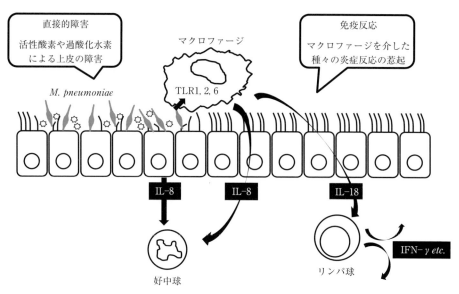

図1　気道上皮におけるM. pneumoniaeの感染機序

しているため，通常は喀痰を伴わない咳嗽であるが，種々の免疫反応により粘液分泌が誘導された数日後には喀痰もみられるようになる．他に，咽頭痛，嗄声，発熱，頭痛，悪寒，筋肉痛，全身倦怠感といった非特異的な感染に対する症状も伴う[1]．健常人においては1週間程度で症状は終息するが，咳嗽や倦怠感は2週間以上持続することがあり，障害された気道上皮の回復に要する期間に矛盾しない．早い時期に抗菌薬を投与した方がより症状の持続時間を短縮できるとされており，なかでも免疫調整作用をもつマクロライド系抗菌薬が有効である[1,6]．

また，この臨床症状はクラミジア肺炎やウイルス性肺炎などの他の非定型肺炎と類似するものであり，それらとの混合感染も多く報告されている[7]．さらにはM. pneumoniaeの感染が他の感染症に先行し，様々なウイルスや細菌の感染を誘発させることもヒトや動物レベルで確認されている[8]．M. pneumoniaeの存在が気道免疫を低下させる報告は散見されるが，その機序は明らかにされていない．先述のように，マイコプラズマは主に貪食ではなくTLRを介したマクロファージの活性化により免疫反応を惹起していると考えられている[3]．宿主の強力な免疫反応が気道上皮への障害に影響している反面，そのような機序が他の病原体への反応を低下させるのに関連しているのかもしれない．

日本呼吸器学会は，非定型肺炎と細菌性肺炎との鑑別を表のように提唱している（臨床編1-3-1「成人肺炎マイコプラズマ肺炎の診断」表1：104頁参照）[9]．これは実症例による重回帰分析から求められた結果であり，その良好な検査特性は肺炎マイコプラズマ肺炎と細菌性肺炎の鑑別としても感度88.7%，特異度77.5%であり，国内外において評価されている．これらの鑑別項目は，それぞれM. pneumoniaeの感染による病態を表現している．1, 2は宿主の免疫反応であり，若年者や基礎疾患のない者では強い反応が生じることを表している．3, 4, 5は気道線毛上皮における炎症を反映しており，6はウイルス感染に対する免疫反応と同様に強力な好中球の集簇をきたさない病態である可能性が考えられる．末梢血における白血球が高値になりにくいという特徴以外に，肝機能障害や好酸球の増多もしばしばみられる．肝酵素が上昇する機序は明らかではないが，宿主の免疫反応が関与している可能性はある．

C 発症病態からみる胸部画像所見

肺炎マイコプラズマ肺炎の胸部画像については，近年の胸部画像診断の進歩によりhigh resolution computed tomography（HRCT）の診断への有用性が報告されている（表1）．Reittnerらは28名の肺炎マイコプラズマ肺炎患者の胸部X線写真とHRCTの画像所見を検討した[10]．HRCTでは，ground glass attenuation（GGA），air-space consolidation，小葉

2) 成人肺炎マイコプラズマ肺炎の病態

表1 肺炎マイコプラズマ肺炎の胸部画像所見

	Reittner（n=28）		Miyashita（n=64）	Okada（n=42）
	Chest Radiography（％）	HRCT（％）	HRCT（％）	CT（％）
Air-space opacification	24（86）	NA	NA	NA
Ground glass attenuation	NA	24（86）	50（78）	39（93）
Consolidation	NA	22（79）	39（61）	17（40）
小葉中心性結節陰影	14（50）	25（89）	50（78）	38（91）
線状影 or 小葉間隔壁肥厚	3（10）	6（21）	17（27）	5（12）
気管支血管束肥厚	5（18）	23（82）	52（81）	37（88）
胸水	2（7）	2（7）	13（20）	4（10）
リンパ節腫大	3（10）	7（25）	15（23）	3（7）

HRCT：high resolution computed tomography, NA：not applicable

中心性の粒状陰影や気管支血管束の肥厚が高率にみられたが，粒状陰影と気管支血管束肥厚の所見は胸部X線写真ではあまり検出されない結果であった．分布は，HRCTにおけるconsolidationで下葉（14例），中葉または舌区（3例），上葉（2例），多葉（3例）の順で多かった．91例の肺炎マイコプラズマ肺炎の胸部CTを検討した田中らは，GGAが66％，小葉中心性粒状影が65％，気管支血管束肥厚が75％にみられたと報告しており，Reittnerらの報告とほぼ同様の結果であった[11]．Miyashitaらは，肺炎マイコプラズマ肺炎64例のHRCTを肺炎球菌性肺炎68名のそれと比較した[12]．肺炎マイコプラズマ肺炎の所見は過去の報告に矛盾せず，肺炎球菌性肺炎と比較して，GGA〔50（78％）vs 32（47％）〕，小葉中心性粒状影〔50（78％）vs 15（22％）〕，気管支血管束の肥厚〔52（81％）vs 13（19％）〕が有意に高頻度にみられたことを報告した．一方で，Okadaらは肺炎マイコプラズマ肺炎をクラミジア肺炎とHRCTにて比較している[13]．ここでも，肺炎マイコプラズマ肺炎では有意に小葉中心性陰影〔38（91％）vs 3（8％）〕と気管支血管束の肥厚〔37（88％）vs 14（35％）〕が高率に認められた．

これらの結果は，*M. pneumoniae*が気道の線毛上皮に付着する特徴を反映しており，細気管支病変が主体であることを意味している（図2）．HRCTにおける所見は，臨床症状や検査所見と並んで肺炎マイコプラズマ肺炎の鑑別に有用である可能性が高く，日本呼吸器学会が推奨する非定型肺炎と細菌性肺炎の鑑別項目に追記できる項目かもしれない．

しかしながら，小葉中心性粒状影や気管支血管束の肥厚が主体ではなく，GGAやconsolidationが主体となる症例も存在する．Tanakaらは，肺炎マイコ

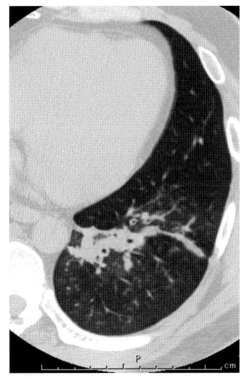

図2 肺炎マイコプラズマ肺炎のHRCT
30歳代男性の肺炎マイコプラズマ肺炎（PA法による抗体価2,560倍の時点）．左下葉に気管支血管束の肥厚と小葉中心性の粒状影を認める

プラズマ肺炎では局所の細胞性免疫亢進のためにツベルクリン皮内反応が陰転化しやすいことに着目した[14]．すなわち，ツベルクリン反応の陽性を維持できる十分なTh1反応が可能な宿主では，小葉中心性粒状影や気管支血管束の肥厚などの所見が主体で，陰転化するようなTh1系反応が弱い宿主では炎症は肺胞への拡大し，GGAやconsolidationを主体とした所見になると報告した[14]．宿主の免疫状態によっても陰影が変化することもあるため，肺炎マイコプラ

ズマ肺炎の鑑別に胸部画像を用いる場合は，宿主のTh1/Th2反応バランスを考慮する必要がある．

D 高齢者におけるマイコプラズマ感染症

現在，多くの先進国は高齢化が著しく，とりわけ日本における高齢化率は群を抜いている．そのような背景から，死因に占める肺炎の割合が増加しており，2011年からは死因の第3位に浮上した．そのほとんどは，高齢者の誤嚥性肺炎とされている[15,16]．近年はマイコプラズマの迅速検査が普及し，このような誤嚥性肺炎の患者にも迅速検査が行われることがある．診断のための諸検査の特徴については他項を参照されたいが，繰り返す誤嚥性肺炎患者が市中病院の入院病床の多くを占める昨今，このような患者が肺炎マイコプラズマ肺炎と診断されると，隔離が必要になるなど臨床の現場における影響も少なくない．

Miyashitaらは肺炎マイコプラズマ肺炎患者の15.2％が60歳以上であり，予後は若年者と同様に良好であるもの，発熱がみられにくいことを報告した[17]．このことは，高齢者では免疫反応を誘導しにくく，日本呼吸器学会が推奨する鑑別項目が使いにくいことを示唆している．実際，60歳未満では感度86％，特異度88％であるのが，60歳以上になると特異度は変わらないものの，感度が39％に低下する[18]．前述のように，肺炎マイコプラズマ肺炎は宿主の免疫反応が病態の中心を担う．診断における諸検査の意義もさることながら，免疫反応が低下した高齢者における治療と病院や施設における感染管理の必要性については，さらなる検討が必要である．

E おわりに

成人の肺炎マイコプラズマ肺炎の病態について概説した．菌体の直接作用に加え，特異な微生物学的特徴から引き起こされる宿主の免疫反応が重要な病態である．そのため，宿主の免疫状態を考慮した病態の理解と診断が必要とされる．日本呼吸器学会が推奨している鑑別診断は若年者には有用であるが，高齢者におけるマイコプラズマ感染の真の意義については大規模な臨床研究が望まれる．

文献

1) Atkinson TPら：FEMS Microbiol Rev 32：956-973, 2008. Doi：10.1111/j.1574-6976.2008.00129.x. PMID：18754792.
2) Kenri Tら：J Med Microbiol 57：469-475, 2008. Doi：10.1099/jmm.0.47634-0. PMID：18349367.
3) Shimizu Tら：Immunology 121：473-483, 2007. PMID：17433078.
4) Hoek KLら：Microb Pathog 39：149-158, 2005. PMID：16169702.
5) Feizi Tら：Br Med J 1：457-460, 1967. PMID：6017522.
6) Kawai Yら：Respirology 17：354-362, 2012. Doi：10.1111/j.1440-1843.2011.02102.x. PMID：22077195.
7) Waites KBら：Clin Microbiol Rev 17：697-728, 2004. PMID：15489344.
8) Cimolai Nら：Clin Infect Dis 21：1182-1185, 1995. PMID：8589140.
9) 日本呼吸器学会市中肺炎診療ガイドライン作成委員会：成人市中肺炎診療ガイドライン．24-27, 日本呼吸器学会, 2007.
10) Reittner Pら：AJR Am J Roentgenol 174：37-41, 2000. PMID：10628450.
11) 田中裕士ら：日本マイコプラズマ学会雑誌 24：86-87, 1997.
12) Miyashita Nら：BMC Med Imaging 9：7, 2009. Doi：10.1186/1471-2342-9-7. PMID：19400968.
13) Okada Fら：J Comput Assist Tomogr 29：626-632, 2005. PMID：16163032.
14) Tanaka Hら：Eur Respir J 9：669-672, 1996. PMID：8726929.
15) Teramoto Sら：J Am Geriatr Soc 56：577-579, 2008. Doi：10.1111/j.1532-5415.2008.01597.x. PMID：18315680.
16) Komiya Kら：Respirology 18：514-521, 2013. Doi：10.1111/resp.12029. PMID：23231701.
17) Miyashita Nら：Med Sci Monit 14：CR387-391, 2008. PMID：18667994.
18) Miyashita Nら：Respirology 17：1073-1079, 2012. Doi：10.1111/j.1440-1843.2012.02188.x. PMID：22563979.

〔小宮幸作，門田淳一〕

● 臨 床 編 ●

1 ヒトマイコプラズマ感染症

3. 成人マイコプラズマ感染症

3）成人肺炎マイコプラズマ肺炎の治療

A　市中肺炎の抗菌薬治療と肺炎マイコプラズマ肺炎の特徴

　肺炎は死亡原因の上位を占める疾患であり，適切な抗菌薬治療を早期に開始することが予後に影響することがわかっている．そのため，市中肺炎の重症度に合わせて，原因微生物のスペクトラムを外さないように経験的抗菌薬治療を選択することが日本呼吸器学会（Japanese Respiratory Society：JRS）を含め各国の市中肺炎ガイドラインで推奨されている[1〜3]．市中肺炎のうち，特に若年者に好発するとされるMycoplasma pneumoniae肺炎についても，その多くは経験的抗菌薬治療が行われている．

　大学病院である当院でのM. pneumoniae肺炎73症例の検討でも年齢は比較的若年で（37.4±17.9歳：平均±標準偏差），40歳未満が全体の6割以上を占め，基礎疾患のない症例は半数ほどであった．また，発熱と咳を主訴に来院した患者は全体の約6割に及んだ（図1）．詳細な情報が得られた54症例のうち，他の細菌との混合感染を除いた42症例では，A-DROP 3点以上の重症例はわずか1症例（1.5%），呼吸不全を呈した症例は5症例（12.8%）であった．この結果は，肺炎マイコプラズマ肺炎がwalking pneumoniaとも呼ばれ，軽症例が多いこととも一致していた[4]．ゆえに，肺炎マイコプラズマ肺炎の多くは外来治療がなされ，経験的抗菌薬治療となる．

　また，我々は肺野病変の広がりを数値化するためにAkiraらの方法を改変し[5]，胸部CT画像を腕頭静脈-上大静脈合流部レベル，大動脈弓部レベル，気管分岐部レベル，中葉支レベル，下大静脈-右房合流部レベル，横隔膜直上レベルの6スライスに分け，それぞれのスライスの左右で陰影の占める割合をGrade0：陰影なし，Grade1＜5%，5%＜Grade2＜24%，25%＜Grade3＜49%，50%＜Grade4＜74%，75%＜Grade5に分類し，合計しscore（0≦合計score≦60）を算出した．この解析の結果，いわゆる「合計scoreとして算出された画像的な陰影の広がりと低酸素血症の相関がある」ことが示された（図2）．また，画像の広がりは上肺野に比して中下肺野に有意に強く，合計scoreと体温，WBCとの相関は認めなかったが，CRP，LDHとの中等度の正の相関を認めた[6]．肺炎マイコプラズマ肺炎は多彩な

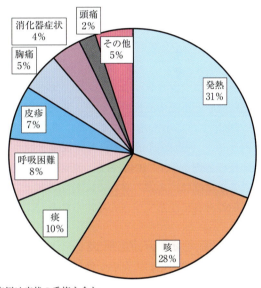

各症例は症状の重複を含む

図1　肺炎マイコプラズマ肺炎73症例の症状

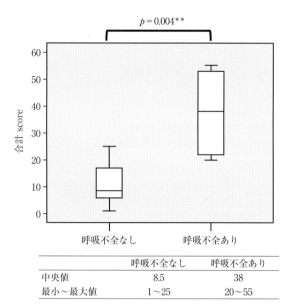

図2 低酸素血症の有無による肺の異常陰影の広がりの比較

画像所見（コンソリデーション，すりガラス影，気管支壁肥厚と小葉中心性の粒状影，小葉間隔壁の肥厚）[7]を呈することも示されている．非定型肺炎の鑑別リスト（臨床編1-3-1「成人肺炎マイコプラズマ肺炎の診断」表1：104頁参照）で4点以上を示す患者の重症度は，画像の陰影の広がりに加えて低酸素血症の有無に注意すべきと考えられる．

B 定型肺炎 VS 非定型肺炎

原因微生物の同定および感受性検査は，適切な抗菌薬選択に有用である．しかし，市中肺炎の約半数は原因微生物が確定せず，さらに迅速診断可能な原因微生物は一部に限られる．成人の肺炎マイコプラズマ肺炎では，迅速かつ診断精度が高い検査が存在しないため，肺炎マイコプラズマ肺炎が治療早期に確定診断できることは少ない．そのため，JRSの市中肺炎のガイドライン[3]では，表1に示す基準で非定型肺炎と定型肺炎を鑑別することが有用としている．その上で，肺炎マイコプラズマ肺炎，クラミドフィラ肺炎を非定型肺炎として，肺炎球菌などの定型肺炎と分けて経験的治療を行うことを勧めている．この点は，他国の市中肺炎ガイドラインにはみられない特徴である．これは，我が国の肺炎球菌のマクロライド耐性が顕著であることに関係しているかもしれない[8]．

当院の肺炎マイコプラズマ肺炎73症例での検討では，細菌性肺炎・非定型肺炎鑑別基準で4項目以上満たした症例は72.2%であり，JRSで示されている肺炎マイコプラズマ肺炎（6項目中4項目を満たした場合）の感度77.9%（特異度は93.0%）と同程度であった[4]．表1に日本呼吸器学会の市中肺炎のガイドラインによる非定型肺炎が疑われる症例での推奨治療を記載した．ICU入室が必要な重症症例では，定型菌・非定型菌もカバーする抗菌薬の選択となっている．また，非定型肺炎の臨床現場での抗菌薬選択のフローチャートを図3に示す．

C 推奨抗菌薬と治療期間

肺炎マイコプラズマ肺炎が確定した場合の治療薬としては，各国のガイドラインでも第1選択薬としてマクロライド系抗菌薬が推奨されている[1,2]．JRSの肺炎ガイドラインでは，肺炎マイコプラズマ肺炎の原因確定時の抗菌薬は指定されていない．ただし，非定型肺炎としての推奨治療薬が存在する[3]．表2に各国のガイドラインの推奨薬剤を示す．マクロライド系抗菌薬以外では，テトラサイクリン，ニューキノロン系抗菌薬が推奨されている．なお，細胞壁を有さないため，細胞壁合成阻害が作用機序であるβ-ラクタム系抗菌薬は無効である．

米国感染症学会（Infectious Diseases Society of America：IDSA）/米国胸部疾患学会（American Thoracic Society：ATS）の合同ガイドラインでは市中肺炎ならば非定型肺炎もルーチンでカバーし，治療期間は最低5日間（level I evidence），無熱期間が48〜72時間，clinical stability（表3）を逸脱するのが1項目以下，これらの基準を満たした場合に抗菌治療中止を勧めている（level II evidence）[2]．British Thoracic Society（BTS）のガイドラインでは，起炎菌が不明の場合には，7日間を推奨し，重症例では21日間まで治療期間の延長を可能としている[1]．

Smithらは1960年代に，*M. pneumoniae*を成人のボランティアに感染させてエリスロマイシンとテトラサイクリンの臨床的・細菌学的効果を観察している[8]．この報告によると，多くの症例は24時間以内に臨床的な改善が確認できていた．しかし，マイコプラズマが気道検体より持続的に検出される症例が

3）成人肺炎マイコプラズマ肺炎の治療

表1 日本呼吸器学会の市中肺炎ガイドラインの非定型肺炎が疑われる症例での推奨治療薬

対象患者		抗菌薬
外来	基礎疾患がない，もしくは軽度の若年成人	マクロライド系経口薬 テトラサイクリン系経口薬
	慢性心/肺疾患の存在，もしくは65歳以上	マクロライド系経口薬 テトラサイクリン系経口薬 レスピラトリーキノロン経口薬 ケトライド*1
入院	一般病棟	テトラサイクリン系注射薬 マクロライド系注射薬 ニューキノロン系注射薬
	ICU病棟*2　1群	カルバペネム系薬 第3，4世代セフェム系薬＋クリンダマイシン モノバクタム＋クリンダマイシン グリコペプチド系薬＋アミノグリコシド系薬
	ICU病棟*2　2群	ニューキノロン系薬 テトラサイクリン系薬 マクロライド系薬

*1：現在，販売中止
*2：ICU病棟患者では1群および2群から，それぞれ1種類ずつ注射薬を選択

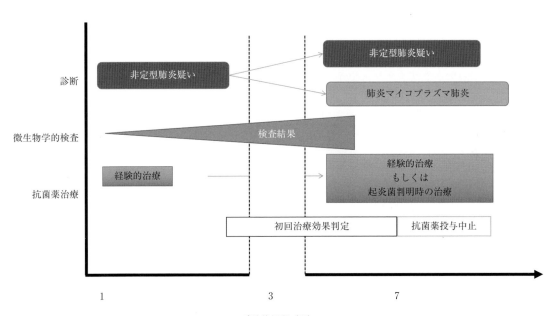

図3 非定型肺炎の臨床現場での抗菌薬選択のフローチャート

表2 肺炎マイコプラズマ肺炎の治療薬（各国の市中肺炎ガイドライン）

	JRS[3]	IDSA/ATS[2]	BTS[1]
第1選択薬	記載なし	マクロライド テトラサイクリン	クラリスロマイシン
代替薬	記載なし	ニューキノロン	ドキシサイクリン ニューキノロン

表3 Criteria for clinical stability

体温≦37.8℃
心拍数≦100回/分
呼吸数≦24回/分
収縮期血圧≧90mmHg
酸素飽和度≧90% or 動脈血酸素（室内気）≧60mmHg
経口摂取可能
正常の精神状態

文献2）より引用

一部に存在し，7日間のテトラサイクリン投与で臨床的に改善しているにもかかわらず，肺炎マイコプラズマ肺炎を再発した症例を報告している[9]．それ以降に開発されたニューマクロライド（クラリスロマイシン，アジスロマイシン）で同様な結果になるかは不明だが，経験的に肺炎マイコプラズマ肺炎の治療期間は7～14日で行われることが多い．

D マクロライド耐性肺炎マイコプラズマ肺炎

微生物学的に確定診断された肺炎マイコプラズマ肺炎にはマクロライド系抗菌薬やテトラサイクリンが推奨され，キノロンなどは代替療法として使用できる．しかしながらテトラサイクリンやキノロンは8歳以下の子どもには副作用（歯芽黄染，軟骨の形成異常，QT延長など）があるため推奨されない．それゆえマクロライド耐性（macrolide-resistant M. pneumoniae：MRMP）の肺炎マイコプラズマ肺炎は特に小児においては問題となっている．MRMPの過去の研究ではテトラサイクリンやキノロンが in vitro で効果のあることが証明されている[10]．ミノサイクリン，ドキシサイクリン，またはテトラサイクリンは，マクロライド耐性マイコプラズマの菌量を速やかに減少させることが示されている．Okadaらはミノサイクリンやドキシサイクリンはトスフロキサシンよりも24時間以内の解熱傾向が高く，治療3日後の M. pneumoniae DNAコピー数が少ないことを示している[11]．しかしながら，マクロライドの免疫調節作用や細菌学的な効果はMRMP肺炎のマウスモデルでも証明されており，MRMP肺炎であっても初期治療でマクロライド投与により患者の状態を改善させる可能性がある．

2000年以降でMRMPが日本各地で，特に小児で分離されるようになり，近年成人での検出報告も増加してきた．2007年に発表された日本呼吸器学会のガイドラインでは前述のごとく，定型肺炎との鑑別（臨床編1-3-1 表1：104頁参照）を行った上で，マクロライド治療を第1選択として推奨して以後，改定はしていない．また，薬剤の選択や明確な治療期間への言及はない[3]．

E 免疫調節薬としてのマクロライド治療／補助療法としてのステロイド治療

マクロライド系抗菌薬は抗炎症効果，免疫調節作用があることが知られている．肺炎マイコプラズマ肺炎マウスモデルではクラリスロマイシンが肺内にリンパ球や好中球を誘導するRANTES（regulated on activation, normal T cell expressed and secreted）を抑制し[7]，気管支血管周囲へのリンパ球浸潤も抑制すると報告されている[7,12]．クラリスロマイシンの用量依存的な免疫調節作用も肺炎マイコプラズマ肺炎マウスモデルで報告され[13]，ステロイドとの併用により肺胞洗浄液中の炎症性サイトカインを抑制する[14]．また，肺炎マイコプラズマ肺炎治療に対するステロイドの投与が有効であるとする報告もある[15]．

F 抗菌薬投与の遅れと予後

肺炎マイコプラズマ肺炎は一般に予後良好であるが，呼吸不全を伴い致死的になる症例も一部に存在する．前向きの検討はないが，重症例を集積し検討すると，既往症のない若年成人が多く，これら重症例の検討では症状出現から肺炎マイコプラズマ肺炎に有効な抗菌薬投与までの期間が，呼吸不全症例で9日，致死的な呼吸不全で15日と報告されている[16～18]．

G 抗菌効果判定時期

非定型肺炎として，マクロライド系抗菌薬投与開始後，臨床的な効果が乏しい場合には抗菌治療の変更が望ましい．この場合には，非定型菌以外の原因による肺炎およびマクロライド耐性菌の可能性がある．宮下らは，マクロライド系抗菌薬を投与し48時間以内に解熱が認められない場合にはマクロライド耐性マイコプラズマの可能性があると報告している[9]．また，市中肺炎全体で調べた場合には，臨床

的にバイタルサイン(発熱,呼吸不全,脈拍など)の改善がみられる期間の中央値は,治療開始後3日とされている[19].そのため,投与3日前後での治療効果判定が適切と考えられる.

H まとめ

マクロライド系抗菌薬が肺炎マイコプラズマ肺炎(非定型肺炎の疑いを含む)の第1選択薬と考えられる.しかし,マクロライド耐性菌の蔓延もあるため,治療開始3日前後で治療効果が認められない症例では,他の薬剤への変更を検討すべきである.治療期間は7日以上が望ましい.

文献

1) Lim WSら:Thorax 64(Suppl 3):1-55, 2009. Doi:10.1136/thx.2009.121434. PMID:19783532.
2) Mandell LAら:Clin Infect Dis 44(Suppl 2):S27-72, 2007. Doi:10.1086/511159. PMID:17278083.
3) The JRS guidelines for the management of community-acquired pneumonia in adults, 2007.
4) Ohkuma Kら:Kansenshogaku Zasshi 62:254, 2014.
5) Akira Mら:Thorax 55:854-859, 2000. PMID:10992538.
6) Saraya Tら:Am J Respir Crit Care Med 191:A1781, 2015.
7) Saraya Tら:Front Microbiol. in press 2014.
8) Goto Hら:J Infect Chemother 15:347-360, 2009. Doi:10.1007/s10156-009-0719-3. PMID:20012724.
9) Smith CBら:N Engl J Med 276:1172-1175, 1967. Doi:10.1056/NEJM196705252762103. PMID:6023234.
10) Hong KBら:Emerg Infect Dis 19:1281-1284, 2013. Doi:10.3201/eid1908.121455. PMID:23876792.
11) Okada Tら:Clin Infect Dis 55:1642-1649, 2012. Doi:10.1093/cid/cis784. PMID:22972867.
12) Saraya Tら:Jpn J Antibiotics 61:9-12, 2008.
13) Tagliabue Cら:J Antimicrob Chemother 66:2323-2329, 2011. Doi:10.1093/jac/dkr306. PMID:21791441.
14) Tagliabue Cら:J Infect Dis 198:1180-1188, 2008. Doi:10.1086/591915. PMID:18717637.
15) Radisic Mら:Clin Infect Dis 31:1507-1511, 2000. Doi:10.1086/317498. PMID:11096025.
16) Chan EDら:West J Med 162:133-142, 1995. PMID:7725685.
17) Miyashita Nら:J Med Microbiol 56:1625-1629, 2007. Doi:10.1099/jmm.0.47119-0. PMID:18033831.
18) Izumikawa Kら:J Infect Chemother 20:181-185, 2014. Doi:10.1016/j.jiac.2013.09.009. PMID:24462437.
19) Halm EAら:JAMA 279:1452-1457, 1998. PMID:9600479.

(皿谷 健,倉井大輔,後藤 元)

● 臨床編 ●

1 ヒトマイコプラズマ感染症

3. 成人マイコプラズマ感染症

4）重症型肺炎マイコプラズマ肺炎

　非定型肺炎の1つである*Mycoplasma pneumoniae*肺炎は，市中肺炎のなかで30〜40％を占めるとされ，日常の診療のなかでたびたび遭遇する肺炎である[1]．

　臨床的には比較的軽微な経過をとるが，頑固な咳嗽が持続するのが特徴である．治療に関しては有効な抗菌薬（マクロライド系やテトラサイクリン系抗菌薬）もあり，比較的治療は容易であり，死に至る重症例はまれとされている．しかしながら，ときに重症化し，強い呼吸不全，低酸素血症を呈する症例もみられる．

　疫学的には家庭，小集団内で感染を拡大していくが，そのほとんどが小児から若年成人を主体に流行する．臨床的には比較的軽症にて治癒する疾患であるが，小児科領域においては種々の合併症を惹起し重症化することもある[1,2]．

　一方，成人〜高齢者においては肺炎発症例も少ない上に，合併症を呈する症例や重症例は少ないと考えられていたが，最近比較的早期に*M. pneumoniae*感染の診断が可能となり，成人の市中肺炎のなかで，低酸素血症を呈し呼吸管理が必要とされるような重症肺炎症例のなかに*M. pneumoniae*肺炎の重症例がみられることがある[3]．本項においては，このような重症型*M. pneumoniae*肺炎について自験例を含めて，本邦で誌上報告されている51症例の臨床，疫学，画像所見，血液・生化学的所見および治療などについて解析した成績[3]を参考に，その臨床的特徴，疫学，治療，発症機序などについて文献的考察および筆者の考えも加えて，重症*M. pneumoniae*肺

炎の概略を述べる．

A　疫学と臨床

　*M. pneumoniae*肺炎患者のなかで，どの程度重症化するかについては十分に検討されていないが，筆者らが経験した約285例の成人*M. pneumoniae*肺炎例のなかで4名（1.4％）の患者に急性の呼吸不全を呈する重症型と思われる症例がみられている．他の報告をみても，成人においては0.5〜2％程度の発生率と推測される[4,5]．

　本邦で誌上報告されている52症例のなかでは発症年齢層は20〜50歳（約45％）に多かったが，比較的*M. pneumoniae*感染症の罹患率が少ない70歳以上（約13.5％）の高齢者も含まれていた．一方，19歳以下ではわずかに2例を占めるのみであった．過去に報告されたChan & Welshらによる46例の重症*M. pneumoniae*の検討では，健康若年者の男性に多く，特に喫煙者が多くみられたとしているが[5]，本邦における報告でもそのような傾向がみられているようである．また，肺炎患者の基礎疾患の有無が重症化に関係しているかどうかについては症例数が少ないため言及できないが，慢性呼吸器疾患有病者に多くみられているようにも思われる（表1）．慢性呼吸器疾患の増悪因子として*M. pneumoniae*が関与していることも考えれば，重症化の一因としての可能性もある．小児科領域においても重症例の報告はみられるが[6]，臨床症状，発症率など病態については詳細な検討はいまだ十分になされていない．

　臨床症状は重症*M. pneumoniae*肺炎発症時にはほ

表1　重症型肺炎マイコプラズマ肺炎症例における基礎疾患

(誌上報告51例)

糖尿病	1	
気管支喘息	5	
慢性気管支炎	3	
膠原病（pss）	1	
甲状腺機能亢進症	1	27.5%
脊髄小脳変性症	1	
妊娠	1	
高血圧症	2	
肥大型心筋症	1	
基礎疾患なし	37	72.5%
タバコ喫煙者*	14	

＊：記載例のみ

表2　重症型肺炎マイコプラズマ肺炎の胸部X線上の性状　(51症例)

胸部X線の性状	症例数	初発症状から呼吸不全発現までの日数（平均日数）
間質性パターン （粒状，小結節，索状症状陰影）	31	5〜21日（11.3日）
肺胞性パターン (consolidation, air bronchogram)	13	5〜17日（10.7日）
間質性＋肺胞性混合パターン	7	5〜14日（11.5日）
胸水合併例	7	

(不明1例)

ほぼ全例が発熱を認め，多くは38℃以上で咳嗽を認め，呼吸困難も当然のことながら85％以上を占めている．本邦報告例の重症 M. pneumoniae 肺炎例において，M. pneumoniae 感染後から重症化までの経過をみると，そのほとんどが発熱，咳嗽などの M. pneumoniae 感染による初発症状の出現後，十分な治療がなされず約10〜14日後頃に突然の高熱，呼吸困難を訴え受診した症例であった．M. pneumoniae 感染後の経過中に突然に重症化する何らかの変化が起きることが推測される．

B　画像所見

重症 M. pneumoniae 肺炎発症時の胸部X線およびCT所見について，報告されている症例で検討してみると，画像上の特徴として，両側肺野に広範囲に粒状，小結節状，索状陰影などを呈する間質性パターンの陰影，広範囲に強い浸潤影を呈し air bronchogram を伴う consolidation を有するような肺胞性パターンおよび両者の混在した混合型の陰影がみられている．これらのなかでは間質性パターンを呈する肺炎が60％を占め，肺胞性パターンが25％，混合性パターンが13.5％と間質性変化の陰影を呈する症例が多いようである[3]（表2）．ただ，このような陰影の性状が肺炎の経過で異なることも推測される．このように陰影の性状が経時的に異なり多彩な変化をとる理由は免疫学的な考察より検討されており，その理由として，M. pneumoniae 感染後に産生された種々のサイトカインの違いにより陰影の性状が異なることも推察されている[7,8]．ほかに，ときに成人例においても胸水の合併もみられている．

C　検査所見

重症 M. pneumoniae 肺炎の陰影の性状と炎症反応の関連性については，報告例を検討した成績では，強い関連性はないようである．わずかにCRPについて混合性パターンが他のパターンの肺炎と比較して，より高値を呈している．ほかの白血球数や血沈値についていずれの肺炎のパターンにおいても大きな差はみられていない[3]．

呼吸不全発症時の生化学的検査をみると本邦報告

表3 重症型肺炎マイコプラズマ肺炎のステロイドホルモン治療の効果

症例	年齢, 性別	陰影の性状	ステロイドホルモン		BGA改善日数
1	40, 女	Alveo.	mPSL	Pulse 1,000mg (5days)	5
2	26, 女	Alveo.	mPSL	Pulse 1,000mg (5)	5
3	35, 女	Alveo.+Inter.	mPSL	125mg (7) →250 (3)	8
4	49, 男	Inter.	PSL	40mg (7)	5
5	21, 女	Alveo.	mPSL	Pulse 1,000mg (3) →PSL	3
6	52, 女	Inter.	mPSL	Pulse 1,000mg (3) →PSL	3
7	26, 女	Alveo.+Inter.	mPSL	Pulse 1,000mg (5)	4
8	35, 男	Alveo.+Inter.	PSL	60mg (5)	5
9	16, 女	Alveo.	PSL	20mg (7)	5
10	37, 男	Inter.	Hydrocorti	Pulse 1,000mg (3)	8
11	36, 男	Inter.	mPSL	Pulse 500mg (5) →PSL	3
12	24, 男	Alveo.+Inter.	mPSL	300mg (5)	3
13	60, 女	Inter.	PSL	60mg (4) 40mg/2	8
14	60, 女	Inter.	PSL	40mg (7)	14
15	37, 男	Inter.	PSL	40mg (7)	7
16	64, 女	Alveo.	mPSL	500mg	不明
17	37, 男	Alveo.	mPSL	Pulse 1,000mg (3) →PSL	5
18	38, 女	Inter.	PSL	30mg→20	6

(経過観察ができた症例のみ)

表4 重症型肺炎マイコプラズマ肺炎における病理組織所見(報告内容より)
—TBLB, 手術, 剖検などによる

病理組織診断	症例数	平均発症後日数
1. 急性細気管支炎	6	9.8
2. BOOP (COP)	6	12.7
3. 器質化肺炎	6	23.0
4. 胞隔炎 (肺胞壁肥厚)	9	34.2
5. 胞隔炎+肉芽腫変化	4	27.5
6. diffuse alveolar damege	1	15.0
7. 所見なし	1	18.0

(一部重複所見あり)

例では, 血清トランスアミラーゼでは62%に60〜150IUの範囲で異常を認め, なかにはGPT490, GOT109と高値を呈した症例も報告されているが, いずれも7〜10日以内に正常化している. 重症以外の$M. pneumoniae$肺炎においても高率にて一過性の肝機能障害がみられることもあり, 重症型の特徴ではないと考える. このような肝機能障害の発症機序は生検などによる病理所見から考えると$M. pneumoniae$の直接障害ではなく, 免疫学的な間接障害によるものと考えられる[2,9].

一方, ツベルクリン反応については, 報告例において発症時に陰性例が94.1%と高率にみられている. このことより重症$M. pneumoniae$肺炎の発症時に細胞性免疫の低下が惹起され, 肺炎の重症化と強い関連性を有すると推察される[3].

血液ガス所見は肺胞性パターンの症例で強い低酸素血症を呈することが多いが, 間質性パターンの症例においてもpO_2が50torr以下の症例も報告されている. いずれにしても治療にて早期に改善する傾向が強く, 症状の増悪で慢性的な呼吸不全などへ進展している報告はみられてない. このことより抗菌薬, ステロイドホルモンなどの投与にて比較的早期に急性呼吸不全の改善がみられることは$M. pneumoniae$肺炎の特徴とも思われる (表3).

D 病理組織所見

重症$M. pneumoniae$肺炎の局所における病理学的な所見についても本邦報告例の所見を参考にして述べる. 過去に報告されている症例のなかで経気管支肺生検, 手術, 剖検などにて得られた組織像をみる

と，発症後の比較的早期には急性細気管支炎を示す例が多く，その後，経過とともに閉塞性細気管支炎の所見を呈し，肺炎回復期になると器質化肺炎や肺胞壁の肥厚などの胞隔炎に加え，肉芽腫性変化を呈する傾向を示している[10,11]（表4）．

E　M. pneumoniae肺炎発症機序

呼吸器感染症の発症の第一歩は病原微生物が経気道的に吸引され，気管支粘膜上皮細胞に吸着することから始まる．M. pneumoniaeにおいては菌が有する特殊なtip（PIタンパク：major attachment protein）により粘膜上皮細胞に吸着し，この場で増殖を繰り返し線毛細胞の障害を起こし，線毛細胞の運動機能低下，喪失，脱落などきたし，気管支粘膜上皮細胞の破壊，脱落へと続き，肺炎を惹起するものと考えられる．M. pneumoniaeの吸着能（attachment activity）による病原性の相違が発症に関与している可能性もある[12]．実験室的に，細胞培養系での吸着能は菌株間で異なっており，吸着能が強いほど気管線毛運動阻止能においても阻止能が強くみられており，感染実験系にて肺炎の発症，病態に相違がみられている[12]．M. pneumoniae感染後の菌体の動向について動物実験系において気道の免疫学的電子顕微鏡検討の結果，M. pneumoniaeは気管支粘膜上皮細胞間に吸着し，粘膜細胞内への侵入は確認されてないことより，表面感染形式をとって感染・発症しているものと考えている．M. pneumoniae感染後より肺炎を惹起するまでの経過として，次のようなことが推察されている．M. pneumoniaeが気管支粘膜上皮細胞に吸着後に起こる肺炎発症については吸着後10〜14日間に増殖を繰り返し，ある一定の菌量に達するとM. pneumoniaeが産生する毒素などにて直接気管支粘膜上皮細胞に障害を与え，気管支炎，肺炎への進展に及ぶ場合と，菌体のもつ特異的な作用にてサイトカインの産生をきたし，免疫応答が惹起され多彩な肺炎像や肺以外の臓器に障害をきたすことが推察される[7,9]．

1. M. pneumoniaeによる直接障害説

M. pneumoniae自体から産生される毒素による病原性の発現や気管支上皮細胞への吸着能による病原性の発生機序としては，①M. pneumoniae産生パーオキサイド，活性酸素，過酸化水素，アンモニアなどによる組織の障害，②M. pneumoniaeがもつ吸着能の差による組織の障害が起こるとされているが，いずれも明らかな機序は確認されておらず不詳である．

2. M. pneumoniaeによる間接障害説（免疫反応を介して）

M. pneumoniaeの特殊な細菌学的特徴により，感染から発症までの機序が一般的な細菌と異なることより，M. pneumoniaeの菌体毒素などによる直接障害のみで解明できないこともある．感染成立機序には古くはFernaldによる免疫応答説がある[13]．肺炎の成立と合併症の発現においては以下のような仮説にて説明されている．すなわち，M. pneumoniaeが組織に接着後T-cellを活性化し，サイトカイン産生，マクロファージの活性化による気管支・血管周囲へのリンパ球主体の細胞浸潤をきたすことにより，組織障害を惹起させ肺炎に至るとし，また合併症の成立はM. pneumoniae抗原によりB-cell活性化が起こり，産生された特異抗体が各臓器組織の表面に存在するM. pneumoniaeの細胞膜抗原類似物質と反応した結果，抗原抗体反応を呈し，障害が起こると仮説を立てている[13]．

一方，M. pneumoniae感染症におけるサイトカインの関与についてはM. pneumoniae自身やM. pneumoniae細胞膜タンパクなどがマクロファージの活性化によりサイトカイン（IL-1，IL-8，IL-12，IL-18など）の産生を誘導し組織障害をもたらすと推測され，IL-18は肺の病変と強い関連性をもつとも考えられている[14〜16]．

一方，M. pneumoniae感染症の免疫反応系において，Toll-like receptor（TLR）がM. pneumoniae肺炎の発症に深く関係しているとの報告もある[14,17]．その考え方は，M. pneumoniae膜表面に存在する特殊なリポタンパクを感知するようなTLRが気管支粘膜細胞に存在しており，M. pneumoniaeのリポタンパクを認識するとマクロファージが活性化されてサイトカインを産生する．つまり，M. pneumoniaeにおいてはTLR1，TLR2，TLR6によるヘテロダイマーがM. pneumoniaeの膜成分に存在するリポタンパクを認識した結果，マクロファージを刺激活性化

臨床編

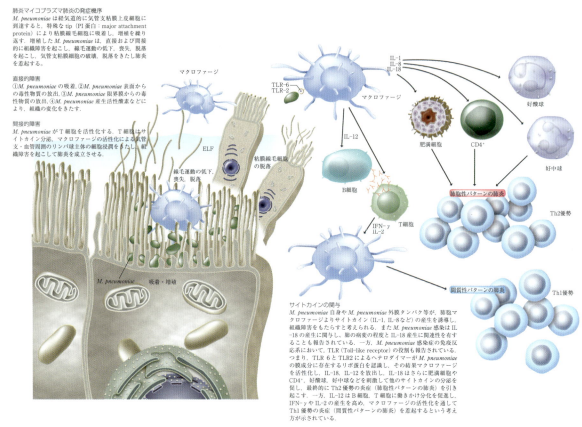

泉川欣一，斎藤 厚：イラストでみる呼吸器感染症　マイコプラズマ肺炎．Mebio 20：138-143, 2003より改変引用

図1　肺炎マイコプラズマ肺炎の発症機序

し，IL-8，IL-18，IL-12などの産生を促し産生された種々のサイトカインのなかでIL-18はさらに肥満細胞，CD4$^+$，抗酸球，好中球などを刺激して他のサイトカインの分泌を促し，Th2優勢の肺炎を惹起し画像上肺胞性パターンの肺炎を呈すると考えられている[14,18]．一方，IL-12はB細胞，T細胞に作用し細胞の分化を促進し，INF-γやIL-2産生を高め，マクロファージの活性化を通してTh1優勢の間質性パターンの肺炎を惹起するという考え方が示されている[14,18]（図1）．

M. pneumoniae肺炎の画像を解析すると肺胞性パターン，間質性パターン，両者が混在しているパターンの肺炎像などに分けられているが，その病態は十分に解明されていない．多くのM. pneumoniae肺炎を臨床的に観察すると1人の患者で経過とともに様々なパターンを呈することも多くみられることから，免疫応答による結果によるものか，M. pneumoniae感染後の経過により他の要因で種々のパターンの病変を呈するのか，M. pneumoniae肺炎の病態を解明する上で，今後も十分詳細な検討をする必要がある．病原性を有するM. pneumoniaeからはTLR1，TLR2，TLR6を誘導し，炎症を誘導するリポプロテインが存在することより，リポプロテインとTLRだけではM. pneumoniae肺炎の病態は説明することができないともいわれている[19]．

F　重症M. pneumoniae肺炎発症の機序

M. pneumoniae感染症の重症化の要因についてはいまだ十分に解明されていないが，徐々に明らかにされつつある．

要因については，病原体側と宿主側から考える必要がある．病原体（M. pneumoniae）側からみると，①M. pneumoniaeの毒力の差異により宿主（ヒト）に及ぼす反応が異なってくることにより，肺炎

の程度が違い重症化する可能性も考えられる．毒力の差異がM. pneumoniaeの組織への付着性，菌体産生毒素や活性酸素産生能，サイトカイン産生能などの違いを惹起することにより肺組織へ直接的に強い障害を与える可能性，また②M. pneumoniae宿主側に与える間接的な影響の1つとして免疫応答やアレルギー反応の強弱の違いが重症化へ進展する可能性が考えられる[20]．

一方，個体（ヒト）側の要因としては，①幼少時に初感染を受けた後，反復感染を繰り返した結果，成人における再感染が肺局所における免疫応答亢進を招き重症化すると考えられる反復感染説，②吸入されたM. pneumoniaeが気管支上皮細胞に吸着された後，TLR1やTLR6，TLR2のヘロダイマーによってM. pneumoniae膜成分のリポプロテインを認識し種々の免疫反応が惹起され[7,17]，その結果，サイトカイン産生などに影響を及ぼし，一部の肺炎例で重症化を呈する可能性もある．また，成人の重症M. pneumoniae肺炎において血中IL-18が優位に高く，肺炎像の拡がりに関連していることよりTh1サイトカインの産生亢進を起こすIL-18が重症化に関与している可能性が示唆されている[7,14]．このようなことよりM. pneumoniae感染時に肺局所において，産生された種々のサイトカインが細胞性免疫の過剰反応を引き起こし，活性化リンパ球の肺局所への集積をきたし，それによって全身の細胞性免疫能が低下し，炎症の著明な増強により重症化をきたし呼吸不全などを呈するものと思われる．以上のような過剰な免疫応答の結果が重症化の原因の1つとも考えられる．

また，重症化するまでのM. pneumoniae感染症に対する治療がどのように行われていたかを報告例にて検討してみると，M. pneumoniae感染後の症状発現から重症化して呼吸不全を呈するまでに，M. pneumoniae感染症の診断がなされないまま細菌性肺炎と推察され，マイコプラズマに抗菌作用のないβ-ラクタム系抗菌薬の投与や抗菌作用はあるも，短期間投与であったり，十分な投与量が行われてないことなどによる不十分な治療，また無治療の症例にて重症化が起きている傾向があったことより，M. pneumoniae感染初期の不適切な治療が重症化の因子の1つとも考えられる（表5）．

表5 重症型肺炎マイコプラズマ肺炎の呼吸不全発症前の治療（抗菌薬）

治療	症例数	%
テトラサイクリン系抗菌薬（ミノサイクリン，ドキシサイクリン）	0	0
マクロライド系抗菌薬（エリスロマイシン，アジスロマイシン）	4	7.7
クリンダマイシン	2	3.8
ペニシリン系抗菌薬 セフェム系抗菌薬 アミノグリコシド系抗菌薬	32	61.5
抗菌薬治療なし	9	17.3
不明	5	9.6
計	52	

G 治療

呼吸不全発症後の治療に関しては，M. pneumoniaeに抗菌作用を有する抗菌薬の投与がまず勧められるが，M. pneumoniae感染症においては免疫反応の関与が強く考えられることより，抗菌薬とステロイドホルモンの併用投与も重要な治療であることも多くの報告がある[21,22]．また，ステロイドホルモン単独治療で著明な臨床効果が得られた報告もある．

報告例におけるステロイドホルモン使用の18例の治療成績を血液ガスで検討した結果からみても肺炎の重症度にて若干の相違はあるものの，多くは3〜5日にて呼吸不全の改善がみられているが，7日以上改善に要する症例も報告されている．予後は比較的良好であるが，多臓器不全やDICを呈し死亡した症例など報告されていることもあり[23]，早期に診断を確立し抗菌薬，ステロイドホルモンなどによる初期の治療が重要と考える．

ステロイドホルモンの作用機序としては，前述したようにM. pneumoniae感染後の肺局所における免疫反応が細胞性免疫過剰反応を惹起することより肺炎の重症化を招くと考えられることから，ステロイドホルモン投与にてこの免疫過剰反応を抑制する作用機序と推測される[9,20]．問題点はこのステロイドホルモンの過剰投与が，さらに免疫低下を増強させM. pneumoniaeを全身に散布，播種させる可能性もあり[7]，より肺炎の重症化をもたらす危険性もあることより使用には十分注意が必要である．重症例に

おける低酸素血症については，このような治療とともに人工呼吸器による管理も一時的には必要とされる．

文献

1) 泉川欣一：日本臨床 61（増刊2）：536-541, 2003.
2) 成田光生：日本マイコプラズマ学会雑誌 24：3-7, 1997.
3) Izumikawa K ら：J Infect Chemother 20：181-185, 2014. Doi：10.1016/j.jiac.2013.09.009.
4) Miyasita N ら：J Med Microbiol 56：1625-1629, 2007. PMID：18033831.
5) Chann ED ら：West J Med 162：133-142, 1995. PMID：7725685.
6) Park SJ ら：Allergy Asthma Immunol Res 4：55-57, 2012. Doi：10.4168/aair.2012.4.1.55. PMID：22211173.
7) 田中裕士：病原微生物検出情報（IASR）28：35-37, 2007.
8) 泉川欣一：臨床とウイルス 41：266-272, 2013.
9) 泉川欣一：臨床と微生物 30：53-61, 2003.
10) 大野彰二ら：日本胸部臨床 53：674-679, 1994.
11) 須山尚史ら：日本胸部臨床 41：1104-1109, 1982.
12) 泉川欣一：日本マイコプラズマ学会雑誌 26：12-21, 1999.
13) Fernald GW ら：Immunology of mycoplasma infection. Immunology of human infection, part1, 415-439, Plenum Medical, NY, 1981.
14) 田中裕士：日本胸部臨床 67：550-560, 2008.
15) Narita M ら：Clin Diag Lab Immunol 8：1028-1030, 2001. PMID：11527824.
16) 田口晴彦ら：診療と新薬 47：1079-1086, 2010.
17) 審良静男：日本マイコプラズマ学会雑誌 29：1-7, 2002.
18) Tanaka H ら：Chest 121：1493-1497, 2002. PMID：12006434.
19) 清水 隆：病原微生物検出情報（IASR）33：263-264, 2012.
20) 泉川欣一：病原微生物検出情報（IASR）28：33-35, 2007.
21) 橋口浩ら：川崎医学会誌 18：123-129, 1992.
22) 寺田泰ら：日本胸部外科学会雑誌 25：203-209, 1987.
23) Taniguchi Y ら：Intern Med 40：345-348, 2001. PMID：11334397.

（泉川欣一）

● 臨床編 ●

1 ヒトマイコプラズマ感染症

3. 成人マイコプラズマ感染症

5）肺炎マイコプラズマによる肺外病変

　肺炎マイコプラズマ（*Mycoplasma pneumoniae*）による感染症では，肺炎が主たる病態であるが，5〜10％未満の症例において，肺炎に伴い，あるいは肺炎を伴わずに肺外の病変が認められる．これには，表1で示すような多彩な臓器症状が含まれる．これらの状態の発症機序は不明なことが多いが，肺炎マイコプラズマ自体による直接的な炎症作用，菌体成分とヒト組織との交差反応による自己免疫を介した間接的な作用，および感染に伴う血管炎，あるいは血栓症による血管閉塞に伴うものが考えられている[1]．本項では，肺炎マイコプラズマの多様な肺外病変のうちの主なものについて，文献的報告を中心に概説する．

A　主な肺外病変

1. 造血器系

　肺炎マイコプラズマ感染においては，赤血球膜のI抗原に対するIgM抗体が産生され，寒冷凝集素症を惹起して溶血性貧血を呈することがよく知られている．寒冷凝集素（cold agglutinin）とは，37℃以下の寒冷状態で血球や細菌を凝集させる抗体で，表2に示すような多くの疾患や病態で認められる．この寒冷凝集反応は肺炎マイコプラズマ感染症例の約60％で認められ，マイコプラズマ抗原とヒト赤血球抗原の交差反応が，自己抗体の産生を誘導すると考えられている．肺炎マイコプラズマ肺炎では一般に，寒冷凝集素は第2病週より上昇し，第3〜4病週で最高値に達し，第5〜8病週から低下するとされているが，なかには高値が持続する症例も報告されて

表1　肺炎マイコプラズマの肺外病変

	疾患名
造血器系	自己免疫性溶血性貧血，血球貪食症候群，血栓性紫斑病，伝染性単核球症
皮膚・粘膜	多形性紅斑，結節性紅斑，蕁麻疹，アナフィラクトイド紫斑病，Stevens-Johnson症候群
中枢神経系	脳炎，脊髄炎，無菌性髄膜炎，小脳障害，末梢神経炎，ギラン・バレー症候群，急性播種性脳脊髄症（ADEM）
心血管系	心外膜炎，心内膜炎，心筋炎，血栓症
消化器系	肝炎，膵炎
泌尿器系	糸球体腎炎，IgA腎症
感覚器系	中耳炎，結膜炎，虹彩炎，ぶどう膜炎
運動器系	関節炎，筋肉痛，横紋筋融解症

表2　続発性の寒冷凝集素上昇を呈する疾患・病態

・マイコプラズマ感染症	・梅毒
・伝染性単核球症	・トリパノソーマ症
・アデノウイルス感染症	・マラリア
・サイトメガロウイルス感染症	・悪性リンパ腫
・風疹	・慢性リンパ球性白血病
・水痘	・骨髄腫
・ムンプス	・びまん性汎細気管支炎
・HIV感染症	・肝疾患

いる．貧血や溶血による症状以外に，寒冷曝露により，身体の痛みや四肢末端のチアノーゼ，レイノー症状が認められる．貧血は通常軽度であるが，副腎皮質ステロイド薬投与や血漿交換を要した症例も報告されている[2]．その他，血球貪食症候群や血栓性

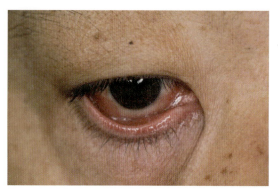

図1 マイコプラズマ感染によるSJSの眼粘膜病変
（提供：杏林大学医学部皮膚科　狩野葉子）

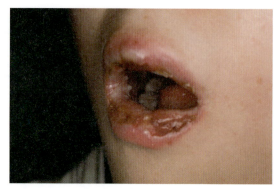

図2 マイコプラズマ感染によるSJSの口腔病変
（提供：杏林大学医学部皮膚科　狩野葉子）

紫斑病，伝染性単核球症を呈した報告がみられる．

2．皮膚・粘膜病変

肺炎マイコプラズマ感染で皮膚病変は7～33％に出現されるとされ，発熱期に出現し，1～2週間持続する．皮疹は非常に多彩で，紅斑，丘疹，水疱形成，蕁麻疹様，ジベルバラ色粃糠疹様，結節性紅斑（erythema nodosum），環状紅斑，多形滲出性紅斑，紫斑を伴うものなどが報告されている．なかでも多型滲出性紅斑の重症型は，Stevens-Johnson症候群（SJS）として知られている[3]．皮疹の発生機序は，肺炎マイコプラズマに対するアレルギー反応と考えられているが，水疱内容物から肺炎マイコプラズマが分離された症例も報告されており，皮疹が肺炎マイコプラズマの直接感染によるものも含まれることを示唆している．

結節性紅斑は，下腿によく認められる有痛性の皮下結節である．発症機序は不明であるが，マイコプラズマ抗原と抗体による免疫複合体が，脂肪織の血管壁に沈着して生じると考えられている．

SJSは，皮膚・粘膜・眼症候群（mucocutaneuous ocular syndrome）とも呼ばれ，薬剤性や肺炎マイコプラズマやヘルペスウイルスなどの微生物感染に関連して発症する．肺炎マイコプラズマ感染によるSJSは，薬剤性のSJSに比して，粘膜病変，特に眼病変が高率に出現することが知られている[4]．図1は50歳代の男性例で，咽頭痛，発熱の後に口腔および眼病変が出現し，その後，体幹に少数の紅斑・水疱を生じた．球結膜の充血と偽膜形成が認められる．図2は20歳代女性にみられた口腔病変であ

り，口唇の血性痂皮を付す潰瘍や水疱，口腔内に広範囲にびらんが認められた．SJSの治療は，肺炎マイコプラズマ感染に対する治療とともに，パルス療法も含めたステロイド投与となる．

3．中枢神経病変

中枢神経症状は，肺炎マイコプラズマ感染症全体の0.1％，入院例の7％に認められている[5]．特に小児において頻度が高く，脳炎にて発症することが多い[6] ほかに，無菌性髄膜炎，末梢神経炎，脊髄横断症，脳神経麻痺，小脳失調，ギラン・バレー症候群，急性播種性脳脊髄炎（ADEM）などが報告されている．また，まれな疾患であるが，肺炎マイコプラズマ気管支炎後に，強い口部傾向（oral tendancy），hypermetamorphosis，性行動の変化，食習慣の変化が認められるKluver-Bucy症候群の症例が報告されている[7]．

中枢神経病変の発症機序は不明であるが，肺炎マイコプラズマの直接浸潤と免疫を介した反応の両者が考えられる．肺炎マイコプラズマ感染における中枢神経病変の合併はまれであるが，いったん発症すると予後はしばしば不良であり，死亡例や重度の後遺症を示す頻度も高い．

4．心血管系

心血管系の合併症は肺炎マイコプラズマ感染の肺外病変として，最も頻度の高いものの1つであり，小児より成人においてよく認められる．心外膜炎，心内膜炎，心筋炎などが報告されており，症状として不整脈，うっ血性心不全，胸痛などがみられる．

肺炎マイコプラズマ感染に伴う血栓症や梗塞は，まれながら報告されており，心臓，肺，脾臓，脳，下肢などに認められている．なかでも，近年の症例で高率に，抗リン脂質抗体が認められており，心臓内血栓を呈した報告もみられる[8]．

抗リン脂質抗体症候群は，リン脂質に対する自己抗体が血管内皮細胞を活性化し，血栓形成を惹起することで生ずる疾患であり，マイコプラズマ感染に伴う自己免疫異常との関連が示唆されている．*M. pneumoniae*感染以外にも，*Mycoplasma hominis*や*Mycoplasma penetrans*による感染においても認められている．

5. 消化器系

肺炎に伴って下痢や悪心等の非特異的な消化器症状が認められることがあり，臨床検査上，一過性の肝酵素の上昇も30〜40%に認められる．なかには肝炎の発症も報告されており，肺病変を伴わない例もみられる[9]．近年の報告では，血清学的に診断されたすべての肺炎マイコプラズマ感染患者の21%が肝炎を発症し，男性，40歳未満，CRP高値の症例に多かったとしている[10]．また，自己免疫性と考えられる膵炎も認められる．

6. 泌尿器系

急性糸球体腎炎やIgA腎症の合併が報告されている．急性糸球体腎炎の臨床像は，他の感染症に伴うものと同様であり，肺炎マイコプラズマ肺炎の治療とともに軽快している[11]．

7. 感覚器系

中耳炎，なかでも水疱性鼓膜炎との関連が報告されていたが，細菌性感染症によるものに比してはるかに頻度が低く，病原性を疑問視する意見もある[12]．眼病変では，前述のSJSにおける粘膜病変以外に，結膜炎，虹彩炎，ぶどう膜炎等がみられる．

8. 運動器系

リウマチ様の多発性の関節炎や関節痛，筋肉痛が認められる．免疫反応によるものと考えられているが，関節液から肺炎マイコプラズマを検出した例もあり，直接的な感染も存在すると考えられる[13]．

横紋筋融解症の合併もみられ，interleukin-18とtumor necrosis factor（TNF）-αが高値であった例が報告されている[14]．

B おわりに

肺炎マイコプラズマ感染症においては，微生物による直接浸潤による症状以外に，免疫を介した反応が認められるために，全身臓器に種々の合併症を生ずる．これらの合併症の症状は，肺炎マイコプラズマ以外の原因でもしばしば認められる非特異的なものであることが多いので，呼吸器症状を伴っていない，あるいは軽微である場合には，肺炎マイコプラズマ感染症の診断が困難なこともみられる．原因検索の場合に，肺炎マイコプラズマの可能性も考慮して検査を行うことも，ときに必要となる．

文献

1) Narita M：J Infect Chemother 16：162-169, 2010. Doi：10.1007/s10156-010-0044-x. PMID：20186455.
2) Luby JP：Clin Chest Med 12：237-244, 1991. PMID：1906790.
3) Tay YKら：J Am Acad Dermatol 35：757-760, 1996. PMID：8912572.
4) Kunimi Yら：Allergol Int 60：525-532, 2011. Doi：10.2332/allergolint. 11-OA-0309. PMID：22113160.
5) Koskiniemi M：Clin Infect Dis 17：S52-57, 1993. PMID：8399938.
6) Daxboeck F：Curr Opin Neurol 19：374-378, 2006. PMID：16914976.
7) Auvichayapat Nら：Epilepsy Behav 8：320-322, 2006. PMID：16356778.
8) Nagashima Mら：Interact Cardiovasc Thorac Surg 11：849-851, 2010. Doi：10.1510/icvts. 2010. 242115. PMID：20847069.
9) Romeo-Gómez Mら：J Hepatol 44：827-828, 2006. PMID：16483682.
10) Shin SRら：Digestion 86：302-308, 2012. Doi：10.1159/000341401. PMID：23095373
11) Siomou Eら：Pediatr Infect Dis J 22：1103-1106, 2003. PMID：14688577.
12) Kotikoski MJら：Pediatr Infect Dis J 23：465-466, 2004. PMID：15131474.
13) Davis CPら：Arch Intern Med 148：969-970, 1988. PMID：3128197.
14) Oishi Tら：Emerg Infect Dis 18：849-851, 2012. Doi：10.3201/eid1805.111149. PMID：22515975.

〔石田　直〕

● 臨床編 ●

1 ヒトマイコプラズマ感染症

4. 泌尿器系マイコプラズマ感染症

泌尿器科領域のマイコプラズマ感染症としては男子尿道炎が知られている．本項では男子尿道炎の起炎菌としてのマイコプラズマの意義，さらに尿道炎の起炎菌として確立している*Mycoplasma genitalium*の診断・治療について解説する．

A 男子尿道炎の起炎菌としてのマイコプラズマ

男子尿道炎は，淋菌（*Neisseria gonorrhoeae*）による淋菌性尿道炎と，淋菌が分離されない非淋菌性尿道炎に分類される．この非淋菌性尿道炎のうち*Chlamydia trachomatis*によるものをクラミジア性尿道炎とし，淋菌も*C. trachomatis*も分離されない尿道炎は非クラミジア性非淋菌性尿道炎と分類される．この非クラミジア性非淋菌性尿道炎においてマイコプラズマの関与が疑われており（表1），このうち*Mycoplasma hominis*, *Ureaplasma urealyticum*, *Ureaplasma parvum*および*M. genitalium*に関しては起炎菌の可能性について多くの検討がなされている．

しかし，これらの菌種は培養が困難なことが多く，尿道炎の起炎菌であることをHenle-Koch postulateを用いて証明することは困難である．そこでTaylor-Robinsonは*Mycoplasma*を起炎菌とみなすためにEpidemiology, Antibody response, Response to treatment, Transmissibilityの4条件を提唱した[1]．

1. M. hominis

*M. hominis*は最初にヒトのバルトリン腺から分離されたこともあり，非淋菌性尿道炎の起炎菌の可能性が高いとされていたが，近年の検討では健常者か

表1 男子非淋菌性尿道炎との関連が疑われる*Mycoplasma*

	男子非淋菌性尿道炎の起炎菌
Mycoplasma hominis	×
Ureaplasma parvum	×
Ureaplasma urealyticum	△
Mycoplasma fermentans	×
Mycoplasma pirum	×
Mycoplasma penetrans	×
Mycoplasma genitalium	○

らもほぼ同等の分離率を示しており，現在ではむしろ起炎菌の可能性が低いとされている．さらにMollerらは*M. hominis*を雄のサバンナモンキー4匹の尿道に接種したところ，臨床的および血清学的に炎症は認めなかったと報告している[2]．また，Stipkovitsらも雄のブタオザルの尿道への接種実験で尿道炎を惹起できなかったと報告している[3]．これらのことより，*M. hominis*が男子尿道炎の起炎菌の可能性は低いと考えられる．

2. U. urealyticumとU. parvum

*U. urealyticum*は非淋菌性尿道炎患者から初めて分離されたこともあり，非淋菌性尿道炎の起炎菌として有力視されていた．しかし，健常者と非淋菌性尿道炎患者からの分離率は報告によりまちまちであった．

1999年に*U. urealyticum*が*U. parvum*（Biover 1）と*U. urealyticum*（Biover 2）に分類され，以後この2菌種に分けて検討されるようになった．我々の検討でも非淋菌性尿道炎患者からは健常人と比べて*U. urealyticum*は有意に高率に分離され，非クラミジア性非淋菌性尿道炎患者に限定すると，さらにそ

の傾向が顕著となった[4,5]．しかし，U. urealyticum（Biover 2）とU. parvum（Biover 1）とでは差がないという相反する報告[6]もある．YoshidaらはU. urealyticumを3つのsubtypeに分けた場合，そのうちの1つのserovar 2, 5, 8, 9を含むsubtypeのみが非淋菌性尿道炎患者から有意に分離されると報告しており[7]，少なくともU. urealyticum（Biover 2）の一部は非淋菌性尿道炎に関与していると考えられる．血清抗体価に関してはBrownらが，非淋菌性尿道炎患者ではU. urealyticumに対する抗体価が健常人と比べ上昇していたと報告しているが[8]，このとき使用した抗体はserover 2であり，現在のU. urealyticum（Biover 2）に属していた．さらに適切な抗菌化学療法にて，U. urealyticumおよび症状がともに消失することが知られている．Taylor-Robinsonらはヒトの尿道へ接種を行い，尿道炎が惹起されること，さらにU. urealyticumに抗菌活性のあるミノサイクリンにて治癒せしめることができることを報告している[9]．Transmissibilityに関してはsexual partnerが増加するほどU. urealyticumの検出率が上がることや夫婦間の再感染に関する報告がある．

以上よりU. urealyticum（Biover 2）に関しては今後serotype別の検討が必要であるものの，条件をほぼ満たしており，男子非淋菌性尿道炎の起炎菌である可能性が高いと考えられるが，現在のところ確立はされていない．

3．M. genitalium

非淋菌性尿道炎患者から初めて分離された経緯もあり，非淋菌性尿道炎の起炎菌として注目された．培養困難であったため検討が進まなかったが，分子生物学的手法による検討の結果，現在では健常人と比べて非淋菌性尿道炎患者から有意に検出されることがわかっている[10]．Taylor-Robinsonらがチンパンジーの尿道への接種実験およびその際のM. genitaliumに対する血清抗体価に関して報告しており，感染とともに抗体価が上昇することが証明されている[11,12]．またM. genitalium性尿道炎に対し適切な抗菌化学療法を行った結果，M. genitaliumの消失とともに症状も軽快することにより証明されている．さらにHjorthらが，M. genitaliumが検出されたカップルにおけるM. genitaliumのtypingを行ったところ，18/19でM. genitaliumのtypeが一致，しかも不一致の1組も最初は同一typeであったと報告しており[13]，Transmissibilityに関しても証明されている．

これらのことよりM. genitaliumはTaylor-Robinsonが提唱した4条件をすべて満たしており，男子非淋菌性尿道炎の起炎菌として確立されている[14]．

B　M. genitalium性尿道炎の診断・治療

1．診断

M. genitalium性尿道炎は感染後2～3週間の潜伏期を経て，緩徐に発症する．漿液性～粘液性の透明～白色の尿道分泌物を認め，排尿時痛，尿道掻痒感や尿道灼熱感を伴うが，淋菌性尿道炎と比べ軽度である．また，これらの症状は他の非淋菌性尿道炎と同じであり，潜伏期や自他覚所見では起炎菌を鑑別することはできない．したがって，診断にはM. genitaliumを検出することが必要となる．M. genitaliumは培養困難であり，核酸増幅法検査にて検出を行うが，現在のところ，我が国では検査キットは存在するものの，保険適用はない．したがって，臨床的には淋菌，C. trachomatisともに検出されない尿道炎の場合はM. genitalium性尿道炎を想定して治療を行う．

2．治療

M. genitaliumは，Mycoplasma pneumoniaeと相同性が高い．したがってM. pneumoniaeに対しても抗菌力をもつ薬剤は，M. genitaliumに対しても抗菌力が期待できると考えられる．これらの抗菌薬のM. genitaliumに対する最小発育阻止濃度（MIC）は，マクロライド系抗菌薬が最も低く，次いでテトラサイクリン系，ニューキノロン系抗菌薬の順である[15]．ニューキノロン系抗菌薬で汎用されるレボフロキサシンは，他のニューキノロン系抗菌薬と比べMIC値が高い．臨床効果については，MIC値とは異なり，一部ニューキノロン系（シタフロキサシン，ガチフロキサシン），マクロライド系，テトラサイクリン系，ニューキノロン系抗菌薬の順に良好である．

表2 非クラミジア性非淋菌性尿道炎治療の推奨薬

第1選択			
アジスロマイシン	経口	1回1g	単回投与
アジスロマイシン 除放製剤	経口	1回2g	単回投与
第2選択			
シタフロキサシン	経口	1回100mg	1日2回 7日間投与

文献16) より改変

我が国の最新のガイドラインには非クラミジア性非淋菌性尿道炎について記載がある（表2）[16]。非クラミジア性非淋菌性尿道炎の推奨薬となっているが，実際には*M. genitalium*性尿道炎を想定している。以前のガイドラインでは数多くの薬剤が推奨されていたが，薬剤耐性化が進み，現在では2薬剤が推奨されているに過ぎない。さらに推奨薬のうち，アジスロマイシンは徐々に有効率が低下してきており，Hagiwaraらの報告では83.3％となっている[17]。一般的に性感染症の治療では有効率95％が求められており，すでにアジスロマイシンはこれを下回っている。アジスロマイシン耐性は他の細菌と同様に23S rRNA domain Vの変異で主であり，実際に我が国においても変異株が報告されている[18]。シタフロキサシンに関してはItoらの報告では100％の有効率を誇るが[19]，すでにキノロン耐性菌が我が国でも報告されている[20]。今後このような耐性菌が増加した際に現在上市されている抗菌薬のうち何が使用できるか検討することや新規抗菌薬の開発が喫緊の課題である。

C　まとめ

マイコプラズマのうち，現在のところ尿道炎の起炎菌として確立されたのは*M. genitalium*のみである。*U. urealyticum*に関しては，いずれかのserotypeが尿道炎の起炎菌であると考えられているが，結論は出ていない。*M. genitalium*性尿道炎の治療では薬剤耐性化が顕著であり，すでに確実に有効な薬剤はほとんどなく，今後有効かつ確実な抗菌薬の開発が望まれている。

文献

1) Taylor-Robinson D：Yale J Biol Med 56：537-543, 1983. PMID：6433572.
2) Moller BR ら：Sex Transm Dis 11：359-362, 1983. PMID：6665680.
3) Stipkovits L ら：J Vet Med B 37：125-134, 1990. PMID：2363322.
4) Deguchi T ら：Sex Transm Dis 31：192-195, 2004. PMID：15076934.
5) Shimada Y ら：Int J STD AIDS 25：294-298, 2014. Doi：10.1177/0956462413504556. PMID：24047884.
6) Bradshaw CS ら：J Infect Chemother 193：336-345, 2006. PMID：16388480.
7) Yoshida T ら：Sex Transm Dis 32：454-457, 2005. PMID：15976604.
8) Brown MB ら：J Clin Microb 17：288-295, 1983. PMID：6833482.
9) Taylor-Robinson D ら：Q J Med 183：309-326, 1977. PMID：918250.
10) Jensen JS：J Eur Acad Dermatol Venereol 18：1-11, 2004. PMID：14678525.
11) Taylor-Robinson D ら：Br J Exp Path 66：95-101, 1985. PMID：3970830.
12) Tully JG ら：J Infect Dis 153：1046-1054, 1986. PMID：3701116.
13) Hjorth SV ら：J Clin Microbiol 44：2078-2083, 2006. PMID：16757601.
14) Deguchi T ら：J Urol 167：1210-1207, 2002. PMID：11832700.
15) Yasuda M ら：Clin Infect Dis 41：1357-1359, 2005. PMID：16206116.
16) JAID/JSC感染症治療ガイド委員会編：非クラミジア性非淋菌性尿道炎．JAID/JSC感染症治療ガイド2014. p236-178, ライフサイエンス出版，東京，2014.
17) Hagiwara N ら：J Infect Chemother 17：821-824, 2011. Doi：10.1007/s10156-011-0269-3. PMID：21710162.
18) Shimada Y ら：Emerg Infect Dis 17：1148-1150, 2011. Doi：10.3201/eid/1706.101055. PMID：21749801.
19) Ito S ら：J Infect Chemother 18：414-418, 2012. Doi：10.1007/s10156-012-0392-9. PMID：22370921.
20) Kikuchi M ら：J Antimicrob Chemother 69：2376-2382, 2014. Doi：10.1093/jac/dku164. PMID：24894419.

（安田　満）

● 臨床編 ●

1 ヒトマイコプラズマ感染症

5. 周産期におけるマイコプラズマ感染症

A 周産期医療と細菌

世界では年間1500万人が早産で産まれ，100万人の新生児が早産およびその合併症で死亡している（WHO, factsheets/fs363）。多くの先進国で早産率が上昇し，原因の約半数は細菌感染であり，そのほか，胎盤虚血や出血，児の染色体異常など多様性に富む[1]。我が国の早産率は5.7％（厚生労働省，2012年），年間6万人が早産で出生する。早産児合併症には永続的で不可逆な脳室周囲白質軟化症，新生児慢性肺疾患，壊死性腸炎などもあり，胎児炎症反応症候群と関連する[2]。

膣内には*Lactobacillus*属細菌が常在し，pHを低く保ち，他の細菌の侵入を防ぐ[3]。*Lactobacillus*属細菌の減少は自然のバリア機構を破綻させ，細菌性膣症（bacterial vaginosis：BV）を起こす。妊娠期にBVを発症すると感染性流早産のリスクは高くなる[4]。3,727人の膣スワブの調査で29％に症候性あるいは無症候性のBVがあり，流早産のリスクとなる[5]。早産の起因細菌としては*Gardnerella vaginalis*, *Prevotella* spp., *Porphyromonas* spp., *Bacteroides* spp., *Peptostreptococcus* spp., *Mycoplasma hominis*, *Ureaplasma* spp., *Mobiluncus* spp.が報告されている[6]。

B *Ureaplasma* spp.

1. 疫学

ヒトに感染する*Ureaplasma*属細菌は*Ureaplasma urealyticum*, *Ureaplasma parvum*の2種があり[7]，14の血清型からなる。1, 3, 6, 14の4血清型は*U. parvum*，2, 4, 5, 7～13血清型は*U. urealyticum*である（図1）。*Ureaplasma* spp.は男性不妊，絨毛膜羊膜炎，新生児慢性肺疾患などと関連する一方で，

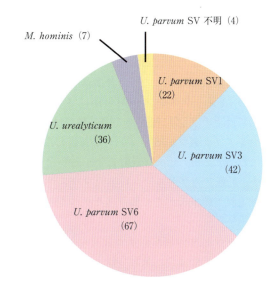

図1 周産期医療現場（ヒト）より分離された*Ureaplasma* spp., *M. hominis*菌株数，n=178（2011～2013年）
膣，羊水，胎盤，気管吸引液，のど，鼻，尿より

生殖年齢にある女性生殖器内の4～8割という高頻度で本菌が分離されることから常在菌説も支持されてきた。その結果，長きにわたり*Ureaplasma* spp.の病原性についての議論が続いた[8]。約2,000人の妊婦を対象とした膣スワブからの*Ureaplasma* spp.の分離報告で，患者の4.9％は早産となり，そのうち53.6％の患者に*Ureaplasma* spp.が同定され，本菌は早産のリスクファクターであった[9]。頸管無力症患者15名中7名に細菌の上行性感染を認め，うち5名の羊水から*Ureaplasma* spp.が分離された[10]。我々は，妊娠32週未満の151流早産胎盤を解析し，63例（42％）に*Ureaplasma* spp.を同定した。胎盤における本菌は独立したリスクファクターであった[11]。出

基礎編

生時体重1,000g以下で2週間以上人工換気した児では，気管吸引液中の本菌の存在は慢性肺疾患の発症に関連した[12]．

2. 特徴と病原性

本菌は培地中で増殖後速やかに死滅する最小細菌の1つで150nmの球形である（図2）．大型ウイルスと同程度の大きさで培養液は濁らない．羊水混濁のない細菌感染であり，産婦人科医が認識しにくい．我々は，ウレアプラズマ大のナノ粒子を用いて妊娠マウスにおける胎盤への集積性を解析した．70nmのナノシリカは胎盤に集積し胎児発育制限や，胎内死亡を引き起こしたが，300，1,000nmのナノシリカは胎盤には集積しなかった[13]．各血清型について全ゲノムDNAシークエンスが明らかにされており，749〜947kbとサイズに幅がある[14]．我々は727kbの最小ウレアプラズマSV3F4ゲノムを報告した[15]．これまで Ureaplasma spp.の感染モデル動物として妊娠羊[16]，妊娠アカゲザル[17]，新生児マウス[18]が知られ，絨毛膜羊膜炎モデルや肺障害モデルが作製されている．

ウレアプラズマの病原因子としてIgAプロテアーゼが報告されている[19]．桑野らは，ウレアプラズマのリポタンパク質multiple banded antigen（MBA）がToll-like receptor（TLR）2を介してNF-κBのシグナルカスケードを活性化することを報告した[20]．我々はMBAのN末端由来の合成リポペプチドUPM-1が妊娠マウスに流早産を引き起こし，MBAが流早産の病原因子であることを示した[21]．

C Mycoplasma hominis

1937年，DienesとEdsallは，バルトリン腺炎患者検体からマイコプラズマ（L-organism of Klienberger）を分離した[22]．ヒトマイコプラズマの発見である．コロニーの記載からM. hominisとされる．本菌はBV，骨盤内炎症性疾患，早産，卵管炎患者からも分離された．一方，成人においては特に免疫不全患者の無ガンマグロブリン血症の患者等で，敗血症，中枢神経系への感染，関節炎，創傷感染など多彩な臨床症状を呈し，その起因菌となっている[23]．新生児では結膜炎，呼吸器障害，髄膜炎，膿瘍などがある[24]．M. hominisは出生後はほとんど

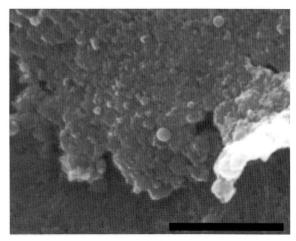

図2 U. parvum OMC-P162株コロニーの走査型電子顕微鏡写真（bar=2μm）

（提供：大阪府立母子保健総合医療センター研究所　名倉由起子）

検出されないが，思春期前女子の17%に認められた[25]．妊娠期の5〜75%の母体は本菌に感染している[26]．ヒト以外の類人猿にも自然感染を認める[27]．本菌は腟炎などを引き起こすTrichomonas vaginalisと共生関係にあり，原虫にもヒト細胞にも感染する[28]．M. hominisは培養細胞でTLR2依存的IL-8の産生を誘導する[29]．

D 薬剤感受性

M. hominis，Ureaplasma spp.は細胞壁を欠き，β-ラクタム系抗菌薬には自然耐性である．M. hominisは，23S rRNA遺伝子のドメインV（G2057A，A2059G，A2062G/T，大腸菌番号）やドメインIIに変異を認め，マクロライド系抗菌薬耐性を獲得している[30]．妊娠22〜32週の妊婦（644名）のUreaplasma spp.感染者に対して抗菌薬（エリスロマイシン，クリンダマイシン）投与の結果，2,500g以下での出産についてプラセボ群（427名）との差はなかった[31]．早産児に対するアジスロマイシンの慢性肺疾患予防投与については有意差はないが，アジスロマイシン早期治療群26名の慢性肺疾患発症率は73%と，プラセボ群35名の94%に比べて有意に低下した[32]．欧州を中心として，大規模なUreaplasma spp.を標的とした新生児慢性肺疾患に対する抗菌薬治療効果の解析が進行中である[33]．肺炎マイコプラズマでは，マクロライドやキノロン耐

性株が増加しており，泌尿生殖器マイコプラズマでも問題視されている[34,35]．妊婦，新生児に投与可能な薬剤が限られていることを十分考慮し，成人や年長児への不必要な抗菌薬投与は慎み，次世代に優しい治療を目指すべきである．

文献

1) Goldenberg RL ら：Lancet 371：75-84, 2008. Doi：10.1016/S0140-6736(08)60074-4. PMID：18177778.
2) Gotsch F ら：Clin Obstet Gynecol 50：652-683, 2007. PMID：17762416.
3) Ravel J ら：PNAS 108：4680-4687, 2010. Doi：10.1073/pnas.1002611107. PMID：20534435.
4) Eschenbach DA ら：J Clin Microbiol 27：251-256, 1989. PMID：2915019.
5) Allsworth JE ら：Obstet Gynecol 109：114-120, 2007. PMID：17197596.
6) Ling Z ら：BMC Genomics 11：488, 2010. Doi：10.1186/1471-2164-11-488. PMID：20819230.
7) Harasawa R ら：J Clin Microbiol 37：4135-4138, 1999. PMID：10565945.
8) 金本康生：臨床と微生物 30：35-40, 2003.
9) Breugelmans M ら：Acta Obstet Gynecol Scand 89：256-260, 2010. Doi：10.3109/00016340903418769. PMID：19943819.
10) Bujold E ら：J Obstet Gynaecol Can 30：882-887, 2008. PMID：19038071.
11) Namba F ら：Pediatr Res 67：166-172, 2010. Doi：10.1203/PDR.0b013e3181c6e58e. PMID：19858776.
12) Inatomi T ら：Pediatr Res 71：267-273, 2012. Doi：10.1038/pr.2011.47. PMID：22258085.
13) Yamashita K ら：Nat Nanotechnol 6：321-328, 2011. Doi：10.1038/nnano.2011.41. PMID：21460826.
14) Paralanov V ら：BMC Microbial 12：88, 2012. Doi：10.1186/1471-2180-12-88. PMID：22646228.
15) Wu HN ら：Genome Announc 2：e-00256-14, 2014. Doi：10.1128/genomeA.00256-14. PMID：24855292.
16) Moss TJ ら：Am J Obstet Gynecol 192：1179-1186, 2005. PMID：15846199.
17) Novy MJ ら：Reprod Sci 16：56-70, 2009. Doi：10.1177/1933719108325508. PMID：19122105.
18) Normann E ら：Pediatr Res 65：430-436, 2009. Doi：10.1203/PDR.0b013e31819984ce. PMID：19127208.
19) Robertson JA ら：J Clin Microbiol 19：255-258, 1984. PMID：6365962.
20) Shimizu T ら：Microbiology 154：1318-1325, 2008. Doi：10.1099/mic.0.2007/016212-0. PMID：18451040.
21) Uchida K ら：J Reprod Immunol 100：118-127, 2013. Doi：10.1016/j.jri.2013.10.001. PMID：24238827.
22) Dienes L ら：Proc Soc Exp Biol Med 36：740-744, 1937.
23) Férandon C ら：BMC Microbiol 13：120, 2013. Doi：10.1186/1471-2180-13-120. PMID：23710536.
24) Waites KB ら：Clin Microbiol Rev 18, 757-789, 2005. PMID：16223956.
25) Taylor-Robinson D ら：Best Pract Res Clin Obstet Gynaecol 21：425-438, 2007. PMID：17374511.
26) Capoccia R ら：Curr Opin Infect Dis 26：231-240, 2013. Doi：10.1097/QCO.0b013e328360db58. PMID：23587772.
27) Pitcher DG ら：Vet J 170：300-306, 2005. PMID：16266844.
28) Rapelli P ら：Arch Microbiol 175：70-74, 2001. PMID：11271423.
29) Takeyama K ら：Prostate 66：386-391, 2006. PMID：16302262.
30) Pereyre S ら：J Antimicrob Chemother 57：753-756, 2006. PMID：16464889.
31) Raynes-Greenow CH ら：Cochrane Database Syst Rev 7：CD003767, 2011. Doi：10.1002/14651858.CD003767.pub3. PMID：21901685.
32) Ballad HO ら：Pediatr Pulmonol 46：111-118, 2011. Doi：10.1002/ppul.21352. PMID：20963840.
33) Pansieri C ら：Sci Rep 12：4076, 2014. Doi：10.1038/srep04076. PMID：24518104.
34) Kawai Y ら：Antimicrob Agents Chemother 59：2358-2364, 2015. Doi：10.1128/AAC.04262-14. PMID：25645833.
35) Kamiya Y ら：J Antimicorob Chemother 68：480-482, 2013. Doi：10.1093/jac/dks417. PMID：23090978.

〔柳原　格〕

●臨床編●

1 ヒトマイコプラズマ感染症

6. 関節炎など原因不明疾患とマイコプラズマ感染症
―マイコプラズマ種特異的糖脂質抗原による新しい定量的血清診断法

　マイコプラズマ感染症の全身的な臨床症状のなかに，リウマチ性疾患や神経系疾患などと区別が難しい多彩な症状を呈するものがある．このように，慢性化し難病に至る疾患に関連しているマイコプラズマ感染症を，いかに正確に早期に発見し診断できるかが，マイコプラズマ感染症に有効な抗菌薬療法を適切に行うための非常に重要な分岐点になる．耐性菌の出現に対する対策，再生や移植医療，薬剤の副作用との鑑別などにもマイコプラズマ感染状態の的確な把握が重要である．

　しかしながら，従来の診断薬に限界があるため，診断－予防－治療が適切に行えていないのが現状である．マイコプラズマ脂質抗原の新技術による測定法は，感度や特異性が高く定量性があり，抗体価についてはIgM, IgG, IgAを個別にゼロベースから測定可能となってきた．したがって，マイコプラズマ脂質抗原の抗体測定法は精度の高い経過観察マーカーとして使用可能である．さらに，この定量的な抗体測定法は，疾患の活動性の指標となり急性期のみではなく慢性期の病態の変化を把握することができる．この新しい測定法を用いて，難病マイコプラズマ感染症を早期に発見し，病因を根治的に治療する先端的医療・個別化医療が可能となってくる．さらに，疾患横断的，国際的な疫学調査を進めることも重要である．

A　慢性化し難病に至る疾患に関連しているマイコプラズマ感染症

　マイコプラズマ感染症は，肺炎のみでなく，関節炎，腎炎，髄膜炎，脳炎，膵炎，血管炎，皮膚炎など肺以外の全身の様々な症状を起こし，喘息，リウマチ性疾患，神経系疾患，血液異常など慢性の炎症性疾患や免疫難病などと区別が難しい多彩な症状を呈することがわかってきている（図1，表1）[1〜4]．

　*Mycoplasma pneumoniae*は，肺炎の原因菌の1つとして知られている微生物である．急性気管支炎では，マイコプラズマが第1の原因菌とされており，その1〜2％が肺炎にまで進行する．高齢者の死因3位である肺炎の15〜30％はマイコプラズマによるものであるといわれている．感染により免疫異常を引き起こし，喘息および慢性閉塞性肺疾患（COPD）等の下気道疾患増悪因子や多発性硬化症などの神経疾患の原因微生物になっていると考えられている[1]．

　また，*Mycoplasma fermentans*は，関節リウマチやその他のリウマチ性疾患の原因の1つではないかと報告されてきている[2〜5]．

B　マイコプラズマ脂質抗原の発見

　マイコプラズマという微生物のユニークな脂質抗原は，糖脂質が免疫など様々な生命現象で重要な機能を担っていることから，マイコプラズマ感染症の病態解明や，ワクチンなど治療薬開発の重要な手がかりになると考え研究を進めている．実際，マイコプラズマは，細胞膜の主な脂質成分として特異的な糖脂質をもち，それはマイコプラズマの抗原性や病原性において様々な役割をしている[3,4]．

　筆者らは，マイコプラズマのユニークな糖脂質抗原（図2）を発見し，構造決定および化学合成に成功してきている．*M. pneumoniae*からは，グリセロ型の糖脂質を基本骨格にもつGGL Glc-typeとGGL Gal-typeの2種類の糖脂質抗原を[6]，*M. fermentans*からは脂質抗原GGPLs（GGPL-ⅠおよびGGPL-Ⅲ）を発見し構造解析を行った．GGPL-Ⅰはグリセ

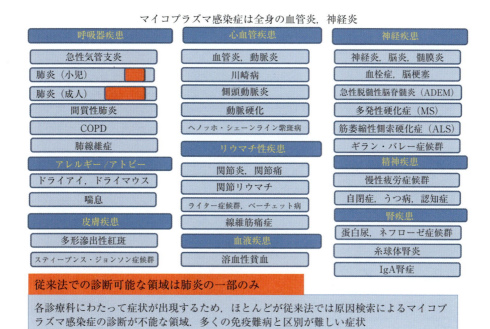

図1 急性だけでなく多彩な症状と多様な経過を呈し慢性化・難病化するマイコプラズマ感染症

表1 マイコプラズマ感染症が原因となる免疫難病

・ギラン・バレー症候群
　―先行感染によって引き起こされる炎症性脱髄性末梢神経障害．四肢の遠位筋，近位筋の筋力低下．先行感染としては上気道感染が多く，胃腸症状を呈する感染がそれに次ぐ
・スティーブンス・ジョンソン症候群
　―重症薬疹の一型．発熱，全身倦怠感，関節痛とともに重症化した多形紅斑がみられ，口腔，外陰部，眼球，結膜などに水泡，びらんを生じる
　―原因薬剤としては，抗菌薬やNSAIDsなどがあげられる
　―マイコプラズマ感染の合併症⇔薬疹との鑑別
・ヘノッホ・シェーンライン紫斑病
　―全身性の小血管炎を主徴とし，紫斑，関節炎，糸球体腎炎（IgA腎症）などの症状を呈する．小児（4～7歳）に多発し，秋～冬に多い
　―皮膚やその他の部位の小動脈へのIgA免疫複合体の沈着と，その結果生じる補体の活性化

ロ型の糖脂質を基本骨格にもち，糖の6位にホスホコリン基を，GGPL-Ⅲはホスホコリン基の間にさらにホスホセリノール基を有する構造であった[7,8]．これらの糖脂質抗原は特異的な酵素により生合成されている[9,10]．

C　マイコプラズマ糖脂質抗原抗体測定法

　慢性化し難病に至る疾患に関連しているマイコプラズマ感染症を，いかに正確に早期に発見し診断できるかが，マイコプラズマ感染症に有効な抗菌薬療法を適切に行うための非常に重要な分岐点になる．耐性菌の出現に対する対策，再生や移植医療，薬剤の副作用との鑑別などにもマイコプラズマ感染状態の的確な把握が重要である．
　しかしながら，従来の診断薬に限界があるため，診断－予防－治療が適切に行えていないのが現状である（図3）．そこで，2012年4月から，新しい診断薬を用いた先端医療を提案している．この医療によ

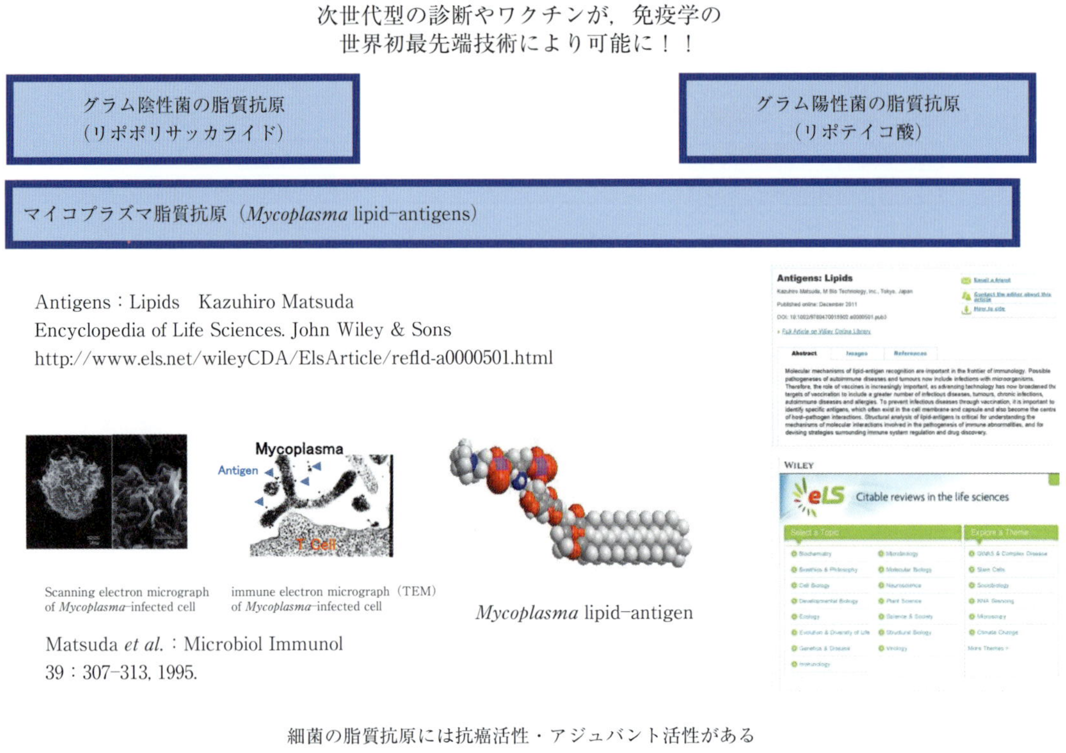

臨床編

次世代型の診断やワクチンが，免疫学の
世界初最先端技術により可能に！！

| グラム陰性菌の脂質抗原
（リポポリサッカライド） | | グラム陽性菌の脂質抗原
（リポテイコ酸） |

マイコプラズマ脂質抗原（*Mycoplasma* lipid-antigens）

Antigens：Lipids　Kazuhiro Matsuda
Encyclopedia of Life Sciences. John Wiley & Sons
http://www.els.net/wileyCDA/ElsArticle/refId-a0000501.html

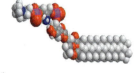

Scanning electron micrograph
of *Mycoplasma*-infected cell

immune electron micrograph（TEM）
of *Mycoplasma*-infected cell

Mycoplasma lipid-antigen

Matsuda *et al.*：Microbiol Immunol
39：307-313, 1995.

細菌の脂質抗原には抗癌活性・アジュバント活性がある

図2　マイコプラズマのユニークな脂質抗原

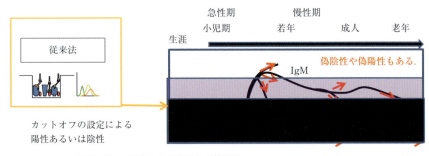

・PA法では，640倍以上でも20%で偽陽性
・検査値からの絶対的な判断が難しい
・マイコプラズマ感染症は多彩な病像や臓器の疾患なので，
　的確な全身状態の把握が重要であるが対応できず

図3　従来の抗体測定法の限界

り，マイコプラズマ感染症を早期に発見し，病因を根治的に治療することが可能になってきた．

この新しい方法（図4）は，抗体価についてはIgM，IgG，IgAを別々に測定でき，感度や特異性が高く定量性がある．したがって，精度の高い経過観察マーカーとして使用可能である（図5）．さらに，この定量的な抗体測定法は，疾患の活動性の指標となり急性期のみではなく，慢性期の病態の変化を把握することができる（図6）[11]．

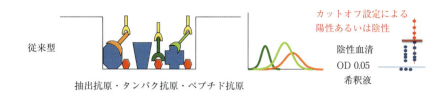

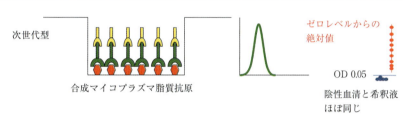

図4 従来型と次世代型マイコプラズマ抗体測定法

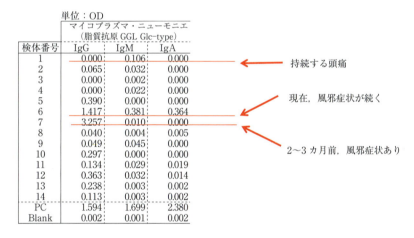

- IgM は，症状のある人と一致
- IgG は，既感染状態を反映
- IgM, IgG, IgA 抗体をゼロベースから別々に測定可能

図5 抗マイコプラズマ・ニューモニエ脂質抗原抗体測定データ（論文準備中）

D　マイコプラズマ感染症関連領域での新展開へ向けて

さらに，疾患横断的，国際的な疫学調査を進めることも重要である．また，マイコプラズマ脂質抗原に対する免疫応答などの生理活性について基礎研究も進めている．また，ワクチンについても有効性や安全性について検討を行い，製剤検討，前臨床試験，臨床治験に向けて開発を進めていきたい．

原因が特定できれば治療につながり，できるだけ早期に的確な感染状態の把握が望まれてきた．しかし，従来の診断薬に限界があるため，急性から慢性化していくマイコプラズマ感染症に対しては，診断−予防−治療が適切に行えていない現状がある．慢性の感染炎症の持続や繰り返しによる組織の線維化

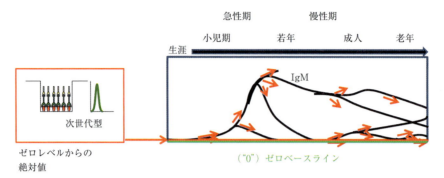

図6 世界初最先端技術による次世代型マイコプラズマ抗体測定法の有用性

（膠原病化）が進行する前に，できるだけ早く診断し治療する必要がある．

マイコプラズマがウイルスであると，誤解されて記述されることが多々ある．細菌感染症とウイルス感染症の両方の性質をもっていることが診断の盲点となってきた要因の1つと考えられる．世界初の最先端技術，マイコプラズマの脂質抗原抗体精密測定が実現し，これにより感染状態を判断することで，これまで難しかったマイコプラズマ感染症を早期に発見し，病因を早期に根治的に治療する医療が可能になってきた．

新しい方法は，マイコプラズマ感染症の病態解明や，ワクチン・抗体医薬・免疫療法などの治療薬開発，さらに原因根治的な創薬の効果判定が可能であり，応用が期待される．

（松田和洋）

文献

1) Waites KBら：Clin Microbiol Rev 17：697-728, 2004. PMID：15489344.
2) Kawahito Yら：Biochem Biophys Res Com 369：561-566, 2008. Doi：10.1016/j.bbrc.2008.02.079. PMID：18307980.
3) Matsuda K：Encyclopedia of Life Science 3rd ed., John Wiley & Sons, NJ, 2011.
4) Matsuda K：Recent Res Dev Neurosci 1：15-23, 2004.
5) 川人 豊：日本内科学会雑誌 101：2824-2829, 2012.
6) Matsuda Kら：J Mycoplasmology 34：45-46, 2007.
7) Matsuda Kら：J Biol Chem 269：33123-33128, 1994. PMID：7806541.
8) Matsuda K：Biochim Biophys Acta 1349：1-12, 1997. PMID：9421191.
9) Ishida Nら：Curr Microbiol 58：535-540, 2009. Doi：10.1007/s00284-009-9362-6. PMID：19219498.
10) Fujiwara Mら：J Vet Med Sci 72：805-808, 2010. PMID：20134120.
11) 松田和洋：Mebio 29（10）：62-73, 2012.

● 臨床編 ●

2 家畜のマイコプラズマ感染症

1. ウシのマイコプラズマ感染症

A 研究の展開

ウシのマイコプラズマの研究は，1898年のNocard & Rouxによる牛肺疫マイコプラズマの発見によって始まった．この発見はウシだけでなくあらゆるマイコプラズマ研究の黎明を告げる画期的なできごとであった．その後，半世紀にわたってウシマイコプラズマの研究は牛肺疫のみを対象に展開された．この当時，牛肺疫以外に大きな問題となるウシのマイコプラズマ感染症は報告されていなかったためである．その後，新たに分離されたマイコプラズマはウシ胸膜肺炎菌と類似した微生物pleuropneumonia-like organism（PPLO）と呼称された．1960年代になると，ウシの飼養形態が世界の畜産酪農先進国を中心に省力化・多頭化に向け大きく変化するのに伴い，マイコプラズマが原因となるウシ疾病として牛肺疫以外の肺炎，乳房炎，関節炎，繁殖障害が一挙に出現し，ウシ畜産業に大きな経済的損失を与えた．これらマイコプラズマ感染症は現在でも重要家畜疾病として認識されており，我が国においてもマイコプラズマに起因する乳房炎や肺炎は発生事例数の増加が懸念されている．また，近年におけるウシのマイコプラズマ研究は主にこれら疾病を中心に展開されている．ウシ疾病にかかわるマイコプラズマのゲノム解析も進んでおり，2014年現在までMycoplasma bovis PG45[1]，M. bovis Hubei-1[2]，M. bovis HB0801[3]，Mycoplasma bovoculi M165/69[4]，Mycoplasma californicum ST-6[5]，M. californicum HAZ160_1[6]，Mycoplasma canadense HAZ360_1[7]，Mycoplasma leachii PG50[8]，Mycoplasma mycoides subsp. mycoides PG1[9]，M. mycoides subsp. mycoides Gladysdale MU clone SC5[8]，Acholeplasma laidlawii PG-8A[10]のゲノム情報が公開されている．

B ウシから分離されるマイコプラズマ

ウシから分離されるマイコプラズマは，後述する4属19種が認められている[11,12]．4属の内訳はMycoplasma属，Acholeplasma属，Ureaplasma属，Anaeroplasma属であり，それぞれの属が示す栄養要求性や生化学的性状によりこれらは区別されている．Mycoplasma属とUreaplasma属，Anaeroplasma属はコレステロール要求性であり，Acholeplasma属はコレステロール非要求性である．さらにUreaplasma属は唯一ウレアーゼ活性を示す．また，Anaeroplasma属は偏性嫌気性であり，本属の4菌種はすべて反芻獣の腸管から分離されている．グルコース発酵能やアルギニン分解能もマイコプラズマ種鑑別のための重要な指標になる．グルコース発酵能をもつ種の場合，培地中のグルコースから酸を産生するため，培地のpHが下がる．一方，アルギニン分解能をもつ種の場合，培地中のアルギニンからアンモニアを産生するため，培地のpHが上がる．

ウシから分離されるマイコプラズマの多くは鼻腔，上部気道や外部生殖器が主要な生息部位かつ病原巣である．鼻腔や上部気道に生息するAcholeplasma属，外部生殖器に生息するMycoplasma bovigenitaliumやUreaplasma diversumは無症状群であっても分離され，それぞれの部位における常在菌叢の一部であると考えられている．一方，鼻腔や上部気道のMycoplasma属やU. diversumは有症状群や汚染環境で飼育されている群では高率に検出されるが，無症状群では全く検出されない．また，ウシの正常な乳房からはMycoplasma属やU. diversumは全く分離されない．これらのことから，ウシの鼻腔や上部気道，ならびに乳房からMycoplasma属やU. diversumが検出された場合，当該ウシが無症状で

あってもこれらのウシはマイコプラズマ感染症を引き起こす感染源として対策を実施する必要がある.

1. Mycoplasma alkalescens

オーストラリアでウシ鼻腔から初めて分離され (1963年), Leachらにより1973年に命名された[13]. 鼻腔以外にも乳房炎, 関節炎, 肺炎などの病巣からも分離されている. 我が国のウシからも耳介下垂や呼吸器症状を呈している個体や無症状の個体の鼻腔から数%〜10数%の割合で分離されている. アルギニン分解性マイコプラズマである.

2. Mycoplasma alvi

イギリスのウシの腸管材料や糞便から初めて分離され (1975年), Gourlayらによって1977年に命名された[14]. 初代分離には嫌気培養を必要とする. 今のところ, ウシに対する病原性は確認されておらず, 我が国における分離報告もない. アルギニン分解性マイコプラズマである.

3. Mycoplasma arginini

1968年に培養細胞やヤギ, ヒツジ, マウスから分離され, Barileらにより命名された[15]. ウシ以外にもヒツジ, ヤギ, ブタ, イヌなど多種の動物から分離される. ウシの鼻腔スワブや外部生殖器, 乳汁, 肺炎材料などから分離されるが, ウシに対する病原性はないと考えられている. 我が国でもウシ乳汁材料などから分離されている. アルギニン分解性マイコプラズマである.

4. Mycoplasma bovigenitalium

イギリスのウシ生殖器から初めて分離され (1947年), 後にFreundtらによって1956年に命名された[16]. ウシの外部生殖器の常在菌であるが同時に乳房炎, 関節炎, 顆粒性腟炎, 肺炎など様々なウシ疾病の原因となる. 我が国でも外部生殖器, 乳房炎乳, 鼻腔スワブなどからの分離報告がある. 固形培地上で培養でした際にコロニーの周辺にフィルムスポットと呼ばれるしわ状の薄膜と小黒点を形成する. フィルムはコレステロールとリン脂質であり, スポットは脂肪酸から遊離したカルシウムおよびマグネシウム塩の沈着によるものである.

5. Mycoplasma bovirhinis

イギリスの子ウシ肺炎の集団発生事例において初めて分離され (1965年), 後にLeachによって1967年に命名された[17]. 子ウシの肺炎や呼吸器症状を呈する有症状群から高率に分離されるが, 無症状群からも分離される. また, M. bovirhinisのみの感染により肺炎になることはきわめてまれで, 多くの場合, 他の肺炎原因微生物感染後の二次感染微生物であると考えられる. 我が国でもウシの呼吸器材料からよく分離される種である.

6. Mycoplasma bovis

1962年に米国のウシ乳房炎集団発生事例において初めて分離され[18], 当初はMycoplasma agalactiae subsp. bovisと命名されたが, 1976年にAskaaらにより現在の名称に変更された[19]. M. bovigenitaliumと同様にフィルムスポットを形成し, 乳房炎, 関節炎, 生殖器炎, 肺炎など様々なウシ疾病の原因となる. また, M. mycoides subsp. mycoidesと同様, 組織侵襲性が強く, 広範に病変を形成する. M. mycoides subsp. mycoides以外ではウシに対して最も病原性が高い種であると考えられ, マイコプラズマ血症を起こしやすい種でもある. 強力な伝播力を有し, しばしば集団発生を引き起こす. 我が国のウシマイコプラズマ感染症事例でも最も多く分離される種である.

7. Mycoplasma bovoculi

1973年にカナダでLangfordらによりウシの角結膜炎から初めて分離された[20]. その後, 米国, 欧州, 我が国でも角結膜炎や呼吸器材料から分離されている.

8. Mycoplasma californicum

1977年に米国のカリフォルニア州でウシの乳房炎から初めて分離された種であり[21], その後, 欧州[22], メキシコ[23]でも本種によるウシ乳房炎, 肺炎, 関節炎が報告されている. ST-6株と呼ばれていた本種は, 1981年にJasparらにより現在の名称に変更された[24]. M. californicumはこれら以外にも健康個体の呼吸器や泌尿生殖器からの分離報告がある. 我が国では2005年に北海道においてM.

*californicum*によるウシ乳房炎が初めて確認され，これ以降，本種による乳房炎事例ならびに乳汁からの分離事例が増加している[25]．

9. Mycoplasma canadense

カナダのオンタリオ州で発生したウシの乳房炎や，腟粘膜から初めて分離され，1976年，Langfordらにより命名された[26]．後に米国でもウシの乳房炎および肺炎事例から分離されている．我が国では*M. californicum*と同時期に北海道における乳房炎から初めて分離され，その後*M. californicum*ほど多くはないが，本種による乳房炎が確認されている．アルギニン分解性マイコプラズマである．

10. Mycoplasma dispar

1970年にイギリスで子ウシの肺炎から初めて分離された[27]．本種は多くのウシ由来マイコプラズマに用いられるHayflick培地での発育が乏しいため，Gourlayらによって本種の培養に適したGS培地が開発された[27]．*M. dispar*は子ウシへの感染実験により肺炎を再現することから，本種は子ウシの肺炎原因種として重要な種として認識されているが，病原性を示さない株も存在する．我が国でも無症状のウシの呼吸器から高率に検出されている．

11. Mycoplasma leachii

オーストラリアで子ウシの関節炎から初めて分離された．また，オーストラリアとニュージーランドで乳房炎，関節炎，肺炎の原因菌として分離され，これら疾病の原因種として認識された．以前は*Mycoplasma* sp. bovine group 7と呼称されており，発育阻止試験や代謝阻止試験では既知のマイコプラズマと交差反応を示さないが，発育沈降反応やDNA/DNA相同試験では*M. mycoides* subsp. *mycoides*ときわめて近縁であることが推測されたことから，長い間種が定まっていなかった．2009年にManso-Silvánらにより*M. leachii*と命名された[28]．

12. M. mycoides subsp. mycoides

牛肺疫の原因となるマイコプラズマであり，最初に発見されたマイコプラズマでもある．多形性に富み液体培地中では長大なフィラメントを形成する．small colony（SC）株とlarge colony（LC）株に分類され，牛肺疫の原因となるのはSC株である．LC株はヤギの胸膜肺炎，関節炎，乳房炎の原因となり，北米では本株によるヤギの集団感染が問題となった．その後，2009年にManso-SilvánらによりLC株は*M. mycoides* subsp. *capri*への再分類が提唱され[28]，2012年に編入された．

13. Mycoplasma verecundum

1974年にイギリスのウシにおける角結膜炎でGourlayらにより最初に分離され[29]，その後，カナダでウシの陰茎包皮からも分離された．結膜や肺への実験感染では病原性は否定されている．

14. Ureaplasma diversum

1967年にウシの腟や尿管から初めて分離された[30]．その後，ウシの膀胱，陰茎包皮，精液などからも分離され，これら泌尿生殖器が本来の生息部位であり病原巣であることが明らかとなった．1968年にGourlayが子ウシの肺炎から分離して以来[31]，我が国をはじめ各国でウシ肺炎からの分離されており，ウシ肺炎の原因種として認識されている．肺炎のほかにも顆粒性腟前庭炎，乳房炎，結膜炎などから分離されている．

15. Acholeplasma spp.

Acholeplasma axanthum，*Acholeplasma laidlawii*，*Acholeplasma modicum*の3種がウシの各所粘膜から分離されるが，これらは他の動物からも高率に分離されている．ウシに対してはいずれの種も非病原性であることが知られている．1979年にGourlayらは*A. axanthum*と*A. modicum*を用いて子ウシの気管内感染実験を実施したが，いずれも病変を形成することがなかった[32]．また*A. laidlawii*については古くから腐生性のマイコプラズマであることが認められている．

16. Anaeroplasma spp.

*Anaeroplasma bactoclasticum*と*Anaeroplasma abactoclasticum*の2種がウシの第一胃から分離され（1973年，1975年）[33,34]，ヒツジの第一胃にも生息す

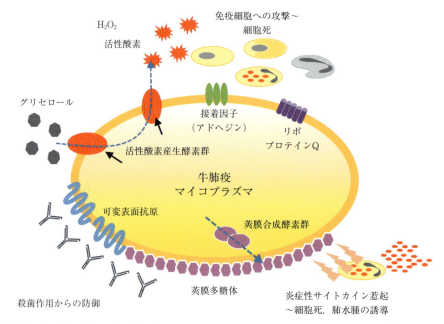

図1 牛肺疫マイコプラズマ（*Mycoplasma mycoides* subsp. *mycoides* str. SC）が保有する主な病原因子とその作用

ることが知られている．2種ともにウシ，ヒツジに対しての病原性は確認されておらず，非病原性であると考えられている．偏性嫌気性のマイコプラズマである．

C 牛肺疫

牛肺疫は18世紀の初めにドイツとスイスで最初に確認され，瞬く間に欧州各国をはじめ世界中に蔓延し，世界の畜産国に甚大な経済的損害を与えた．牛肺疫はウシおよび水牛に対し致死性の胸膜肺炎を主徴とする伝染病であり，感染ウシとの直接接触ならびに咳嗽による飛沫感染が主な伝播様式である．また，我が国における家畜の法定伝染病26種のうちマイコプラズマが原因となる唯一の疾病であり，海外悪性伝染病にも指定されている．病原体である*M. mycoides* subsp. *mycoides*は菌体表面に莢膜を形成し，その主成分であるガラクタンが病原因子となる（図1）．莢膜以外にもグリセリン代謝経路において産生されるH_2O_2や活性酸素が生体細胞への傷害に関与すると考えられている（図1）．牛肺疫の罹患ウシならびに死亡ウシは典型的な胸膜肺炎の病理所見を示し（図2），肺病変部は本病に特徴的な大理石紋様（marbling）の所見を呈する．現在ではワクチンの広範囲な接種と牛肺疫罹患ウシならびに疑似患畜の計画的な摘発淘汰により，アフリカ諸国を除く主な畜産先進国ではほぼ発生が認められなくなったが，散発的な発生は今後も予測される（図3）．

D 子ウシのマイコプラズマ肺炎

マイコプラズマによる子ウシ肺炎は，1960年代以降，ウシのマイコプラズマ疾病のなかでも特に重要視されている疾病である．*M. mycoides* subsp. *mycoides*以外のマイコプラズマによるウシの肺炎は，Carterによって1954年に報告されたカナダの事例が最初とされる[35]．哺育ウシの集団肥育，フィードロット肥育，集団密飼い方式などの多頭飼育方法が欧米などの畜産先進地域で1960年代以降盛んになるにつれ，子ウシのマイコプラズマ肺炎が頻発するようになった．イギリスのHarbourneらは1965年にマイコプラズマによる子ウシ肺炎の集団発生事例を初めて報告し[36]，後に原因となったマイコプラズマは*M. bovirhinis*と同定された．1968年にはGourlayらがウシの肺炎検体からウレアプラズマを分離する[31]とともに，子ウシの肺炎から新種のマイコプラズマを分離し，*M. dispar*と命名した（1970年）[27]．また，彼らは*M. bovis*による重度の子ウシ肺炎の発

1. ウシのマイコプラズマ感染症

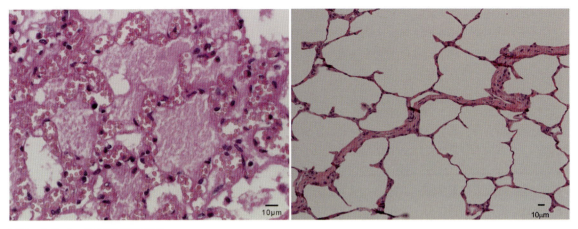

図2　牛肺疫の肺病理組織写真
左：実験感染ウシ，右：健康ウシ
実験感染ウシ肺では肺胞壁のうっ血と肺胞内への水腫液の貯留，ならびに肺胞上皮細胞や内皮細胞における核濃縮が認められる．HE染色（原図：国立研究開発法人農業・食品産業技術総合研究機構動物衛生研究所　播谷　亮，木村久美子，秦　英司，農林水産省動物検疫所　秋田紗希）

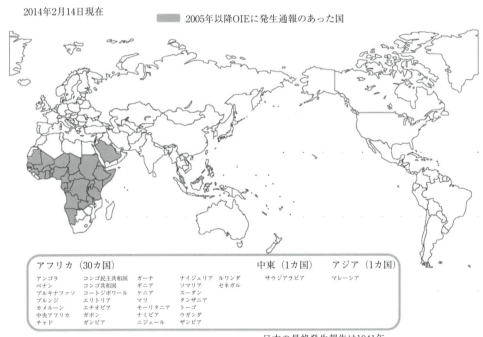

出典：OIE
農林水産省ホームページより

図3　牛肺疫の発生状況

生を報告している（1975年）[37]．
　これらの事例が契機となり，ウイルスならびに細菌に限定して実施されていたウシ肺炎の微生物検査にマイコプラズマの検索が加えられるようになっ

た．本病は感染当初は不顕性であっても，病勢が進むにつれ肺の前葉から中・後葉へと徐々に病変が拡大し，やがて肺全体へ重度の肺病変が広がることが多い．病原微生物であるマイコプラズマは単一種の

感染の場合はその多くが無症状であるが，複数種のマイコプラズマ感染，あるいは細菌，ウイルス，真菌などとの混合感染が起きると慢性気管支肺炎を呈し，哺育ウシや育成ウシでは高い致死率を示す．本病の自然発生例では，ほとんどがマイコプラズマとそれ以外の病原微生物による混合感染であり，病原微生物の感染のほかにも発症には様々なストレスが誘因となっている．

E　マイコプラズマ乳房炎

　ウシの乳房炎は我が国における乳牛の全傷病疾病の約1/3を占め，乳牛や酪農家にとっては最も身近なウシの職業病ともいえる病気である．マイコプラズマ乳房炎は致死的な疾病ではないが，生乳の出荷停止や乳量・乳質の低下をはじめとした様々な経済的損失を伴うため，酪農業において古くから重要疾病として認識されている．乳房炎原因微生物の多くはウシの体表や周辺環境に生息するブドウ球菌，レンサ球菌，大腸菌などの一般細菌であるが，我が国では北海道を中心にマイコプラズマによる乳房炎の重要度が近年高まっている．罹患ウシの主な症状には乳中体細胞数の著しい増加（2000万〜8000万/mL），泌乳量の激減，泌乳廃絶が挙げられる．マイコプラズマ乳房炎は他の多くの一般細菌による乳房炎と比べ，きわめて強い伝染性と，抗生物質治療が奏功しにくいことが特徴であり，ウシの導入や肺炎に継発する場合が多い．そのため，本病罹患ウシは感染の拡大を防ぐために淘汰されることも珍しくなく，酪農家に対してさらなる経済的損失を強いる結果となる．我が国における主な原因種は*M. bovis*，*M. bovigenitalium*，*M. canadense*，*M. californicum*である．

F　マイコプラズマ関節炎

　マイコプラズマは経口あるいは経気道性に病変部に到達するほか，血行性によっても病変部に到達することが可能である．マイコプラズマによる関節炎は血行性に関節腔まで到達したマイコプラズマにより惹起されると考えられている．米国のMoultonは1951年に未同定のマイコプラズマによるウシの関節炎を初めて報告し，その後*M. bovis*による本病の発生が世界各国で報告された．また，*M. alkalescens*や*M. leachii*による本病の発生がオーストラリアを中心に報告されている[38,39]．マイコプラズマ関節炎は子ウシのマイコプラズマ肺炎やマイコプラズマ乳房炎に伴い発生する事例が多く，原因となるマイコプラズマは肺や乳房病変部から血行性に関節腔へ侵入した可能性が考えられる．Gourlayら[40]はノトバイオート子ウシを用いた感染試験で，ウシの関節炎は*M. bovis*による肺炎の合併症として後発することを証明している．関節炎の原因菌種は健康ウシの呼吸器や泌尿生殖器からも分離されるため，関節炎のみの事例の場合，これらの箇所で不顕性に感染しているマイコプラズマが原因となっている可能性が高い．罹患ウシの多くは多発性関節炎を発症し，罹患関節の腫脹と跛行が認められる．関節内には粘稠性の粘液貯留，関節嚢の肥厚，線維素性癒着が認められ，関節液中には好中球や好酸球の浸潤がみられる．

　抗生物質による治療は，多くの場合，奏功しない．そのため予防対策が重要であり，本病の予防にはマイコプラズマ肺炎・乳房炎罹患ウシ，またマイコプラズマ感染ウシの早期発見と徹底的な治療あるいは淘汰が必要となる．

G　マイコプラズマ角結膜炎

　Gourlay & Thomasはウレアプラズマが関与するウシの角結膜炎を1969年に報告し[41]，同年Langford & Dorwardはカナダで発生した*M. bovoculi*が関与するウシの角結膜炎を報告した[42]．これら事例が本病の最初の報告である．ウシの角結膜炎の多くには*Moraxella bovis*が病原微生物としてかかわっており，マイコプラズマもこれら病変部から頻繁に分離されてきた．しかしながら，Friis & Pedersenの報告（1979年）[43]などからマイコプラズマの病原的役割は*Mo. bovis*による本病の病勢の増悪が主であると考えられてきた．その後，*Mo. bovis*非感染ウシの角結膜炎でマイコプラズマが分離される事例が確認され，Levisohnら（2004年）[44]は本病病変部スワブを用いた結膜嚢内感染実験により感染ウシ全頭から*M. bovoculi*が分離され，そのうち数頭は*Mo. bovis*ならびに*M. bovirhinis*との重複感染であることを確認した．現在ではこれらのマイコプラズマは単独で本病を引き起こす微生物であると考

えられている．

　罹患ウシの典型的な症状は目の充血，眼瞼の腫脹，流涙，角膜混濁，眼窩周囲の体毛や睫毛への水様あるいは膿様の滲出物の付着であり，羞明による行動力の低下も認められる．重篤な例では眼瞼の潰瘍形成や短期間の失明が認められる．また，極端に乾燥した気候や紫外線への曝露などの環境的な要因は本病の病勢悪化や蔓延に影響することが報告されている．抗生物質を用いた点眼治療は，効果は低いとの報告がある．

文　献

1) Wise KSら：Infect Immun 79：982-983, 2011. Doi：10.1128/IAI.00726-10. PMID：21134966.
2) Li Yら：PLoS One 6：e20999, 2011. Doi：10.1371/journal.pone.0020999. PMID：21731639.
3) Qi Jら：PLoS One 7：e38239, 2012. Doi：10.1371/journal.pone.0038239. PMID：22693604.
4) Calcutt MJら：Genome Announc 2：e00115-14, 2014. Doi：10.1128/genomeA.00115-14. PMID：24558249.
5) Calcutt MJら：Genome Announc 2：e00648-14, 2014. Doi：10.1128/genomeA.00648-14. PMID：24994797.
6) Hata Eら：Genome Announc 2：e00684-14, 2014. Doi：10.1128/genomeA.00684-14. PMID：25013143.
7) Hata E：Genome Announc 2：e00984-14, 2014. Doi：10.1128/genomeA.00984-14. PMID：25278531.
8) Wise KSら：J Bacteriol 194：4448-4449, 2012. Doi：10.1128/JB.00761-12. PMID：22843585.
9) Westberg Jら：Genome Res 14：221-227, 2004. Doi：10.1101/gr.1673304. PMID：14762060.
10) Lazarev VNら：J Bacteriol 193：4943-4953, 2011. Doi：10.1128/JB.05059-11. PMID：21784942.
11) Holtら：Bersey's Manual of Determinative Bacteriology 9th ed., p706-717, Lippincott Williams & Wilkins, PA, 1994.
12) Skerman VBDら：Int J Syst Bacteriol 30：225-420, 1980. Doi：10.1099/00207713-30-1-225.
13) Leach RH：J Gen Microbiol 75：135-153, 1973. Doi：10.1099/00221287-75-1-135. PMID：4578968.
14) Gourlay RNら：Int J Syst Bacteriol 27：86-96, 1977. Doi：10.1099/00207713-27-2-86.
15) Barile MFら：Proc Soc Exp Biol Med 129：489-494, 1968. PMID：4880321.
16) Edward DGら：J Gen Microbiol 14：197-207, 1956. Doi：10.1099/00221287-14-1-197. PMID：13306904.
17) Leach RH：Ann N Y Acad Sci 143：305-316, 1967. Doi：10.1111/j.1749-6632.1967.tb27670.x. PMID：5233766.
18) Hale HHら：Cornell Vet 52：582-591, 1962. PMID：13952069.
19) Askaa Gら：Int J Syst Bacteriol 26：323-325, 1976. Doi：10.1099/00207713-26-3-323.
20) Langford EVら：Can J Microbiol 19：1435-1444, 1973. Doi：10.1139/m73-231. PMID：4129282.
21) Jaspar DEら：J Am Vet Med Assoc 170：1167-1172, 1977. PMID：326736.
22) Jurmanová Kら：Vet Rec 112：608, 1983. PMID：6879990.
23) Infante-Martínez Fら：Rev Latinoam Microbiol 41：117-120, 1999. Doi：10.1136/vr.112.26.608. PMID：10932757.
24) Jaspar DEら：Int J Syst Bacteriol 31：339-345, 1981. Doi：10.1099/00207713-31-3-339.
25) Hata Eら：Appl Environ Microbiol 80：7717-7724, 2014. Doi：10.1128/AEM.02488-14. PMID：25281385.
26) Langford EVら：Int J Syst Bacteriol 26：212-219, 1976. Doi：10.1099/00207713-26-2-212.
27) Gourlay RNら：J Med Microbiol 3：111-123, 1970. Doi：10.1099/00222615-3-1-111. PMID：5465091.
28) Manso-Silván Lら：Int J Syst Evol Microbiol 59：1353-1358, 2009. Doi：10.1099/ijs.0.005546-0. PMID：19502315.
29) Gourlay RNら：J Gen Microbiol 81：475-484, 1974. Doi：10.1099/00221287-81-2-475. PMID：4599937.
30) Taylor-Robinson Dら：Ann N Y Acad Sci 143：517-518, 1967. Doi：10.1111/j.1749-6632.1967.tb27697.x. PMID：5233785.
31) Gourlay RN：Res Vet Sci 9：376-377, 1968. PMID：5691816.
32) Gourlay RNら：Res Vet Sci 27：233-237, 1979. PMID：523812.
33) Robinson IMら：Int J Syst Bacteriol 23：171-181, 1973. Doi：10.1099/00207713-23-2-171.
34) Robinson IMら：Int J Syst Bacteriol 25：182-186, 1975. Doi：10.1099/00207713-25-2-182.
35) Carter GR：Can J Comp Med Vet Sci 18：359-364, 1954. PMID：17648760.
36) Harbourne JFら：Res Vet Sci 6：178-188, 1965. PMID：14329716.
37) Thomas LHら：Vet Rec 97：55-56, 1975. Doi：10.1136/vr.97.3.55. PMID：1154637.
38) Cottewら：Mycoplasmas of cattle, sheep, and goats, p527-570, North-Holland Publishing Company, Amsterdam, 1969.
39) Gourlay RNら：Bovine mycoplasmas, p49-102, Academic Press, NY, 1979.
40) Gourlay RNら：Vet Rec 98：506-507, 1976. Doi：10.1136/vr.98.25.506. PMID：941376.
41) Gourlay RNら：Vet Rec 84：416-417, 1969. Doi：10.1136/vr.84.16.416. PMID：5815469.

42) Langford EVら：Can J Comp Med 33：275-279, 1969. PMID：4243033.
43) Friis NFら：Acta Vet Scand 20：51-59, 1979. PMID：443141.
44) Levisohn Sら：J Vet Diagn Invest 16：579-581, 2004. Doi：10.1177/104063870401600615. PMID：15586576.

（秦　英司）

●臨床編●

2 家畜のマイコプラズマ感染症

2. ブタのマイコプラズマ感染症

ブタから分離されるマイコプラズマとして，① *Mycoplasma hyorhinis*，②*Mycoplasma hyopneumoniae*，③*Mycoplasma hyosynoviae*，④*Mycoplasma flocculare*，⑤*Mycoplasma sualvi*，⑥*Mycoplasma hyopharyngis*，⑦*Mycoplasma granularum*，⑧*Acholeplasma laidlawii*，⑨*Mycoplasma iners*，⑩*Mycoplasma gallinarum*，⑪*Mycoplasma arginini*，⑫*Mycoplasma bovigenitalium*，⑬*Mycoplasma buccal*，⑭*Mycoplasma axanthum*，⑮*Acholeplasma oculi*，⑯*Mycoplasma suis*，⑰*Mycoplasma parvum* が報告されている．

このうちブタを主たる宿主とするマイコプラズマは①～⑥，⑯および⑰であり，さらに病原性が確認されているのは①～③，⑯および⑰の5菌種である．なお，⑯および⑰のマイコプラズマは赤血球寄生性で，かつてhemoplasmaに分類されていたものである．これらのマイコプラズマは一般的なマイコプラズマと異なり，人工培地での培養が確立されていないため多くの性状が未解明である．以下ブタを宿主とする①～⑥のマイコプラズマについて述べ，主な生化学的性状を表1に示す．

A M. hyorhinis

一般的なマイコプラズマ培地で増殖するが，菌株によってはムチンを添加した培地（技術編7「動物マイコプラズマの培養法」203頁参照）ではより良好な発育が得られる．特に培養細胞汚染菌株の60%は，一般的な培地では培養できないとされている．ムチン添加培地において，5%炭酸ガス加好気培養あるいは微好気培養すると，ブタ由来株では48時間で直径0.2～0.3mmの小さなニップルを呈する集落を形成するが（図1），嫌気培養では集落を形成し

表1 ブタを固有宿主とするマイコプラズマ菌種とその主要性状

種名	主要生化学的性状				血球吸着性	分離部位
	グルコース発酵性	アルギニン水解性	フォスファターゼ活性	フィルム・スポット産生		
M. flocculare	−*1	−	−	−	−	鼻腔，肺
M. hyopharyngis	−	+	+	+	−	咽頭，鼻腔
M. hyopneumoniae	−*1	−	−	w*2	−	肺
M. hyorhinis	+	−	−	−	w	鼻腔，肺，関節
M. hyosynoviae	−	+	−	+	−	鼻腔，肺，関節
M. sualvi	+	+	NT*3	−	−	小腸，泌尿生殖器

*1：培地を酸性化するがグルコースの分解によるものではない
*2：弱く陽性
*3：試験成績がない

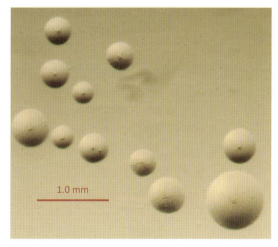

図1 *M. hyorhinis*のコロニー像
ムチンPPLO寒天培地において，37℃，5%炭酸ガス加好気環境下で52時間培養

臨床編

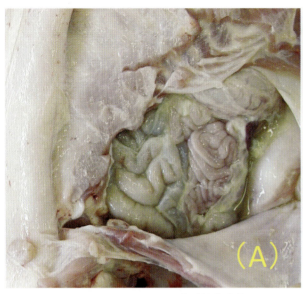
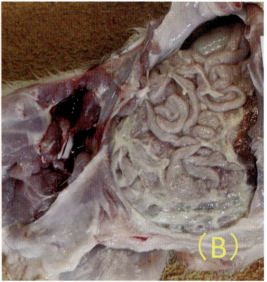

図2　*M. hyorhinis*による子ブタの多発性漿膜炎
腹水貯留が著明な初期病状（A）と腹水が吸収されフィブリンの蓄積が明瞭な回復期（B）いずれの子ブタも55日齢

ない．ブタ生体材料からの初代分離培養ではニップルが観察されない場合も多い．なお，培養細胞由来株は増殖が遅く，96時間以上の培養を要する．

　本菌種は健康豚の鼻腔内に30〜60％の割合で存在する．山本ら[1]の成績によれば，鼻腔内に存在する割合は月齢により明らかな有意差が認められ，12カ月齢未満のブタでは約80％であったのに対し，12カ月齢以上のものでは約30％に過ぎなかったとされている．このように幼若豚の鼻腔にはきわめて高率に本菌種が存在する．このため本菌種の感染は新生時点ですでに起こり得る．保菌豚との接触，飛沫，エサや飲水を介して感染し，扁桃や鼻腔等の上部呼吸器に定着，増殖する．増殖の過程で呼吸器粘膜上皮の微絨毛の運動を阻害し，呼吸器深部に侵入したり，他の病原微生物の呼吸器内侵入を容易にさせたりする．呼吸器深部に到達した菌は血液あるいはリンパ流を介し全身に移行する．咽喉頭部から耳管経由で中耳炎や内耳炎を惹起することもある．

　自然感染例で最も典型的な病状は，2週齢〜2カ月齢の幼若豚にみられる関節炎や多発性漿膜炎である[2]．これは感染試験からも，6週齢以下のブタの静脈あるいは腹腔内に接種すると自然例の再現が観察され，本菌の一次病原性を確認できる．また，感染試験から多発性漿膜炎および関節炎を惹起するが，漿膜面のすべてに病変を形成する株，心膜炎あるいは関節炎のみを惹起する株など，菌株間に病原性の差異が認められている[3,4]．

　肺炎起病性については菌株間の病原性の差異が大きく，大半の株は肺炎起病性がないが，一部の菌株はSPF豚に典型的なマイコプラズマ肺炎（後述，*M. hyopneumoniae*による肺炎）像を形成することが明らかとなっている[5]．

　本菌種による関節炎や多発性漿膜炎（図2）は幼若豚にのみ認められる疾病であるが，急性期には，被毛が粗剛となり，動作は緩慢で不活発，軽度の発熱，食欲の低下といった一般的な臨床症状を認め，その後，跛行，関節の腫脹などが認められるようになる．また，腹膜炎や胸膜炎のある場合は，歩行時に腹部を伸展させるような動作をしたり，呼吸が荒くなったりする．このような急性期の症状の程度や期間は，病変の程度によって異なるが，通常10〜14日で跛行，関節の腫脹のみを残して消失する．跛行や関節の腫脹は2〜3カ月で軽減，治癒する．病変は急性例では，漿液線維素性および化膿性線維素性の心膜炎や胸膜炎，ときには腹膜炎を示し，また関節炎も認められる．

　心嚢は乳白色の液を含み，心外膜は線維素が付着してざらざらした外観を呈する．肺，肝，腸管の漿

膜面にはしばしば黄白色の線維素が絹目状に認められる（図2）．関節は，飛節，後膝関節，股関節が侵されることが多く，滑膜の肥厚と充血が認められ，また関節腔液は血液を混じて増量する．慢性経過例においても病巣は急性例と同じように分布するが，乾燥し，また癒着性である．関節では滑膜面の絨毛が肥大し，リンパ球の浸潤が認められる．一方，発症前における筆者らの調査では，若齢豚における本菌の全身移行期間は数日間にも及び，血中の菌数も10^8 CFU/mLを超えることもしばしば確認された．しかしながら，このような全身移行期にあっても，動物は無症状か，わずかな発熱を示す程度であった．この時期以外も血液中に多少の潜菌が確認されており，ブタ血清はもちろん，ブタ血清からの非加熱製品には本菌種の生菌混入も起こり得る．筆者らはSigma社のプロトロンビン乾燥標品から本菌種を分離した経験がある．上述したが，本菌種は細胞汚染マイコプラズマの1つであり，北米での培養細胞汚染マイコプラズマ調査において，M. arginini, M. oraleと並んで高率に検出された菌種として報告されている[6]．

B　M. hyopneumoniae

ブタマイコプラズマ肺炎（mycoplasmal pneumonia of swine：MPS）の起因菌である．本菌種はあらゆるマイコプラズマのなかで最も分離培養の困難な菌種であり，一般的なマイコプラズマ培養基では増殖できない．ブタ以上に鋭敏で定量培養も可能な培地が開発されているが，固形培地における初代分離は依然として不可能であり，また培地成分のロットによって発育支持能に著しい差があるなど，今なお十分なものとはいえない．初代分離は，液体培地で2〜4週間を要するが，累代継代を重ねることにより増殖は次第に早くなり，5〜6代目には，5〜10％炭酸ガス存在下で培養すれば，固形培地における集落形成も可能となる（図3）．この際，集落形成は，寒天の種類と濃度により大きな影響を受ける．固形培地にはアガロースを0.9〜1.0％の割合で用いるのがよい．なお，本菌種のグルコース分解性はないが，増殖とともに培地を酸性化しpHの低下を起こす．このことはグルコースを除いても認められることから裏づけられる．

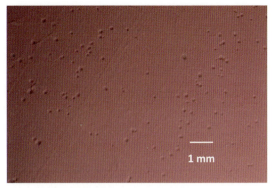

図3　BHL寒天培地における*M. hyopneumoniae*のコロニー像

BHL液体培地で約10継代した後，37℃，5% CO_2好気環境下で5日間培養

本菌の感染は発症豚との直接接触による経気道あるいは経口により起こる．感染の拡がりは曝露される菌量と頻度に比例する．すなわち，通常3カ月齢以上でないと確認されないMPS病変も，哺乳期から大量の菌を頻回にわたり曝露された子豚では2カ月齢でも病変を形成する．また，飛沫感染（菌を含む痰や唾液等がミストとして飛散する）も近房のブタに成立するが，これも曝露菌量と頻度に影響する．マイコプラズマは風に乗って数km離れた農場にまで飛散するという説もあるが，きわめてまれなケースと考えられる．一般的に，病原体が別の豚房（あるいは農場）に拡がるのは，罹患動物の呼吸器排泄物（喀痰や鼻汁等）で汚染された衣類，靴，飼料，水あるいは畜舎の床壁が，作業者や車両を介して運ばれるからである．

本菌がブタの上部気道を経て気管支上皮細胞表層の微絨毛先端に到達した後，微絨毛根部に定着，増殖することで感染が成立する．微絨毛根部で増殖した菌は絨毛運動の低下，喪失を起こし細胞損傷を誘発するので他の病原体の感染を容易にする．微絨毛根部で増殖した菌は細胞損傷を起こすと，組織内に浸入し樹状細胞に探知される．樹状細胞はT細胞を活性化させ，マクロファージを活性化させる．これらの免疫細胞は本菌の自己増殖に必要なタンパク酵素（乳酸脱水素酵素など）や細胞外膜構成成分のタンパク質などをスーパー抗原として認識してしまう．マクロファージや樹状細胞のスーパー抗原に対する過剰認識は，通常の細菌感染ではみられない特

殊なシグナル物質（IL-6やTNFなど）の放出へとつながる．これらのシグナル物質を受けたT細胞も同じシグナル物質を放出し，周囲からT細胞を呼び集めるため，リンパ球の集簇が起こり，ときにリンパ濾胞が形成され無気肺となり，肉眼的には肝変化病変として観察される（図4）．このように肺におけるリンパ球の大量消費が免疫ネットワークを不全化し，動物は易感染宿主となり，二次侵入病原体の感染を誘導する．このような機序で複数の病原体が絡む疾病をマイコプラズマ誘導性複合感染症と呼んでいる．

MPSの肉眼的肺病変の特徴は，無気肺状の病変が前葉および中葉に形成されることが多い点である（図5）．初期の小さな病変は，右中葉および前葉によくみられるが，多くの例では左右対称に病変が形成される．このように肺の前葉，中葉の腹面部に病変が形成されることの多い原因として，これらの部位の換気率が後葉に比べて低く，吸入された病原体が沈着しやすいためと考えられている．病変部と健康部との境界は明瞭であり，色調は暗赤色から灰白色など様々である．割面は肉様，弾力性を示し，気管支内にはカタル性滲出液の貯留がみられる．パスツレラ，ヘモフィルスなどの細菌が二次感染している場合には，線維素性肺炎，心嚢炎，ときには腹膜炎がみられることがある．しかし，本菌の単独感染の場合には，病変は肺にのみ限局しており，内臓諸臓器および中枢神経系には認められない．組織学的には，上述したように，気管および気管支上皮細胞の退行性変化と気管支および血管周囲組織におけるリンパ球の著しい浸潤，また，これらの部位におけるリンパ濾胞の過形成が観察される．さらに，気管支表面の杯細胞は肥大し，気管支粘液分泌腺の肥大，活性化が認められる．

MPS対策には的確な農場診断が必要である．本菌が蔓延する農場は多いが，本菌感染が経済損失に関与しているかどうかは農場規模で診断する．と畜検査成績が参考になることはいうまでもない．最近ではMPS病変の大きさに応じてスコア化された成績を出すと畜場もあり，有病個体の割合とスコアの成績から農場診断が可能である．また，と畜検査成績はワクチンや抗菌薬処置等の対策効果を測る判定基準ともなる．北米の企業養豚では農場診断を横断

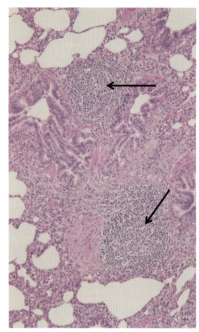

図4　ブタマイコプラズマ肺炎組織像（HE染色）
リンパ球が集簇し，リンパ濾胞（矢印）の形成がみられる

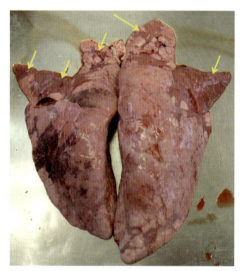

図5　ブタマイコプラズマ肺炎肉眼病変
健常部と明瞭に区別可能な肝変化した無気肺病変（矢印）が形成

的な抗体検査により行っている．具体的には農場当たり，肥育中期16週齢と出荷間近の22週齢のブタ各10頭についてELISA抗体の有無を調べ，それぞれの陽性率で本菌浸潤状況を3つのタイプに分けて対

策が計られている．

C　*M. hyosynoviae*

　一般的なマイコプラズマ培地での増殖は芳しくないが，ムチンを添加した培地（技術編7「動物マイコプラズマの培養法」203頁参照）できわめて良好な発育が得られる．好気培養での発育は4～5日間を要するが，嫌気培養では48時間で直径0.3～0.4mmの大きなニップルを呈する集落を形成する（図6）．ブタを固有宿主とするマイコプラズマのなかでアルギニン水解性を示すのは本菌と*M. hyopharyngis*, *M. sualvi*である．

　本菌種も*M. hyorhinis*と同様，正常豚の鼻腔内，扁桃等の咽喉頭部に生息するが，*M. hyorhinis*と異なり，幼若豚よりも成豚から高率に分離される．本菌を静脈内に接種すると4～8日の潜伏期の後，急性に跛行を呈する．この時期には，菌は関節のみならずリンパ節や腟，包皮，涙などからも分離される．接種後18～24日を経過すると菌はこれらの部位からは分離されなくなるが，扁桃には残存する．*M. hyorhinis*による多発性漿膜炎および関節炎が3～10週齢の幼若豚を侵すのに対し，本菌による関節炎は通常12～24週齢（体重35～100kg）のブタにみられ，世界各国でその発生が知られている．山本ら[7]の調査によれば，と畜場出荷時に関節周囲に腫脹の認められたブタのうち，12％（28/239）の関節腔液からほぼ純粋に本菌種が分離され，すべての分離菌種中最も高率であった．

　本病の臨床症状は，突然の跛行として認められるが，その際，体温の上昇は認められない．跛行の程度は，炎症の程度と侵された関節の数によって多様である．多くは3～10日間で完全に回復するが，一部は慢性化し，ときには起立不能に陥るものもある．このような例では食欲が低下し，増体重の低下をきたす．発病率は1～50％と豚群により異なり，関節に本菌が感染しているにもかかわらず，臨床的には無症状で終わる場合もある[8]．致死率はきわめて低い．急性期には，関節滑液は正常の2～20倍に増量し，漿液線維素性あるいは漿液血液性となっている．滑膜は肥厚し，帯黄色を呈し充血している．関節周囲に水腫がみられることがあるが，同部位の炎症や関節面が損傷を受けていることはない．慢性

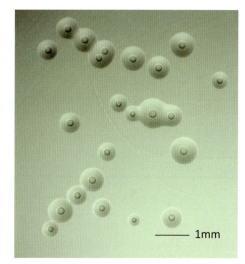

図6　*M. hyosynoviae*コロニー像
ムチンPPLO寒天培地において，37℃嫌気環境下で52時間培養

化した場合，関節滑液は増量したままであるが，急性期に比べ細胞は少ない．滑膜はさらに肥厚し，黄褐色となり，表面に線維素の小塊が付着していることもある．組織学的には充血が顕著で血管周囲に類リンパ球と形質細胞の浸潤がみられる．本病では，*M. hyorhinis*による関節炎と異なり，多発性漿膜炎を伴わず，また豚丹毒菌感染で観察される関節周囲の線維素の増生は認められない．

D　*M. flocculare*

　病原性は否定されているが，培養性状や抗原性状は*M. hyopneumoniae*に酷似する．このため，全菌体や粗精製した抗原を用いた血清診断法では交差性が高いので，正確な血清診断には*M. hyopneumoniae*の特異タンパク抗原（P36やP49タンパク質など）との反応性を確認する[9]．分離株の同定は代謝阻止試験や特異タンパク質遺伝子を標的としたPCR等がある．

E　*M. hyopharyngis*

　ブタの上部気道，扁桃や関節炎部等から分離されたが，病原性は否定的である．ブタが固有宿主と考えられているが，いまだに数例ほどしか分離されておらず，日本での分離報告はない[10]．アルギニン水解性，フィルムスポット産生がみられ，*M. hyosyno-*

viae と性状が類似するが[11],培地での発育はムチン添加の影響を受けない.

F *M. sualvi*

小腸や泌尿生殖器から分離されるが,病原性は否定されている[12].グルコース分解性とアルギニン水解性を有する.嫌気環境を好み,好気培養ではほとんど発育しない.10%炭酸ガス存在下の嫌気状態が最も良好な発育をする.日本での分離報告はない.

文献

1) 尾形 學ら:マイコプラズマとその実験法,p155-156,近代出版,東京,1988.
2) Tully JGら:The Mycoplasmas II, p157-159, Academic Press, NY, 1979.
3) Friis NF:Acta Vet Scand 12:116-119, 1971. PMID:5103408.
4) Gois Mら:J Comp Pathol 81:401-410, 1971. PMID:4935555.
5) Lin JHら:Vet Microbiol 115:111-116, 2006. PMID:16540266.
6) Tully JGら:The Mycoplasmas II, p450-454, Academic Press, NY, 1979.
7) 尾形 學ら:マイコプラズマとその実験法,p156-157,近代出版,東京,1988.
8) Tully JGら:The Mycoplasmas II, p161-165, Academic Press, NY, 1979.
9) Gomes NJCら:Vet Microbiol 174:163-171, 2014. Doi:10.1016/j.vetmic.2014.08.008. PMID:25240775.
10) Friis NF ら:Acta Vet Scand 44:103-104, 2003. PMID:14650549.
11) Blank WAら:Int J Syst Bacteriol 46:1181-1182, 1996. PMID:8863455.
12) Tully JGら:The Mycoplasmas II, p166-167, Academic Press, NY, 1979.

〈小林秀樹〉

● 臨 床 編 ●

2 家畜のマイコプラズマ感染症

3. トリのマイコプラズマ感染症

鳥類由来のマイコプラズマ25種のうち，ニワトリに病原性を示す主なマイコプラズマは，*Mycoplasma gallisepticum*（MG）および*Mycoplasma synoviae*（MS）である[1]．ニワトリのMG感染症は，米国のNelson[2]により最初に報告され，慢性の呼吸器症状を示し，しばしば気嚢炎を伴う疾病で，一般にCRD（chronic respiratory disease）として知られていた．また，MS感染症は，米国のOlsonら[3,4]がブロイラーの伝染性滑膜炎（infectious synovitis）として報告したが，1970年代には気嚢炎を伴う呼吸器病の発生も認められている[5~8]．ここではMG，MS感染症の疫学，病態，診断および対策について述べる．

A 疫学

1．諸外国

MG，MS感染症は世界的に分布し，養鶏先進国では主要な鶏病の1つとされている．従来はMG感染症が重視され，国際獣疫事務局（OIE）もMG感染症のみを届出伝染病に指定し，EU圏内でもMG感染症ひなの流通のみが規制されている[1,8~10]．しかし，最近は新たな病態を含め，MS感染症の発生報告が世界的に増加する傾向にあるとされ，オランダの家禽産業界では，2013年から種鶏，採卵鶏および肉用七面鳥を対象としてMG，MSを含めた防除プログラムを義務化し，清浄化を図ることとしている[10]．

一方，米国では，1960年代から家禽改良計画（NPIP）で種鶏群のMG，MS清浄化対策が実施され，採卵養鶏場でのMG感染症の発生は著しく減少したが，なお50％以上にMGの浸潤がみられ，経済的損失は甚大とされている．また，ブロイラー鶏群でのMG感染症の発生も収束せず，地域的にはMS感染症による被害も増加傾向にある[1]．なお，1994年頃から米国やカナダでは，眼窩周囲の腫脹と結膜炎を伴ったフィンチ（house finch）の症例からMGが分離されている[1,6]．

2．日本

我が国では1950年代に大規模集団養鶏の普及に伴ってCRD様呼吸器病の発生が顕在化しており[11]，1962年にMGが分離され[12]，1971年にブロイラーの関節炎からMSが分離され[13]，MG，MS感染症の存在が病原学的に確認された．その後，野外鶏群におけるMSの呼吸器感染も明らかにされた[7,8]．当時は，伝染性コリーザの病原体である*Avibacterium paragallinarum*，大腸菌，伝染性気管支炎（IB）ウイルスなどの病原体あるいはニューカッスル病（ND）ウイルス生ワクチン株などとの複合感染症例が多発していたが，その後，伝染性コリーザやIBなどに対するワクチンの普及や種鶏群の清浄化が進み，発症例はまれとなった[7~9]．しかし，2006～08年における採卵鶏群のMG，MS抗体保有率は90％以上で，広範な浸潤が認められており，ワクチン接種が普及している[1]．なお，ニワトリと七面鳥のMG，MS感染症は，家畜伝染病予防法における届出伝染病に指定されている[1,9]．

B 病態

1．伝播

MG，MSは，感染種鶏の産出した保菌卵から孵化した感染ひなによって次世代に伝達される（介卵感染）．自然感染鶏の保菌卵産出は，呼吸器のMG菌数が多い急性期に高頻度に起こる．MG接種感染例での保菌卵産出のピークは4週後頃で約25％あるいは50％以上に達するが，8～15週後には3～5％程度

に低下し，慢性期の鶏群における保菌卵産出の頻度はきわめて低いとされている[1,6]．MSの介卵感染のピークも感染後3～6週頃にみられ，その後，低下する[5]．

MG，MSは，感染鶏の鼻汁や気道分泌物を介して同居鶏に伝播されるので発症鶏ないし不顕性感染鶏の存在が重要である（同居感染）．また，MG，MSの宿主体外における生存日数は羽毛やヒトの頭髪に付着した場合は3～4日に過ぎないが，MGは飲水中では15℃で10日前後，4℃ではさらに数日間も生存するので，ヒトや器材などを介しての伝播にも留意すべきであろう[7,8]．MG，MSに混合感染したブロイラー種鶏群での抗体陽性率上昇の推移は，MGに比べてMSが著しく速やかで，MSは同居感染により伝播しやすい傾向がある[7,8]．なお，感染野鳥による伝播の可能性もあるが，フィンチ由来MG株のニワトリに対する病原性は低いことが認められている[1,6]．

2．症状・病変

MGによる単独感染鶏は，一般に無症状（不顕性感染）に経過するが，疫学の項で既述した呼吸器病病原体や生ワクチン株などとの複合感染あるいは飼育環境条件の悪化（低温，塵埃・アンモニアガス濃度の上昇等）などが誘因となり発症する．採卵鶏では流涙，異常呼吸音，咳，くしゃみなどの呼吸器症状や顔面あるいは眼瞼の腫脹など（図1）が長期に持続し，産卵率も全産卵期間を通じて数％も低下する．さらに種鶏では孵化率の低下（ときには約20％）および虚弱ひなの増加など生産性阻害が顕著で経済的損失は甚大となる．病鶏を剖検すると，鼻腔，眼窩下洞，気管などの呼吸器粘膜の充血，肥厚および粘液あるいはチーズ様滲出物の付着，貯留がみられる．また，気嚢病変部では，気嚢粘膜の白濁肥厚，粘液やチーズ様滲出物の付着などがみられ（図2），大腸菌などとの複合感染例では死亡率も高く，心膜炎，肝被膜炎などもみられる[6〜9,14,15]．病理組織学的には，気道粘膜上皮の変性と組織球性リンパ様細胞浸潤ならびに濾胞の過形成を伴う慢性カタール性炎症である[6,7,9,15]．

関節炎を呈する症例では，しばしば跛行がみられ，足関節や足蹠部が腫脹し，内部に粘液あるいは

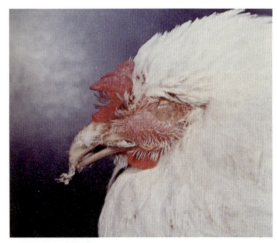

図1　MG感染症に罹患し，呼吸器症状を呈するニワトリ

鼻孔付近に流出した鼻汁が付着し，眼瞼を含め顔面全体が腫脹し，失明状態を呈している

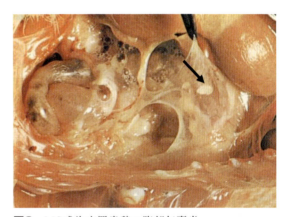

図2　MG感染症罹患鶏の腹部気嚢炎

気嚢壁がやや肥厚し，内部にチーズ様滲出物の小塊（↓）を伴ったクリーム様粘液がみられる

チーズ様滲出物がみられる．また，ときには全眼球炎や卵管炎もみられ，後者では常習的な卵墜により無産鶏となる場合もある[7,15]．

MS感染症の場合も単独感染では通常，呼吸器症状はみられないが，複合感染症例での症状，病変はMG感染症に類似し，ブロイラーや採卵鶏における大腸菌との複合感染による損耗増加も報告されている[1,5,7,14]．また，関節炎症例の症状や病変はMG感染症の場合に類似するが，MS感染症ではしばしば貧血や発育遅延が顕著とされている．また，野外の不顕性感染鶏群では，軽度ながら産卵率の低下傾向がみられる，あるいは産卵率の低下や鶏卵の品質にほ

とんど影響がないとの報告がある[5,7]．しかし，2009年にオランダで初めて報告されたMSの卵管感染に伴う鶏卵の卵殻鋭端部異常（eggshell apex abnormalities：EAA）（図3）は，生産鶏卵の5％にも達し，破卵などによる経済的損失が大きく，その後，我が国をはじめ世界的に発生が認められている[10,16]．

3. 感染・発症機序

MGの主な自然感染門戸は，上部気道あるいは結膜であり，これら部位の粘膜上皮への接着は，増殖，病原性発揮の前提となる．MGは，滑走運動にもかかわりのある菌体先端構造物（bleb）の表層に細胞接着タンパクMgc2とPvpAが局在し，粘膜上皮に接着する．接着したMGの増殖に伴うBおよびTリンパ球の刺激あるいは抑制およびサイトカインの誘導なども病変形成機序に関与する[1]．環境要因の悪化あるいは他の病原体による複合感染がない場合，MG感染は気管に限定されるが，全身あるいは局所抗体が存在してもMG感染は持続する（保菌状態）ように，強い免疫応答にもかかわらずMG慢性感染症の発現する理由として，主な表在性抗原の高頻度な変異および細胞内侵入性が指摘されている[1,6]．また，複合感染，特に大腸菌あるいはIB，NDなどの生ワクチンウイルスによる接種感染は，より重度のMG感染症を誘発し，さらに免疫抑制，劣悪な環境や他のストレスもMG感染症の重症化を招く要因である[1,6,7]．MSの感染・発症機序もMGと同様な経過をとるが，その体内分布や病変発現には感染菌株の病原性，細胞内侵入性あるいは表在性抗原（MSPA，MSPB）の変異などの関与することが示唆されている[5]．

C 診断

不顕性感染鶏群の診断には血清学的検査による抗体検出が応用できる．また，発症鶏群については，発生状況，症状および剖検所見などから推察できるが，ニワトリでは類似の呼吸器病や関節病変を呈する疾病があるので，MG，MSの分離同定，特異遺伝子あるいは抗体の検査が必要である．また，本症では，発症誘因としての複合感染病原体の検査や飼養環境の調査も重要である[1,9]．

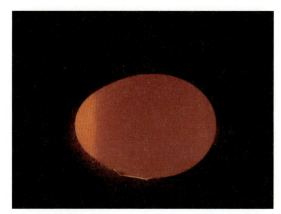

図3 MS感染産卵鶏から産出された鶏卵の卵殻鋭端部異常（EAA）
鶏卵を透過光線でみると，卵殻鋭端部が直径約2cm程度透けてみえる．この部分の卵殻は薄く，割れやすい

1．血清学的検査法

一般的に普及しているのは，迅速，高感度で比較的安価な全血または血清平板凝集反応である．我が国でもMG，MS抗原が市販されている．なお，凍結血清は非特異反応を示すので使用しない．また，不活化ウイルス病ワクチン接種鶏の血清などでみられる非特異反応は，反応系へウマやブタ血清1滴を添加すると陰性化する[7~9]．

赤血球凝集抑制（HI）反応は，HI抗体価の測定あるいは平板凝集反応結果の確認などに応用されるが，市販の検査用抗原はないので，その応用は抗原の作製が可能な検査機関などに限定される[1]．MG，MS感染鶏では感染初期に凝集抗体（IgM抗体）が，約2，3週後にIgGに活性の高いHI抗体が検出される[7,15]．なお，HI反応では抗原作製用菌株によりHI価が異なるが，その原因はリポタンパク質である赤血球凝集素の抗原変異によることが指摘されている[1,6]．

ELISAは一般に，平板凝集反応に比べて特異性は優れているが，感度はやや低い．一方，HI反応に比べると感度は優れているが，特異性はやや劣るとされている．ELISAは，気管洗浄液中あるいは卵黄中の抗体検出にも応用されており，鶏群のモニタリングには血清の代わりに卵黄の使用も可能である．欧米では市販のELISAキットが応用されているが，我が国では市販されていない[1,5,6]．

2. 細菌学的検査法

1）検査試料の採取

剖検材料からのMG，MSの分離培養には，鼻腔，眼窩下洞，気管および気嚢，さらに関節炎，卵管炎では関節や卵管内からも滲出物などを滅菌綿棒で拭い取り（以下，スワブ）検査試料とする[1,7]。生体検査では，気管や口蓋裂から採取したスワブを用いる[1]。EAA症例では卵管内やEAAを呈する鶏卵からもMSが分離される[16]。なお，MG慢性感染例の気道でのMG菌数は非常に少ないので分離は困難であろう。MG感染後4〜8週の鶏群では10〜20羽からのスワブ採取で十分であるが，それ以降では30〜100羽からの採取が必要とされている[5]。気管よりも口蓋裂からの分離率が高いとの報告もある[20]。また，感染鶏群からのMG分離は抗菌薬の投与前に実施することが必要である[1]。

2）分離培養・同定法

分離培養にはFreyの培地を使用するのが便利である。MGの培養にはブドウ糖，ブタ血清（10％）を添加し，MSの培養にはさらにβ-NADの添加が必須である。液体培養から移植し，寒天培地上に発育したMG，MSコロニーの簡易スクリーニング法として鶏赤血球吸着試験が応用できる。ただし，MSについては血球吸着能の欠落した菌株もみられるので信頼性が低い[1,7,21]。なお，PCR法によるMG，MSの同定法は，迅速性，感度および特異性が優れているので，菌株の分離培養が不要な場合には上記の検査試料についてPCR法によりMG，MSの特異遺伝子を検出してもよい[1,5,6]。

D 対策

1. 種鶏群の清浄化

MG，MS感染症は，介卵感染によって次世代の鶏群に広域に伝播するので，対策の基本はMG，MSフリーの種鶏群を作出・維持することである。そのため欧米では，既述のように国や業界の規定により種鶏群の清浄化が図られている[1,5,6,9,10]。清浄化の方法として抗菌薬の種鶏群への投与あるいは種卵の処理などもあるが，MSの抗菌薬による排除効果は低いので，清浄化には種卵の加温処理が必要である[17]。我が国では村山ら[18]が開発した温度管理プログラムでの温度調節装置による加温処理法が実施されている。種卵は，通常の孵卵工程に先立って孵卵器の温度を13時間半かけて室温（24.4℃）から徐々に46.6℃（卵内温度45.4℃）まで加温し，卵内のMG，MSを殺滅する。なお，この方法における孵化率の低下は4〜15％とされている。生産されたひなは，厳重なバイオセキュリティによる飼育環境下で育成し，抗体のモニタリングによって清浄性を確認する[7,8,15]。なお，MSはMGに比べて病原性は弱いが，感染鶏の気道における保菌数が多く長期間持続するため，同居鶏群への伝播速度も速く，その防除はMGよりも困難である[8]。

2. ワクチンの応用

コマーシャル養鶏場では，MG，MSフリーのひなあるいは育成鶏を購入し，オールイン・オールアウト方式による鶏群管理，バイオセキュリティの徹底に加えて，抗体検査あるいはPCR検査などによりモニタリングする。しかし，養鶏場の経営環境により清浄鶏群の維持が困難な場合は，導入鶏群がMG，MSに感染する以前にワクチンを接種する[1,6]。現在はMG不活化ワクチンのほか，MG，MS生ワクチンなどが市販されている。ただし，ワクチン接種は症状や産卵低下を軽減する目的であり，野外株の感染や介卵感染を完全には防止できない。なお，他の呼吸器病などのワクチン接種の励行は複合感染を防止するためにも重要である[1,9]。

3. 抗菌薬の応用

本症の予防・治療には，テトラサイクリン系，マクロライド系あるいはニューキノロン系などの抗菌薬が応用されている。特に1970年代には，IBやNDの生ワクチン接種に伴うMG感染症の誘発を予防するため抗菌薬の投与が推奨されていた。しかし，この方法を連用した養鶏場では薬剤耐性株が出現し，効果が減退した[8,19]。さらに近年は，薬剤耐性菌の発現や鶏卵・鶏肉への薬剤残留などを抑制するため養鶏場での抗菌薬の応用は厳しく制限されており，採卵鶏群における対策としてワクチン接種が普及している[1]。

文 献

1) 佐藤静夫ら：鶏病研究会報 48：63-84, 2012.
2) Nelson JB：Science 82：43-44, 1935. PMID：17751100.
3) Olson NOら：Poult Sci 33：1075, 1954.
4) Olson NOら：Am J Vet Res 17：747-754, 1956. PMID：13362787.
5) Fergeson-Noel Nら：Diseases of Poultry 13th ed., p900-906, References, p932-937, Wiley-Blackwell, IA, 2013.
6) Raviv Zら：Diseases of Poultry 13th ed., p877-893, References, p912-928, Wiley-Blackwell, IA, 2013.
7) 佐藤静夫：日本獣医師会誌 30：421-430, 1977.
8) Sato S：Rev Sci Tech 15：1555-1567, 1996. PMID：9190025.
9) 今田由美子：家禽疾病学, p90-93, 鶏病研究会, 茨城, 2015.
10) Landman WJA：Avian Pathol 43：2-8, 2014. Doi：10.1080/03079457.2014.881049. PMID：24397240.
11) 田島正典ら：日本獣医師会誌 11：16-22, 1958.
12) Sato Sら：Nat Inst Anim Health Q（Jpn）4：68-76, 1964.
13) 清水高正ら：日本獣医学会誌 33（学会号）：25, 1971.
14) 国安主税ら：マイコプラズマとその実験法, p230-251, 近代出版, 東京, 1988.
15) 佐藤静夫：マイコプラズマ図説, p109-119, 文献, p196-199, 東海大学出版会, 東京, 1980.
16) 片山宜郎ら：日本マイコプラズマ学会雑誌 36：48-50, 2009.
17) Yoder HW Jr：Avian Dis 14：75-86, 1970. PMID：5434440.
18) 村山仁一ら：畜産の研究 30：429-430, 1976.
19) Kuniyasu Cら：Nat Inst Anim Health Q（Jpn）14：48-53, 1974.
20) Branton SLら：Poult Sci 63：1917-1919, 1984. PMID：6387691.
21) 永野哲司：鶏病研究会報 49：137-142, 2013.

（佐藤静夫）

● 臨床編 ●

3 臨床診断技術

1. 培養法，抗原検出法，抗体検出法，遺伝子検出法

A 培養法

　マイコプラズマ属菌は，人工培地で培養・増殖可能な最小の微生物とされ，多くの種が存在している[1,2]．特にヒトに対する病原性が強いものに*Mycoplasma pneumoniae*（肺炎マイコプラズマ）が知られており，市中肺炎ならびに気管支炎などの原因菌として重要である[1,3]．*M. pneumoniae*検出のゴールドスタンダードである培養法を実施するには，pleuropneumonia-like organism（PPLO）培地という特殊な培地および長期間の培養を必要とするため，広くは実施されていない．しかし，*M. pneumoniae*感染症の主な治療薬であるマクロライド系抗菌薬に対して耐性を示す株が問題視されていることから培養法の重要性が再考されつつある[1]．

　培養に用いる主な検査材料は，咽頭拭い液・喀痰である．これらの直接塗抹標本において菌体は確認されない．また，分離・培養に広く使用されている寒天培地などには発育しないため，特殊培地であるPPLO培地を用いる．この培地を用いて36℃で1週間程度培養するとコロニーを形成する．このコロニーを光学顕微鏡（40～100倍）で観察すると，通常マイコプラズマは目玉焼き状のコロニーを呈するが，*M. pneumoniae*は桑の実状の特徴的なコロニーを呈する．また，継代培養を行う場合は，*M. pneumoniae*のコロニーが桑の実状から目玉焼き状に変化するとともに，発育も早くなることに注意する[3]．得られたコロニーを用いて各種同定検査を行う．ブドウ糖の分解やヒツジ（またはモルモット）赤血球の溶血を観察するのが一般的である．

B 抗原検出法[4,5]

　マイコプラズマ抗原検査法は，イムノクロマト法を測定原理とし，咽頭拭い液中のマイコプラズマの抗原を検出する．

　抗原検査のメリットの1つは，検体が採取しやすいことである．血清検体を用いる抗体検査では採血を必要とし，さらに遠心分離後の血清検体を用いるので小児の患者などでは検査が困難な場合もある．一方，抗原検査はインフルエンザや他のウイルスの簡易検査と同様に咽頭拭い液を用いた検査が可能であるため，小児でも比較的簡単に検体が採取できる．

　また，抗原検査は感染早期から検出可能であること，検査開始から概ね30分以内には効果判定が可能であることなど，迅速性においてもメリットがある．抗体検査，例えばIgMを検出する迅速検査キットでは感染約1週間後からしか抗体が産生されないので，感染初期は検出できない．さらに抗体検査は測定に早くても2～3時間程度を要するのに加え，急性期と回復期に採取したペア血清を用いた場合，一定期間あけて検査を行うので軽快後に結果が出ることもあり，確認検査の意味合いもある．培養検査はゴールドスタンダードであるが，培養までに時間を要するため，やはり迅速性はない．

　抗原検査とその他の検査法の比較は小児を対象にいくつか報告されているが，PCR法と比較して，良好な相関を示している（表1）．感度，特異度，全体一致率とも高い割合を示していることから，抗原検査は精度の高い検査であると思われる．

　抗原検査では，検体採取が正確に行われないと正しい結果が得られない可能性がある点に注意が必要である．医師，看護師に加えて検査技師も咽頭からの検体採取が可能であり，検査の確実な実施に貢献できると思われる．

表1　抗原検査法とPCR法の比較

	PCR法陽性	PCR法陰性	合計
抗原検査陽性	261	18	279
抗原検査陰性	29	154	183
合計	290	172	462

感度90.0％（261/290），特異度89.5％（154/172），全体一致率89.8％（415/462）

文献4）より引用

C　抗体検出法

マイコプラズマ抗体検出法としては，主に以下の4つ方法が挙げられる．

1. particle agglutination（PA）法（受身凝集反応）

PA法では，IgGおよびIgMを測定するが，IgMを主に測定する．測定原理は，ゼラチンを粒型化した人工担体にマイコプラズマの限界膜成分を吸着させた感作粒子が，検体中の抗体と反応し，凝集することを利用した測定法である．単一血清では320倍以上，ペア血清では4倍以上の抗体価の上昇を認めた場合に，マイコプラズマ感染症と診断できる．本法では，感染後1週間くらいで上昇し，2～6週間ほどでピークに達するが，主としてIgM抗体が測定されるため，次に述べるCF法に比較して急速に低下する．そのため，一般には急性期を捉えやすい本法の方がよく検査される．

2. complement fixation（CF）法（補体結合反応）

CF法では，IgGおよびIgMを測定するが，IgGを主に測定する[6]．測定原理は，文献7）に記載された，補体結合反応の50％溶血法（マイクロタイター法）に基づいている[7～9]．本法では，抗原と抗体の結合物による補体の消費量を指標として判定を行う．ペア血清で4倍以上の上昇を陽性とするが，単一血清で判定するには64倍以上の抗体価が必要である．本法での抗体価は感染後1週間程度で上昇しはじめ，1カ月くらいでピークに達した後，徐々に低下するため，早期診断は困難である．

3. enzyme immuno assay（EIA）法（酵素免疫測定法）

迅速に検査を行うためのカード型の製品で，IgMを定性的に測定する．カード型のキットに患者血清や血漿を加え，マイコプラズマの菌体成分を捕捉抗原として固相化したメンブレンに反応させ，酵素免疫測定法で抗体の存在を検出する．検体と試薬を入れれば5分程度で結果が得られるため，臨床の現場でも迅速・簡単に検査が行える利点がある．しかし，簡便な迅速キットであるため，検出感度や特異性にやや問題があるとの報告もある．

4. 寒冷凝集反応

寒冷凝集反応は，低温（4℃前後）でO型の赤血球が凝集する反応である．赤血球膜表面のIまたはi抗原に対するIgM抗体である寒冷凝集素によって起こる．本来は，寒冷凝集素による貧血（寒冷型自己免疫性溶血性貧血）の診断に用いるが，マイコプラズマ感染症を疑うときにも検査される．本法では発病2週間前後より凝集価は上昇し，6週頃には低下または消失する．したがって，急性期（1週頃）と回復期（3～4週頃）のペア血清で測定し，2管差（4倍）以上の差があれば有意とする．マイコプラズマ感染症に特異性はない．陽性率は約30～40％であるとされ，他の細菌やウイルス感染症，自己免疫疾患，血液疾患などでも陽性になる．

D　遺伝子検出法

マイコプラズマの遺伝子検出法として，以下の2つの方法について述べる．

1. polymerase chain reaction（PCR）

PCR法は，現在最も広く普及し利用されている遺伝子増幅法である．PCRを用いた*M. pneumoniae*の

検出は迅速性，感度および特異度にも優れている．多くのプライマーが報告されており，16S rRNAやP1細胞付着タンパク質の遺伝子配列が標的としてデザインされている．また，複数の標的遺伝子を同時に増幅するmultiplex PCR法を用いることで，*M. pneumoniae*だけではなく肺炎の他の主要な原因菌も同時に検出できるため，効率的である．PCRを用いた検出法はサーマルサイクラーもしくはリアルタイムPCR装置が必要となるため，一般の医療機関では実施することが困難である．

2. loop-mediated isothermal amplification (LAMP) 法

LAMP法は栄研化学により開発された遺伝子検出法で，簡便で検出感度，増幅効率が高いことからDNAを短時間で増幅することができる方法である．増幅反応はすべて等温で連続的に進行するため，サーマルサイクラーなどを必要とせず，反応に必要な65℃ほどの温度を一定に保てる装置があれば増幅は可能である．また，産物の生成量が多いため増幅が進むと白濁・沈殿が生じ，これを指標として増幅の有無を肉眼で判定することができる．*M. pneumoniae*検出用のLAMPキットは体外診断用医薬品として保険収載されており，咽頭拭い液もしくは喀痰中のマイコプラズマ遺伝子を検出する．検体採取から判定まで約2時間程度で終了し，*M. pneumoniae*のみを特異的に検出することができる．咽頭拭い液と喀痰を用いて*M. pneumoniae*の直接検出法である培養法と比較した試験では，96.6％の高い一致率を示し，臨床診断に対する診断感度は89.5％，診断特異度は100％とされている[10,11]．

文 献

1) 富樫真弓ら：臨床と微生物 39：311-315, 2012.
2) 舘田一博：up-to-date 子どもの感染症 1：20-25, 2013.
3) 岡田 淳ら：臨床検査学講座 微生物学/臨床微生物学 第1版（補訂版），p241-243, 医歯薬出版, 東京, 2003.
4) 波多野修ら：小児科臨床 66：2105-2115, 2013.
5) 布施 関ら：日本呼吸器学会雑誌 45：936-942, 2007.
6) Jacobs E：Clin Infect Dis 17（Suppl 1）：S79-82, 1993. PMID：8399943.
7) 国立予防衛生研究所学友会編：補体結合反応，ウイルス実験学，総論，改訂2版, p226, 丸善, 東京, 1973.
8) 井上 榮：臨床検査 17：838, 1973.
9) 補体結合反応, 微生物検査必携，ウイルス・クラミジア・リケッチア検査，第3版, 第I分冊, 総論, p31, 日本公衆衛生協会, 東京, 1987.
10) 山口惠三ら：医学と薬学 58：565-571, 2007.
11) LoopampマイコプラズマP検出試薬キット添付文書

（栁原克紀，西村典孝，岡田侑也，石原香織，佐々木大介，小佐井康介，賀来満夫）

● 臨床編 ●

3 臨床診断技術

2. 薬剤耐性菌の検出

　本来，*Mycoplasma pneumoniae*（以下，マイコプラズマ）に対し優れた抗菌活性を有するのはマクロライド系抗菌薬であり，長い間治療の第1選択薬であった．しかし，臨床におけるマクロライド系抗菌薬の使用量の増加に伴い，本邦においては2000年頃から小児の肺炎，あるいは気管支炎例からマクロライド耐性マイコプラズマ（macrolide-resistant *M. pneumoniae*：MRMP）が分離され始めた[1]．吸収性に優れるクラリスロマイシン（CAM），あるいはアジスロマイシン（AZM）が登場してから，ちょうど10年経過した時期に相当する．

　小児肺炎例を対象とした筆者らの研究会においても，2003年に小児肺炎由来の検査材料から初めてMRMPを分離したが，その後MRMPは経年的に次第に増加してきていた[2]．2011年，マイコプラズマ感染症が小児の間で爆発的に大流行となったが，分離菌株の約90%はMRMPであった．耐性菌が原因となった症例では，マクロライド系抗菌薬を投与しても発熱や咳嗽等の臨床症状の改善がみられず，入院と治療抗菌薬の変更，あるいはステロイドの使用を余儀なくされた症例が多く認められた[3]．

　一方，2007年には成人の肺炎例からもMRMPの分離を経験している[4]．2011〜2012年に調べられた成人例からも耐性菌が分離されたと報告されている[5]．

　この項では，世界的にも問題となりつつあるMRMPの耐性機構，耐性化の現況および耐性菌の検出について述べる．

A　MRMPの経年的推移およびその耐性機構

1．MRMPの経年的推移

　図1には，小児肺炎例から筆者らが分離したマイコプラズマに占めるMRMPの経年的推移を示す．2002年には耐性株は分離されていないが，2003年には6株（5.0%）を分離，その後2006年には30.6%，2009年には59.1%と，耐性株の比率が次第に増加していた．2011年には初夏からマイコプラズマ感染症流行の兆しがあり，初秋から大流行となった．その後流行は約1年半続き，MRMPの分離率は89.5%へと急速に高まっている．MRMPの分離頻度は地域差がみられるものの，いずれの報告でも60%以上であり，耐性菌はすでに全国へと拡散しているのが実態である．

　成人においては，2007年頃より総合病院を受診する肺炎例から耐性株が分離され始めている．成人例の多くは近医受診によっても症状が改善せず，総合病院を受診して肺炎マイコプラズマ肺炎と確定診断されることが多い．このため，MRMPの頻度は正確ではないが，分離菌の約40〜80%がMRMPとされ，肺炎例では入院となる症例ほど耐性菌によることが多い[5]．

　現在，MRMPは中国[6]，韓国[7]，あるいは台湾[8]等からの報告に加え，イスラエル（30%）[9]，イギリス（19%）[10]，イタリア（26%）[11]，フランス（10%）[12]，米国（15%）[13]，ドイツ（3%）[14]等からも報告され，世界各国で注目されている．

2．MRMPの耐性機構

　マクロライド系抗菌薬の作用標的は，細菌におけるタンパク合成を司るリボソームである．リボソームは図2に示すように，16S rRNAと21種のタンパク（S1〜S21）からなる30Sサブユニットと，5S rRNA，23S rRNAおよび34種のタンパク（L1〜L34）からなる50Sサブユニットで構成されている．

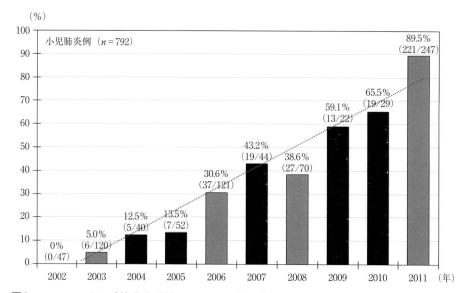

図1 マクロライド系抗菌薬耐性マイコプラズマ（MRMP）の経年的推移
MRMPは2003年より分離され始め，その後，急速に増加してきている
灰色で示した年は肺炎マイコプラズマ肺炎が流行した年である

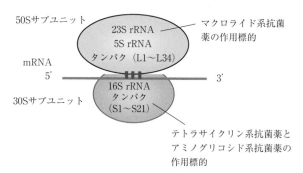

図2 マクロライド系抗菌薬の作用標的としての23S rRNA
マクロライド系抗菌薬は50Sサブユニットの23S rRNAが作用標的であるが，テトラサイクリン系抗菌薬とアミノグリコシド系抗菌薬は主に30Sサブユニットに結合して作用する

リボソームの主な機能は，mRNAにコードされる遺伝情報のタンパクへの翻訳である．

30Sサブユニット上にはmRNAとfMet-tRNA（N-ホルミルメチオニルtRNA；翻訳開始に機能する運搬RNA）が結合し，50Sサブユニット上ではtRNAによって運ばれるアミノ酸がペプチジルトランスフェラーゼの活性により次々と結合し，ポリペプチド鎖が形成される．

マクロライド系抗菌薬の作用標的は50Sサブユニットを構成する23S rRNAである．ちなみにテトラサイクリンは30Sサブユニットに結合し，リボソームに対してアミノアシルtRNAが結合するのを阻害する．

図3には，23S rRNA全体の二次構造を示すが，このうちドメインVはペプチジルトランスフェラーゼ活性の中心部位に位置している．マクロライド系抗菌薬は，このドメインVに結合することによってペプチジルトランスフェラーゼ活性を阻害し，結果的にタンパク合成を阻害する．マクロライド系抗菌薬がドメインVに結合する上で重要な塩基に変異が生じると，23S rRNAの立体構造に変化が生じ，その結合率は著しく低下する．つまり，薬剤が存在してもタンパク合成は阻害されないことになり，菌は増殖できて耐性化する．マクロライド系抗菌薬がドメインVに結合する上で最も重要な塩基は，2,063番と2,064番のアデニンであるとされている[15]．この部位はその他の細菌とも共通している点が特徴である[16]．

肺炎球菌では23S rRNAのドメインVに隣接するリボソームタンパクのL4とL22の変異およびドメインIIの変異もマクロライド系抗菌薬耐性化に関与するという報告がみられるが[17]，臨床分離のMRMPにおいては，ドメインIIやリボソームタンパクの変異はその耐性化に寄与していないとされる[18]．また，マイコプラズマにおいては，ドメインVの

2. 薬剤耐性菌の検出

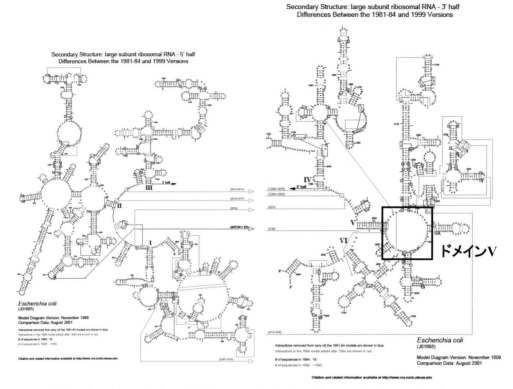

Comparative RNA Web Site and Project http://www.rna.icmb.utexas.edu/*Escherichia coli* 23S rRNA

図3　マクロライド系抗菌薬の作用標的としての23S rRNA
マクロライド系抗菌薬が結合するうえで重要な塩基に変異が生じると，マクロライド系抗菌薬は結合できず，タンパク合成を阻害できなくなる

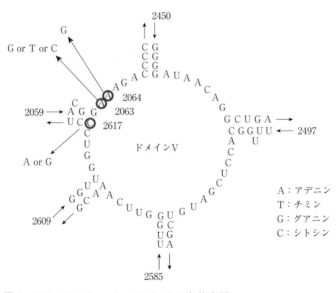

図4　23S rRNAドメインVにおける塩基変異
マクロライド系抗菌薬がドメインVに結合する上で重要な塩基（A2063とA2064）に変異が生じると耐性化する
文献1）より改変

2,063番のアデニンをメチル化する遺伝子や，菌体内へ取り込まれた薬剤排出機構の存在，あるいはプラスミドを介した耐性機構は見出されていない[19]．

図4にはマクロライド系抗菌薬が結合するドメインVを示す．筆者らが今までに臨床検査材料から分離したMRMPでは，ドメインVの2,063番のアデニン（A）のグアニン（G）への変異が最も多く，次いでチミン（T），あるいはシトシン（C）への変異，そして2,064番のAからGへの変異が認められている．その他に，2,617番のCからG，あるいはAへの変異も報告されている[20,21]．最近，中国での分離株には2,063番のAからGへの変異と2,617番のCからGへの2つの変異を有する株も報告されている[22]．

3．MRMPの塩基変異と耐性レベル

MRMPとマクロライド感性マイコプラズマ（macrolide-susceptible *M. pneumoniae*：MSMP）の12薬剤に対する感受性成績を表1に示す．A2063G，A2063T，A2063CおよびA2064G変異株は，14員環マクロライド系抗菌薬のエリスロマイシン（EM）とCAM，15員環マクロライド系抗菌薬のAZMに64μg/mL以上と高度耐性化している．16員環マクロライド系抗菌薬のジョサマイシン（JM）はA2064G変異株がA2063G変異株よりも高度耐性化している．一方，ロキタマイシン（RKM）は耐性株に対し0.25μg/mLとやや良好な感受性を示している．対象株数が少ないので示していないが，C2617A，C2617G変異株は，すべてのマクロライド系抗菌薬に軽度耐性を示す．

ミノサイクリン（MINO）とドキシサイクリン（DOXY）の感受性は0.5～1μg/mLであるが，耐性菌は存在しない．キノロン系抗菌薬は薬剤によって感受性が著しく異なる．レボフロキサシン（LVFX）とトスフロキサシン（TFLX）の感受性は0.5～1μg/mLであるのに対し，モキシフロキサシン（MFLX），ガレノキサシン（GRNX）やシタフロキサシン（STFX）の感受性は0.0313～0.125μg/mLと優れている．ただし，これらは経口薬であるので，生体内への吸収性の良否が重要である．

4．MRMPのreal-time PCRによる検出

一般的に，肺炎マイコプラズマ肺炎は急性期と回復期のペア血清を用いたマイコプラズマに対する抗体価上昇の有無によって確定診断されている．また，本菌の分離にはPPLO（pleuropneumonia-like

表1 MSMPとMRMPの薬剤感受性成績

抗菌薬	MIC（μg/mL）	
MSMP，MRMP（変異箇所）	90%	Range
エリスロマイシン		
MSMP	0.0156	0.00195～0.0313
A2063G, or T or C 変異	>64	32～>64
A2064G変異	>64	64～>64
クラリスロマイシン		
MSMP	0.0078	0.00049～0.0313
A2063G, or T or C 変異	>64	32～>64
A2064G変異	64	16～>64
アジスロマイシン		
MSMP	0.00098	0.00012～0.00195
A2063G, or T or C 変異	64	4～>64
A2064G変異	64	16～64
ジョサマイシン		
MSMP	0.0625	0.0156～0.0625
A2063G, or T or C 変異	16	0.0625～64
A2064G変異	>64	64～>64
ロキタマイシン		
MSMP	0.0156	0.0039～0.0313
A2063G, or T or C 変異	0.25	0.0156～16
A2064G変異	16	8～16
ミノサイクリン		
MSMP	1	0.0313～2
A2063G, or T or C 変異	1	0.0625～1
A2064G変異	1	0.0313～1
ドキシサイクリン		
MSMP	0.5	0.0625～0.5
A2063G, or T or C 変異	0.5	0125～0.5
A2064G変異	0.5	0.25～0.5
レボフロキサシン		
MSMP	1	0.125～1
A2063G, or T or C 変異	1	0.5～1
A2064G変異	1	0.5～1
トスフロキサシン		
MSMP	0.5	0.25～0.5
A2063G, or T or C 変異	0.5	0.25～0.5
A2064G変異	0.5	0.25～0.5
モキシフロキサシン		
MSMP	0.125	0.0625～0.125
A2063G, or T or C 変異	0.125	0.0625～0.125
A2064G変異	0.125	0.0625～0.125
シタフロキサシン		
MSMP	0.0313	0.0313～0.0625
A2063G, or T or C 変異	0.0313	0.0313～0.0625
A2064G変異	0.0313	0.0313～0.0625
ガレノキサシン		
MSMP	0.0625	0.0313～0.0625
A2063G, or T or C 変異	0.0625	0.0313～0.0625
A2064G変異	0.0625	0.0313～0.0625

organism）培地が必要で，培養には2週間から1カ月を要する．このため，近年では迅速診断用IgMイムノカードやLAMP法が普及しつつある．

しかし，上記の方法ではMSMPとMRMPを区別できないこと，迅速診断キットでは偽陽性や偽陰性もみられる．そのことから，検査材料からMRMPを短時間に検索する方法が注目され，耐性にかかわるとされる2,063番と2,064番の変異をreal-time PCRで直接検索可能ないくつかの手法が報告されている[23〜25]．短時間にMRMPが確定できれば，適切な治療薬の選択が可能となり，MRMPの拡散も防ぐことができる．

B おわりに

マイコプラズマ感染症は自然治癒傾向の強い疾患である．MRMPによる肺炎であっても，必ずしもすべての発症例が重症化あるいは難治化するわけではない．しかし，MRMPによる肺炎例で臨床症状が遷延化する症例が多く認められるのも事実である[3]．成人においても治療が不適切で遷延化し，重症化した症例が散見されている．そのような症例では抗菌薬のみならずサイトカインの過剰産生を抑制するためのステロイドの使用も必要となる．

もう1つ留意するべきこととして，マイコプラズマ感染症の好発年齢が幼児から学童であるため，学校内感染が多いことである．マイコプラズマ感染が遷延化し，菌が気道に残存して咳嗽が続いているにもかかわらず，登校する児童がいると，感染は拡大することになる．成人の社会生活，職場においても同様である．MRMPの拡散を抑えるためには，本菌による感染症であることを迅速に確定し，菌量を速やかに減らすことがきわめて重要である．

文献

1) Okazaki Nら：Microbiol Immunol 45：617-620, 2001. PMID：11592636
2) Morozumi Mら：Antimicrob Agents Chemother 52：348-350, 2008. PMID：17954691.
3) Okada Tら：Clin Infect Dis 55：1642-1649, 2012. Doi：10.1093/cid/cis784. PMID：22972867.
4) Isozumi Rら：Respirology 14：1206-1208, 2009. Doi：10.1111/j.1440-1843.2009.01619.x. PMID：19732389.
5) Miyashita Nら：Antimicrob Agents Chemother 57：5181-5185, 2013. Doi：10.1128/AAC.00737-13. PMID：23896480.
6) Liu Yら：Antimicrob Agents Chemother 53：2160-2162, 2009. Doi：10.1128/AAC.01684-08. PMID：19273684.
7) Hong KBら：Emerg Infect Dis 19：1281-1284, 2013. Doi：10.3201/eid1908.121455. PMID：23876792.
8) Wu PSら：Pediatr Pulmonol 48：904-11, 2013. Doi：10.1002/ppul.22706. PMID：23169584.
9) Averbuch Dら：Emerg Infect Dis 17：1079-82, 2011. Doi：10.3201/eid1706.101558. PMID：21749775.
10) Ferguson GDら：J Med Microbiol 62：1876-1882, 2013. Doi：10.1099/jmm.0.066191-0. PMID：24008501.
11) Chironna Mら：J Antimicrob Chemother 66：734-737, 2011. Doi：10.1093/jac/dkr003. PMID：21393214.
12) Peuchant Oら：J Antimicrob Chemother 64：52-58, 2009. Doi：10.1093/jac/dkp160. PMID：19429926.
13) Yamada Mら：Pediatr Infect Dis J 31：409-410, 2012. Doi：10.1097/INF.0b013e318247f3e0. PMID：22209916.
14) Dumke Rら：Clin Microbiol Infect 16：613-616, 2010. Doi：10.1111/j.1469-0691.2009.02968.x. PMID：19765022.
15) Lucier TSら：Antimicrob Agents Chemother 39：2770-2773, 1995. PMID：8593017.
16) Poehlsgaard Jら：Curr Opin Investig Drugs 4：140-148, 2003. PMID：12669373.
17) Reinert RRら：Antimicrob Agents Chemother 49：3011-3013, 2005. PMID：15980387.
18) Bébéar CMら：Curr Drug Targets Infect Disord 5：263-71, 2005. PMID：16181145.
19) 成田光生：モダンメディア 53：297-306, 2007.
20) Matsuoka Mら：Antimicrob Agents Chemother 48：4624-4630, 2004. PMID：15561835.
21) Morozumi Mら：J Infect Chemother 16：78-86, 2010. Doi：10.1007/s10156-009-0021-4. PMID：20094751.
22) Wang Yら：Antimicrob Agents Chemother 56：3748-3752, 2012. Doi：10.1128/AAC.00142-12. PMID：22585213.
23) Peuchant Oら：J Antimicrob Chemother 64：52-58, 2009. Doi：10.1093/jac/dkp160. PMID：19429926.
24) Uh Yら：Ann Lab Med 33：410-414, 2013. Doi：10.3343/alm.2013.33.6.410. PMID：24205489.
25) Wolff BJら：Antimicrob Agents Chemother 52：3542-3549, 2008. Doi：10.1128/AAC.00582-08. PMID：18644962.

（諸角美由紀，山下亮子，岩田　敏）

技術編

● 技術編 ●

1 *Mycoplasma pneumoniae*の培地，分離培養，保存法

　*Mycoplasma pneumoniae*の培養検査には，内外において様々な培地（二層培地，卵黄培地，SP4培地，NYC培地等）が考案され使用されてきた[1〜4]．これらの培地のうち，二層培地が内外で高い評価がされてきた[5,6]ものの，現在に至るも普遍的な培地および培養技術が確立されているとはいいがたい．

　国内では，1982年より厚生省感染症サーベイランス事業（当時）において，*M. pneumoniae*の培養検査による異型肺炎の調査が開始され，各都道府県および政令市の衛生研究所で調査が実施されることとなった．しかし，培養技術が確立されてない状況下において，調査を実施した機関は神奈川県衛生研究所を含めた数カ所に限られた．その後，1999年に「感染症の予防及び感染症の患者に対する医療に関する法律（感染症法）」の施行により，感染症サーベイランス事業は感染症発生動向調査事業となり，異型肺炎は*M. pneumoniae*に起因する疾患に限定され，五類感染症定点把握疾患のマイコプラズマ肺炎として定点病院からの報告のみによる調査となり，現在に至っている．

　神奈川県ではマイコプラズマ肺炎の疫学的観点から，感染症法施行以後も定点病院からの報告と同時に病原体検査も重視し，衛生研究所における*M. pneumoniae*培養検査を継続して実施してきた[7]．そのなかで2000年以降，マクロライド耐性*M. pneumoniae*が検出され始め[8]，これを機に他の地方衛生研究所においても耐性菌調査のために培養検査を実施する機関が散見されるようになってきている．

　*M. pneumoniae*培養検査には数週間の日数を要することに加え，煩雑な技術も必要とすることから，感染症の診断法としては有用とはいえないが，薬剤感受性，病原性等の細菌学的性状の変化を監視するには培養検査を実施し菌株を確保することは必須であり，その技術を確立し，多くの機関で共有する必要があると考える．

　また，*M. pneumoniae*の細菌学的性状の解析をする上で，培養検査により分離された菌株を長期にわたり適切に保存することが重要である．今後，新たな細菌学的性状を有する*M. pneumoniae*が出現した場合，保存菌株との比較により性状解析が進められることになる．現在では，患者検体から直接DNA抽出を行い，様々な性状の迅速解析が可能とはなっているが，複数の遺伝子変異をもつ菌が混在していた場合，正確な解析が困難となることも考えられる．

　このような観点から，本項では*M. pneumoniae*の培養検査法および菌株保存法について，神奈川県衛生研究所において実施されてきた方法を中心に記述する．

A　分離培養検査

1．培地の添加物について

1）25％新鮮酵母エキス

　研究室で継代された*M. pneumoniae*は，新鮮酵母エキスの代わりに市販の酵母エキス粉末を使用しても十分に増殖する．しかし，臨床検体からの分離培養を行う場合，分離率をよくするため自家製の新鮮酵母エキスを加えた培地を使用した方がよい．自家調製が困難なようであれば市販のものを使用しても構わない．以下に調製法を記載する．

a．必要な試薬・器具

①1Lおよび2Lビーカー

②ニッテンドライイースト250g（日本甜菜糖）

③加熱可能なオートクレーブまたはコッホ釜
④3mol/L NaOH溶液
⑤滅菌済遠心チューブ（8,000×gに耐えるもの）
⑥高速遠心機（8,000×g回転可能な機種）
⑦保存用滅菌済容器（細胞培養用25cm²フラスコや50mLチューブ等）

b. 酵母エキスの抽出方法

　酵母エキスの作製方法については様々な方法がある．当所では成書[9]の作製方法に基づき実施している．なお，この他に「病原体検出マニュアル」[10]についても参考にされたい．

①3Lのフラスコを用い，ニッテンドライイースト250gを750mLの蒸留水に加える．撹拌器を使い，蒸留水を撹拌しながらイーストを少量ずつ入れていくと効果的に懸濁させることができる．
②これを沸騰した湯浴中に浸し，しばしば撹拌しながら20分間置く．この間，泡立つので少容量のビーカーだとあふれてしまう．
③冷却後7,000rpmで20分間遠心し，上清を集める．
④4％水酸化ナトリウム液でpHを7.6に修正する．
⑤再度沸騰した湯浴中に浸し10分間放置後冷却し，7,000rpmで20分間遠沈した上清が25％新鮮酵母エキスとなる．これをろ過滅菌後，小分け分注し，-80℃で保存する．

c. ろ過滅菌の方法

①ウマ血清および新鮮酵母エキスは，ザイツ型ろ過板をNo.85SB（いずれもアドバンテック東洋）を通して清澄にしてから，0.2μmメンブランフィルターでろ過滅菌しておく．この際，加圧タイプのろ過器の方が，減圧タイプのように泡立たないので望ましい．
②滅菌済みの市販ウマ血清でも混濁の認められるものは再度ろ過しておいた方がよい．

2）ウマ血清

　市販されているウマ血清を，56℃で30分間加熱処理して使用する．ウマ血清には補体が関与すると思われる M. pneumoniae 発育阻害作用があり（表1），これを除去するために加熱処理をする[11]．

　ウマ血清に替わり得る添加物として，γグロブリン除去子ウシ血清，卵黄抽出液などもあるが，これらを二層培地に添加して使用してみたところ，表2に示すようにウマ血清より優れているとの結果は得られなかった[12]．また，これらを寒天培地に添加して使用すると，γグロブリン除去子ウシ血清はウマ血清に比べ，M. pneumoniae の発育が悪く，卵黄抽出液は培地が混濁してコロニー観察がしづらい欠点があった．

表1　20％非加熱ウマ血清添加液体培地におけるヒトマイコプラズマ5菌種の菌数変化

菌　種	Log CFU/mL		
	反応前	37℃反応	
		1時間後	24時間後
M. pneumoniae	6.5	4.8	4
M. salivarium	6.3	6.2	8.1
M. hominis	7.2	7.2	8.4
M. fermentans	6.2	5.5	4.9
A. laidlawii	7.9	7.1	5.6

文献11）より

2. 培地および培地組成

1）液体培地

BBL™ Mycoplasma broth base（BD）	70mL
ウマ血清（56℃ 30分加熱）	20mL
25％酵母エキス（自家製）	10mL
20％ブドウ糖	5mL
10万単位/mL ペニシリンG	2mL
2.5％酢酸タリウム	1mL

　基礎培地は，従来PPLO broth（w/o CV）（Difco）を使用していたが，現在は同培地が市販されていないため，上記培地を使用している（図1）．

2）寒天培地

　液体培地にBacto™ agar（BD）を1.5％に加えて寒天培地とし，平板培地および二層培地の作製に使用する．平板培地とする場合は，径5〜6cmの小型シャーレに適量分注して固めた後，シャーレを裏返して37℃のふらん器内に一夜放置し，培地表面を乾燥させるとともに培地への雑菌混入がないことも確認する．

3）二層培地（選択増菌培地）

　寒天培地に倍量の液体培地を重層したものである．液体培地および寒天培地の添加成分として，上記成分の他にフェノールレッド0.002％およびメチレンブルー0.001％を添加する．栓のできる小試験

表2 ウマ血清，γグロブリン除去子ウシ血清あるいは卵黄抽出液を培地成分として使用した各培地における*M. pneumoniae*分離成績

培地	検体数	陽性数（％）	陽性までの培養日数		
			<10	11～15	>16
HS二層培地[*1]	189	89（47）	37	34	18
GFCS二層培地[*2]	189	80（42）	45	26	9
EY液体培地[*3]	189	76（40）	38	24	14

[*1]：ウマ血清を成分とした二層培地
[*2]：γグロブリン除去子ウシ血清を成分とした二層培地
[*3]：卵黄抽出液を成分とした液体培地
文献12）より

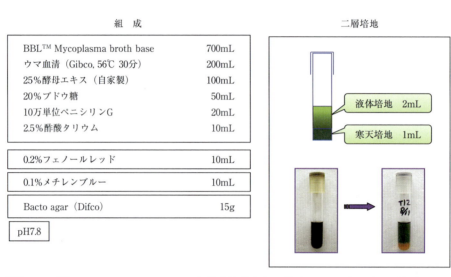

図1 BBL™ Mycoplasma broth baseを基礎培地とした肺炎マイコプラズマ用培地

管に，寒天培地1mLを入れて固めた後，液体培地を2mL重層して作製する．メチレンブルーは*M. pneumoniae*以外のヒトの口腔マイコプラズマの増殖を抑制し，さらに*M. pneumoniae*が増殖した場合はメチレンブルーの還元とブドウ糖分解による酸性化で培地が変色する（図1）．

B 検査材料

咽頭拭い液を主に用いる．患者に2～3回咳をさせた後，滅菌綿棒で咽頭後壁をこすり，綿棒を液体培地2mLに投入する．試験管壁に綿棒を押しつけるように丹念に絞り出し，その絞り液を検査材料とする．これをPCRの検査材料としても利用できる．

このほかの検査材料としては，喀痰，うがい液，髄液，胸水などがある．しかし，喀痰は雑菌混入が多く，分離培養には不適である．うがい液は量が多く，濃縮が必要になる．また，髄液，胸水は培養検査では検出率がきわめて低いので，PCRが適切である．

検体採取時期については，発病後2週間ぐらいまでがよいように思われ，抗菌薬投与前の方が*M. pneumoniae*の分離率が高いものの，投与後においてもエリスロマイシンなどのマクロライド系抗菌薬を使用した場合ではかなりの期間（4カ月間弱）にわたり分離される傾向がある（図2）[13]．

珍しい検体例として，滲出性中耳炎を併発した*M. pneumoniae*感染患者から採取した中耳滲出液を使用して分離検査を試みた結果を表3に示す．*M. pneumoniae*感染患者97例のうち，滲出性中耳炎を併発した患者は9例みられ，この9例はいずれも咽頭からの*M. pneumoniae*分離は陽性であり，そのうちの2例は中耳滲出液からの分離も陽性であった[13]．

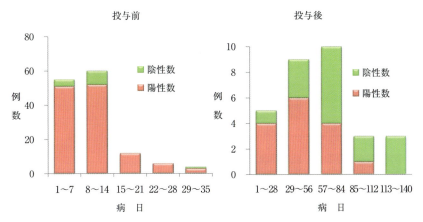

図2 抗菌薬の投与前後の患者における病日とM. pneumoniae分離

滲出性中耳炎とM. pneumoniaeの関連性は明確にはできなかったが，興味ある事実と思われる．

C 検査法

1．培養検査法

検査法の概略を図3に示す．また，初代分離と標準株のM. pneumoniaeコロニーを図4，代表的なヒト口腔マイコプラズマであるMycoplasma oraleおよびMycoplasma salivariumのコロニーを図5に示す．M. pneumoniaeと他のマイコプラズマのコロニーの形態は発育速度や形態で比較的容易に判別可能である．成書[14]にもマイコプラズマのコロニー写真が多数掲載されている．

2．分離培養の実際

1）検体から培地への接種

咽頭拭い綿棒絞り液0.2mLを二層培地の液層に，0.1mLを寒天平板培地に接種する．平板培地は，接種液が培地に吸収されるまで放置後，乾燥を防ぐため湿潤箱に入れて37℃で好気培養する．

2）二層培地での発育状況

二層培地にM. pneumoniaeが発育すると寒天層が黄変する．通常1〜2週間の培養で黄変するが，検査材料中に菌数が少ないときやマクロライド系抗菌薬耐性M. pneumoniaeの場合は1カ月程度を要することもある．二層培地が黄変した時点で一応培養陽性と考えてよい．雑菌増殖による黄変状態とは明らかに異なるので容易に判断できる．

表3 M. pneumoniae感染患者における滲出性中耳炎の併発と併発患者の中耳滲出液からのM. pneumoniae分離

	例数
M. pneumoniae感染患者*	97
滲出性中耳炎併発患者	9
咽頭のM. pneumoniae培養陽性	9
中耳滲出液のM. pneumoniae培養陽性	2

＊：M. pneumoniae分離またはIHA抗体陽性
文献13）より

3）平板培地での発育状況

平板培地上でM. pneumoniaeに特徴的なコロニー（目玉焼き状あるいは桑実状）が観察されれば，ほぼ間違いない．M. pneumoniaeの同定はPCR（後述）あるいは抗血清による発育阻止試験で行う[6〜8]．

以上の二層培地，寒天平板培地の他に，市販生培地であるマイコプラズマPPLO寒天培地（日研生物医学研究所）を分離平板培地として併用してもよい．

3．培養検査法とPCR法の比較

2003〜2009年に採取された257件の咽頭拭い液につき，PCRと培養検査法の両者を実施した結果を表4に示す[15]．PCR法はIevenら[16]の方法に従った．雑菌増殖により培養検査では判定できなかった14件（5.4％）がPCR法で判定され，そのうちの4件が陽性であったことはPCR法の長所と考えられるが，両者の陽性率に差はほとんどみられなかった．また，これらの14件を除き，培養検査法を確定診断法として算出したPCRとの陽性一致率は96.7％，陰性一致

技術編

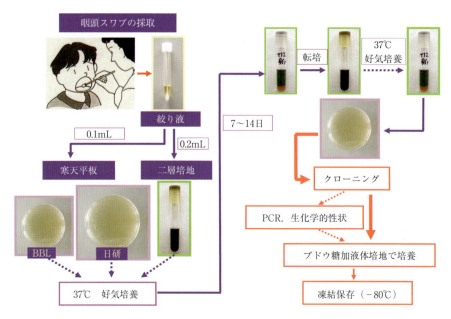

図3 肺炎マイコプラズマの培養検査法

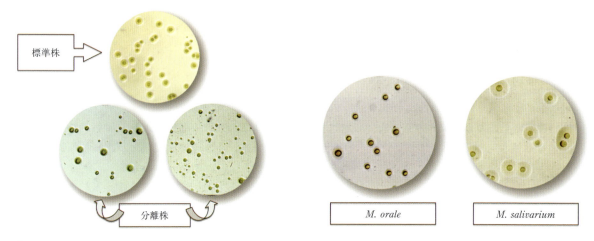

図4 *M. pneumoniae*のコロニー
コロニー部分は拡大して提示されている

図5 ヒト口腔内マイコプラズマ
コロニー部分は拡大して提示されている

表4 肺炎マイコプラズマの分離培養法とPCRの比較（2003〜2009年）[*1]

		分離培養法			計	（％）
		陽性	陰性	判定不可[*2]		
PCR	陽性	106	4	4	114	(44.4)
	陰性	4	129	10	143	(55.6)
	計	110	133	14	257	(100)
	（％）	(42.8)	(51.8)	(5.4)	(100)	

＊1：培養法を確定診断法として算出したPCR法との陽性一致率は96.7％、陰性一致率は97.3％であった
＊2：雑菌増殖

表5 *M. pneumoniae*検出におけるPCRと寒天平板培地の比較

平板培地のCFU数/0.1mL*1	検体数	PCR陽性数（％）*2
＜100	8	5（62.5）
100〜＜1,000	11	10（90.9）
1000〜＜10,000	14	14（100）
10,000〜	36	36（100）

＊1：咽頭スワブ絞り液の0.1mLを寒天平板培地に接種
＊2：咽頭スワブ絞り液1mLを10倍に濃縮し，その10μLをPCRサンプルとした

率は97.3％となり，両者の成績はよく一致した．

PCR法はきわめて短時間で結果が判明し，培養検査法に劣らない検査感度を示すことから*M. pneumoniae*感染症診断には有用と思われる．表5に，同一検体（咽頭拭い液）において，寒天培地に生育したコロニー数を検体中（咽頭拭い綿棒の絞り液）のCFU数としてPCR法と比較した結果を示す．平板培地に接種するのは絞り液0.1mLであり，生育するコロニーが100個より少ない場合には8検体中PCR法陽性は5検体（62.5％），1,000個以上になるとPCR法でも100％の陽性率となった．

このように，今回使用したPCR法では，検体0.1mL中に含まれる*M. pneumoniae*が100個以下であると陽性率が低くなる傾向がみられた．これはプライマーや検体中のPCR阻害物質などの影響が考えられ，今後，現在報告されているいくつかのプライマーについて特異性および感度を比較した上で，より有用なPCR法を確立していく必要があると考えられる．

4．神奈川県衛生研究所における培養検査成績

*M. pneumoniae*感染症は，感染症法において五類感染症に指定されており，厚生労働省の感染症発生動向調査では定点把握疾患として全国の定点病院からの報告により患者の発生状況の把握が可能となっている．

一方，長期間にわたり培養による病原体の検出状況から*M. pneumoniae*感染症の疫学的観察をした報告は少なく，本症の正確な発生動向の把握は容易ではない．神奈川県衛生研究所では，1970年代から*M. pneumoniae*感染症の病原体検出を実施しており，それらの成績について以下に示す．

神奈川県衛生研究所において，1976〜2013年に検査した咽頭拭い液2,727件中，*M. pneumoniae*陽性は726件（陽性率26.6％）であり，その年次別検出成績を図6に示した．1988年までは陽性数と陽性率がともにピークを示す現象が4年ごと（1976，1980，1984，1988年）にみられたが，以後はその周期性は崩れている[17,18]．これは我が国の感染症発生動向調査における*M. pneumoniae*感染症の動向とほぼ一致している．また，感染症発生動向調査では2006，2010年にやや患者報告数が増加し，2011，2012年は大きく患者数の増加がみられたが，検出状況も同様に増加がみられた．

D *M. pneumoniae*の保存法

*M. pneumoniae*は細胞壁を欠くため，温度，pH，超音波および凍結融解等の刺激に対して抵抗性が低い[19,20]．また，液体培地あるいは寒天培地で本菌を培養し，終止期以後もそのまま放置した場合は急速に死滅する[21]．このような*M. pneumoniae*を長期間保存するために，凍結，凍結乾燥法あるいはL-乾燥法が利用される[22]が，保存する際には，高い生存率と細菌学的性状を変化させないことが求められる．このためには，凍結乾燥法が最もよい手段とされるが，この方法で多数の分離株を保存するのは現実には困難である．したがって，通常は手技の簡便性から凍結法が利用される．

ここでは，神奈川県衛生研究所で実施されている*M. pneumoniae*の凍結保存法を中心に，凍結温度と生存率，保存後における性状等のデータを加えて記載する．

技術編

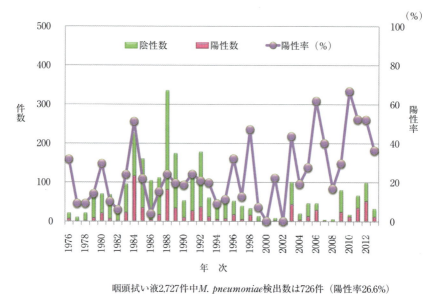

咽頭拭い液2,727件中 *M. pneumoniae* 検出数は726件（陽性率26.6%）

図6　神奈川県衛生研究所における肺炎マイコプラズマの年次的検出の推移（1976〜2013年）

1．保存培地と保存法

前述の液体培地にフェノールレッドを0.002%の濃度に添加し，細胞凍結用チューブに1.5mLずつ分注して冷蔵または冷凍保存しておく．冷蔵保存で2〜3週間，追加冷凍しておけば，より長期間保存培地として使用可能である．上記保存培地に*M. pneumoniae*分離株を接種して36℃で数日間培養し，ブドウ糖分解により培地が黄変した時点で速やかに凍結保存する．なお，保存培地にグリセロールを添加する方法もあるので，文献23)を参照されたい．凍結温度については，短期保存であれば-30℃程度でもよいが，長期保存する場合は-70℃以下での保存を勧めたい．また，保存後の菌株の利用を考慮して分離株1株につき保存培地チューブを複数用意して保存しておくことを心がけたい．

2．凍結保存温度と生残性

神奈川県衛生研究所において，*M. pneumoniae*分離株を-20，-40および-80℃において数年〜20年間保存した際の生残性を調べた結果[24]を以下に記載する．また，*M. pneumoniae*の薬剤感受性試験における凍結菌株の使用についての検討結果[24]も併せて記載する．

1982〜1999年に神奈川県内で分離され，-20，-40あるいは-80℃で保存されていた計482株を対象とし

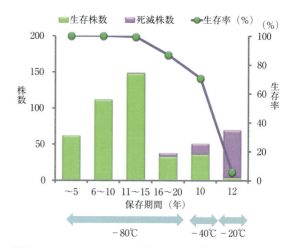

図7　*M. pneumoniae*分離株の凍結保存温度と生残期間

調べた．これらを融解後，直ちに保存培地と同組成の液体培地に接種し，36℃で7〜14日間培養後，培地の酸性化と同時に培養液を寒天平板培地に接種して培養しコロニーの生育を確認して，*M. pneumoniae*の生残性を調べた．一部の株については，コロニー形態，ニワトリ赤血球吸着性およびTTC（2,3,5-Triphenyl tetrazolium chloride）還元性（嫌気/好気）等を調べた[25]．

図7に，凍結保存温度と保存期間による*M. pneumoniae*分離株の生残性を示す．-80℃で保存した場合の生存率は10年後で100%，20年後にお

いても86.8%であった．しかし，-40℃で10年間の保存では70.6%の生存率となり，-20℃で12年間の保存では5.7%と極端に低下した．このように，*M. pneumoniae*を10年以上の長期間にわたり保存する場合は，-80℃程度の超低温凍結が適切であり，-40℃での凍結は数年間の保存とし，それ以上の温度での凍結保存においては，高頻度に菌株の死滅を招くおそれがあると考えられた．

-80℃で5年以内，16～20年間，-40℃で10年間および-20℃で12年間保存されたそれぞれ62株，33株，31株および4株の計130株につき，寒天平板培地にて培養後，コロニー形態，ニワトリ赤血球吸着性およびTTC還元性（嫌気/好気）を調べた．その結果，コロニー形態に特別な変化は認められず，ニワトリ赤血球吸着性（図8）およびTTC還元性（嫌気/好気）も全株で陽性を示し，これらの性状については凍結保存による変化はみられなかった．

また，*M. pneumoniae*の薬剤感受性試験に凍結保存株が使用可能かどうかを調べた．通常，細菌の薬剤感受性試験においては新鮮培養菌を使用するとされるが，一部の動物マイコプラズマ種においては-80℃で凍結保存後の菌液が使用されている[26]ことから，*M. pneumoniae*の凍結（-80℃）融解菌液が使用可能かどうかを検討した．薬剤感受性は被検菌液の菌数に影響されることから，まず凍結保存による*M. pneumoniae*菌数の変化を調べた．*M. pneumoniae*の菌数（CFU/mL）の定量は定法[25]に従った．表6に示すように，-80℃で4週間保存した後の菌数は，やや減少傾向にあるものの，薬剤感受性試験に影響すると考えられるほどの変化は認められなかった．

薬剤感受性試験はマイクロプレートを使用した微量液体希釈法[25〜27]で行った．供試薬剤はエリスロマイシン，ジョサマイシン，テトラサイクリンおよびミノサイクリンの4剤で，これらは*M. pneumoniae*感染症の治療に汎用されている抗菌薬である．表7に，凍結保存前後における*M. pneumoniae*の上記薬剤に対する最小発育阻止濃度（MIC；μg/mL）を示した．これらの薬剤に対する感受性に変化は認められなかった．

以上の結果から，-80℃で凍結保存された*M. pneumoniae*株は，4週間以内の保存期間であれ

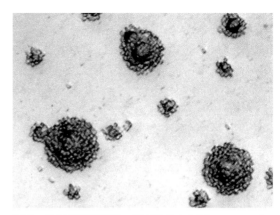

図8 赤血球吸着試験．寒天培地上の*M. pneumoniae*コロニーにニワトリ赤血球浮遊液を滴下し，室温で30分間反応

表6 -80℃で4週間保存後における*M. pneumoniae*の生残性

菌株	CFU/mL	
	保存後	対照*
KS-1018	2.3×10^7	8.3×10^7
KS-1020	6.8×10^7	1×10^8
KS-1339	1.2×10^8	2×10^8
KS-1343	8.6×10^7	1.1×10^8
KS-1550	3.4×10^7	2.2×10^7
KS-1560	1×10^8	1.2×10^8
KS-1676	8.4×10^7	1.2×10^8
KS-1677	3.6×10^7	6.5×10^7
KS-1703	1×10^7	1.6×10^7
KS-1990	2.8×10^6	9.8×10^6

＊：凍結保存前の新鮮培養液

表7 -80℃で4週間凍結保存後の肺炎マイコプラズマ（10株）の薬剤感受性

薬剤	MIC（μg/mL）	
	対照*1	保存後*2
エリスロマイシン	0.006〜0.024	0.012〜0.024
ジョサマイシン	0.012〜0.098	0.024〜0.098
テトラサイクリン	0.195〜1.56	0.39〜1.56
ミノサイクリン	0.39〜1.56	0.39〜3.12

＊1：凍結前の新鮮培養液
＊2：-80℃で4週間凍結保存後，融解した菌液

ば薬剤感受性試験に供試可能であると考えられた．現在，神奈川県衛生研究所では上記薬剤以外の感受性試験も同様な方法で実施しており，特に支障は認められない．

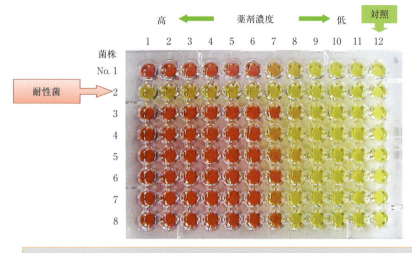

★ ブドウ糖およびフェノールレッドを添加した感受性培地に被検菌を接種し，37℃，4～6日間培養後，MICを判定する

図9　マイクロプレート法による薬剤感受性試験

E　M. pneumoniaeの薬剤耐性

　M. pneumoniaeは細胞壁がないため，ペニシリンなどの細胞壁合成阻害剤は無効であり，マクロライド系抗菌薬が第1選択薬剤として患者の治療に用いられている．しかし2000年以降，治療に汎用されるマクロライド系抗菌薬に耐性を示すM. pneumoniaeが出現している[28,29]．

　今後も継続した監視をするには患者から検出されたM. pneumoniaeの薬剤感受性を調べる必要がある．遺伝子検査を用い，薬剤耐性に関与する23S rRNA遺伝子のドメインV領域における点変異をPCR-RFLP（restriction fragment length polymorphism，制限酵素断片長多型）[29]やリアルタイムPCR[30,31]で検出する試みもなされているが，これらの方法はすでに判明している変異を検出するものであり，新しい変異をもつ耐性マイコプラズマを検出するには菌株を保存し，薬剤感受性試験の実施が必要となる．薬剤耐性機構については別項を参照していただくことにし，以下に神奈川県衛生研究所で実施している薬剤感受性試験法および耐性遺伝子変異検出について示す．

1．薬剤感受性試験（微量液体希釈法）

①ブドウ糖およびフェノールレッド添加液体培地にてM. pneumoniaeを培養する．
②培養液のCFU数を定量[25]し，-80℃で凍結保存する．
③薬剤希釈系列の0.1mLを蓋付きマイクロプレートウェルに分注する．
④CFU定量後に凍結しておいた肺炎マイコプラズマ培養液を溶解し，10^4～10^5CFU/mLに希釈する．
⑤菌液0.1mLを蓋付きマイクロプレートウェル（96穴）に分注する．
⑥湿潤箱にて，37℃で好気培養する．
⑦薬剤を添加しない対照ウェル（M. pneumoniae接種）が完全に黄色になった日に，最小発育阻止濃度（minimum inhibitory concentration：MIC）を判定する（図9）．

2．PCR-RFLP法による薬剤耐性遺伝子検出

　耐性株については，23S rRNA遺伝子ドメインV領域の変異（A2063C，A2063G，A2064G，C2617G）をPCR-RFLP法[29]により調べることができる．これら以外の変異を有する耐性株については，薬剤感受性試験と23S rRNAドメインV領域の塩基配列解析で確認する．詳細は，「病原体検出マニュアル」[10]に記載があるので，参照されたい．

F　おわりに

　分離培養を基本とした病原体検出のなかから，マクロライド耐性肺炎マイコプラズマが検出され，その耐性機構や発生状況を調べることが可能になって

いる．将来的に遺伝子解析技術の進歩によって，これまで解明され得なかった病原性や耐性獲得機構等が明らかになる日も近いと思われる．公衆衛生上，感染症対策に役立つ疫学情報を得るためには，肺炎マイコプラズマの分離培養による菌株の解析が必要になる．今後も肺炎マイコプラズマ分離培養の実施機関の継続と増加により，感染症予防対策の一助となることを願う．

文献

1) Smith CBら：Am NY Acad Sci 143：483, 1967. Doi：10.1111/j.1749-6632.1967.tb27691.x. PMID：4861142.
2) Sasaki Tら：Microbiol Immunol 29：499-507, 1985. PMID：3930924.
3) Tully JGら：J Infect Dis 139：478-482, 1979. Doi：10.1093/infdis/139.4.478. PMID：374649.
4) Garanto PAら：J Clin Miclobiol 17：1077-1080, 1983. PMID：6409922.
5) 新津泰孝ら：日本胸部臨床 27：635-641, 1969.
6) Craven RBら：J Clin Microbiol 4：225-226, 1976. PMID：787008.
7) 岡崎則男：神奈川県衛生研究所研究報告 41：1-15, 2011.
8) Okazaki Nら：Microbiol Immunol 45：617-620, 2001. PMID：11592636.
9) 山本孝史：マイコプラズマとその実験法. p333-336, 尾形 学監修, 輿水 馨ら編, 近代出版, 東京, 1988.
10) 病原体検出マニュアル http://www.nih.go.jp/niid/images/lab-manual/MycoplasmalPn.pdf
11) Okazaki Nら：J Vet Med Sci 54：359-361, 1992. PMID：1606266.
12) 岡崎則男ら：感染症学雑誌 61：547-554, 1987.
13) 岡崎則男ら：感染症学雑誌 63：714-719, 1989.
14) 佐々木正五編：マイコプラズマ図説. p64-81, 東海大学出版会, 東京, 1980.
15) 大屋日登美ら：化学療法の領域 26：20-27, 2007.
16) Ieven Mら：J Infect Dis 173：1445-1452, 1996. Doi：10.1093/infdis/173.6.1445. PMID：8648218.
17) Okazaki Nら：Jpn J Infect Dis 60：325-326, 2007. PMID：17881881.
18) 大屋日登美ら：臨床とウイルス 41：280-286, 2013.
19) 中村昌弘ら：日本細菌学誌 22：595-599, 1967.
20) Kim KSら：J Bacteriol 92：214-219, 1966. PMID：5941277.
21) 中村昌弘：マイコプラズマ. p8-27, 佐々木正五ら編. 講談社サイエンティフィック, 東京, 1974.
22) 柚木弘之：マイコプラズマとその実験法. p372-376, 尾形 学監修, 輿水 馨ら編, 近代出版, 東京, 1988.
23) 佐々木次雄：日本臨床微生物学雑誌 13：101-106, 2003.
24) 岡崎則男ら：神奈川県衛生研究所研究報告 34：32-33, 2004.
25) 中村昌弘ら：ヒト・動物及び植物マイコプラズマの分離と同定. p34-38, 日本細菌学会教育委員編, 菜根出版, 東京, 1982.
26) 村田昌芳：マイコプラズマとその実験法. p441-448, 尾形 学監修, 輿水 馨ら編, 近代出版, 東京, 1988.
27) Okazaki Nら：Microbiol Immunol 45：617-620, 2001. PMID：11592636.
28) Suzuki Sら：Antimicrob Agents Chemother 50：709-712, 2006. Doi：10.1128/AAC.50.2.709-712. PMID：16436730.
29) Matsuoka Mら：Antimicrob Agents Chemother 48：4624-4630, 2004. Doi：10.1128/AAC.48.12.4624-4630. PMID：15561835.
30) Morozumi Mら：Antimicrob Agents Chemother 52：348-350, 2008. Doi：10.1128/AAC.00779-07. PMID：17954691.
31) Peuchant Oら：J Antimicrob Chemother 64：52-58, 2009. Doi：10.1093/jac/dkp160. PMID：19429926.

〈大屋日登美，岡崎則男〉

● 技 術 編 ●

2 *Mycoplasma genitalium*, アルギニン分解性マイコプラズマ, ウレアプラズマなどの培地, 分離培養, 保存法

近年, マイコプラズマの検出には核酸増幅法 (PCR) が繁用されている. しかし, 臨床検体を用いた基礎的研究においては分離培養が必要であり, さらに薬剤耐性マイコプラズマが増加しており, 適切な抗菌薬選択のためには薬剤感受性試験が必要となってきている. マイコプラズマ用の培地は, 菌種によって異なり, またオリジナルの組成が研究者により改変され使用されていることも多い.

そこで本項では, 主にヒトの泌尿生殖器感染症の原因菌とされるマイコプラズマに関する培地・保存法について我々が用いている培地を中心に解説する.

A *Mycoplasma genitalium*

1. 培地

*M. genitalium*は1981年に非淋菌性尿道炎患者2例から培養分離されたが, このとき使用された分離培地はスパイロプラズマ用のSP4 medium[1]であり, 今日でも通常の*M. genitalium*の分離培養や継代培養に使用されている (表1).

まずは成分1を混合し, 一旦1mol/L NaOHあるいは1mol/L HClにてpH7.5〜7.6に調整する. 121℃ 15分間高圧蒸気滅菌し, 50〜56℃に冷却する. 成分2を無菌的に加え1mol/L NaOHにてpH7.4〜7.6に調整する. 寒天培地とする場合には成分1にagarを22.9g加える.

2. 培養

液体培地に検体を接種し, 37℃, 5% CO_2下で培養する. *M. genitalium*が増殖するに従い, グルコースが分解され培地のpHが低下する. したがって, 培地の黄変をもって培養可能であったと判断する. 分離培養には非常に長時間を要し, 分離培養できないことも多い. また, 保存菌の初回培養も時間を要するが, 継代時には比較的短時間で増殖する. 培地黄変後はpHの低下により急速に死滅するため, 継代には黄変直後の培地を用いる. 継代では新しい培地の10%量の菌液を接種する.

3. 保存法

保存する場合には培地黄変直後の培地を用いる. 冷凍保存あるいは凍結乾燥保存を行う. 保護剤として10%グリセロール (最終濃度) を用いる.

4. 他の培養法

*M. genitalium*は通常の培地では培養が非常に困難であるため, 培養細胞を用いた分離培養も行われている[2].

B *Mycoplasma hominis*

1. 培地

*M. hominis*は前述の*M. genitalium*と比べ培養が容易である. アルギニン分解性のため, Hayflick培地を基本としたアルギニン含有培地を用いる (表2).

まずは成分1を混合し, 一旦1mol/L NaOHあるいは1mol/L HClにてpH7.4に調整する. 115℃で15分間高圧蒸気滅菌し50〜56℃に冷却する. 成分2を無菌的に加え再度1mol/L NaOHあるいは1mol/L HClにてpH7.4に調整する. 寒天培地とする場合には成分1にagarを10g加える.

2. 培養

液体培地に検体を接種し, 37℃, 5% CO_2下で培養

2 Mycoplasma genitalium，アルギニン分解性マイコプラズマ，ウレアプラズマなどの培地，分離培養，保存法

表1 SP4培地（M. genitalium用培地）の組成

成分1	SP4培地　基礎培地	
	Mycoplasma broth base	3.5g
	トリプトン	10.0g
	ペプトン	5.3g
	グルコース	5.0g
	水	615.0mL
成分2	SP4培地　Steril Supplement	
	（10×）CMRL 1066 tissue culture supplement（グルタミン含有）	50.0mL
	25％新鮮酵母エキス	35.0mL
	2％出芽酵母	100.0mL
	ウシ胎児血清（56℃で1時間非働化）	170.0mL
	ペニシリン（100,000U/mL）	10.0mL
	ポリミキシンB（5,000μg/mL）	10.0mL
	アムホテリシンB（5,000μg/mL）	6.0mL
	0.1％フェノールレッド	20.0mL

表2 アルギニンブロス（M. hominis用培地）の組成

成分1	PPLO broth w/o CV	21g
	L-アルギニン	2g
	0.4％フェノールレッド	5mL
	水	700mL
成分2	ウマ血清	200mL
	25％新鮮酵母エキス	100mL
	2.5％酢酸タリウム	10mL
	ペニシリンG	1,000,000unit

表3 10C培地（Ureaplasma用培地）の組成

成分1	トリプチケースソイブロス	1.5g
	水	70mL
成分2	ウマ血清（非働化）	20mL
	25％新鮮酵母エキス	10mL
	10％尿素	0.8mL
	2％ L-システイン	0.5mL
	1％フェノールレッド	0.1mL
	ペニシリン（100,000U/mL）	1mL

する．M. hominisが増殖するに従い，アルギニンが分解され培地のpHが低下する．したがって，培地の黄変をもって培養可能であったと判断する．培地黄変後はpHの低下により急速に死滅するため，継代には黄変直後の培地を用いる．継代では新しい培地の10％量の菌液を接種する．また，継代の場合は酢酸タリウムを使用しない．

3. 保存法

保存する場合には培地黄変直後の培地を用いる．冷凍保存あるいは凍結乾燥保存を行う．保護剤として10％グリセロール（最終濃度）を用いる．

C Ureaplasma urealyticumおよび Ureaplasma parvum

1. 培地

U. urealyticumおよびU. parvumは，以前U. urealyticumから2種に分類された菌種であり，どちらも培養法は同じである．ウレアーゼ活性を有するため，培地には尿素を加える[3]（表3）．

まずは成分1を混合し，一旦2mol/L HClにてpH5.5に調整する．121℃で15分間高圧蒸気滅菌し，50～56℃に冷却する．成分2を無菌的に加えpH6.0に調整する．寒天培地とする場合には成分1にagarを15～20g加える．

2. 培養

液体培地に検体を接種し，37℃，5％ CO_2 下で培養する．Ureaplasmaが増殖するに従い，尿素が分解され培地のpHが上昇する．したがって，培地の赤変をもって培養可能であったと判断する．培地黄変後はpHの上昇により急速に死滅するため継代には赤変直後の培地を用いる．継代では新しい培地の10％量の菌液を接種する．

3. 保存法

保存する場合には培地赤変直後（淡桃色）の培地を用いる．冷凍保存あるいは凍結乾燥保存を行う．

保護剤として10％グリセロール（最終濃度）を用いる．

D　おわりに

　泌尿生殖器感染症由来のマイコプラズマの培養には基本的に本項の方法で培養が可能である．しかし，マイコプラズマ用の培地は，研究者により細かな修正が加えられ使用されているため，本項に記したもの以外にも種々存在する．本項の培養法で培養できなかった場合には，他の培養法を検索し使用してみることが推奨される．

文　献

1) Tully JG ら：Science 195：892-894, 1977. PMID：841314.
2) Hamasuna R ら：J Clin Microbiol 45：847-850, 2007. PMID：17251394.
3) Shepard MC ら：J Clin Microbiol 8：566-574, 1978. PMID：730828.

（安田　満）

技術編

3 ヒトから検出されるMycoplasma属細菌の培地と培養

この項では，ヒトから検出されるMycoplasma属細菌の培養に用いられる培地と，それらの細菌の分布およびその培養所見[1]について説明する．なお，Mycoplasma pneumoniae, Mycoplasma genitalium, Mycoplasma hominisの培養に用いられる培地と，それらの細菌の分布およびその培養所見については他項に譲る．

発育至適温度は37℃で，培養にはSP4培地やHayflick培地，PPLO培地などが一般的に利用される．培地処方は引用元に基づくが，研究者によってはこれらの変法培地を用いることもある．例えば，マイコプラズマの初代分離にはウマ血清を20%（v/v）程度に添加するが，分離後または株化されたマイコプラズマには一般的に10%（v/v）程度のウマ血清や酵母抽出液量も少なくすることがある．

表1　変法Hayflick液体培地の組成

成分1	Heart Infusion broth（Difco）	2.25g
	蒸留水	90.0mL
成分2	ウマ血清（非加熱）	20.0mL
	25%（w/v）酵母エキス	10.0mL
	1%（w/v）酢酸タリウム溶液	1.0mL
	ペニシリンG（20,000IU/mL）	0.25mL
	0.2%（w/v）DNA*溶液	1.2mL

＊：仔ウシ胸腺由来（SIGMA-ALDRICH Catalogue No.D1501）

表2　PPLO液体培地の組成

成分1	PPLO Broth（DifcoまたはBD社）	1.5g
	蒸留水	70.0mL
成分2	ウマ血清（非加熱）	20.0mL
	25%（w/v）酵母エキス	10.0mL
	2.5%（w/v）酢酸タリウム溶液	1.0mL
	ペニシリンG（100,000IU/mL）	1.0mL

A　主な培地

1. SP4培地[2]

SP4培地　基礎培地（技術編2：表1・成分1　177頁参照）をpH7.5〜7.6に調整後，121℃で15分間高圧蒸気滅菌する．50〜60℃に冷却後，Steril supplement（技術編2：表1・成分2参照）を無菌的に添加する．二層培地として使用する場合には，0.8%の寒天を添加した1mLのSP4培地の上に，2mLのSP4培地を重層する．また，平板培地として使用する際には1.5%程度の寒天を添加する．

2. 変法Hayflick液体培地[3]

Hayflickら[4]が1965年に報告した培地を基礎としている．表1の成分1を121℃で15分間高圧蒸気滅菌し，50〜60℃に冷却後，表1の成分2を無菌的に添加する．必要に応じて1.5%程度の寒天を添加し，平板培地として用いる．

なお，「技術編4-2：表3（187頁）」のような培地処方を用いることもあるので，参考にされたい．
＊：25%（w/v）酵母エキス溶液の作製法については「技術編1のA-1.-1）（166頁）」を参照にされたい．

3. PPLO培地[5]

PPLO基礎培地（表2の成分1）を121℃で15分間高圧蒸気滅菌する．50〜60℃に冷却後，Mycoplasma supplement（表2の成分2）を無菌的に添加する．必要に応じて1.5%程度の寒天を添加し，平板培地として用いる．同様の組成の培地およびsupplementはOxoid社からも市販されている．

表3 その他のマイコプラズマの主な性状

菌種名	細胞形態	分解物	培地pH変化	血清	宿主	病原性
M. amphoriforme	フラスコ状	グルコース	酸性化	ウシ胎児血清	ヒト	日和見的
M. arginini	球状	アルギニン	アルカリ化	ウマ血清	哺乳動物	あり
M. buccale	球桿状	アルギニン	アルカリ化	ウマ血清	ヒト	常在
M. faucium	球状	アルギニン	アルカリ化	ウシ胎児血清	ヒト	常在
M. fermentans	フィラメント状	アルギニン,グルコース	培地組成により変化	ウシ胎児,ウマ血清	ヒト	不明
M. lipophilum	多形性	アルギニン	アルカリ化	ウシ胎児,ウマ血清	ヒト	不明
M. orale	多形性	アルギニン	アルカリ化	ウシ胎児,ウマ血清	ヒト	常在
M. penetrans	フラスコ状	アルギニン,グルコース	培地組成により変化	ウシ胎児血清	ヒト	日和見的
M. pirum	フラスコ状	グルコース	酸性化	ウシ胎児血清	ヒト	常在
M. salivarium	球状	アルギニン	アルカリ化	ウマ血清	ヒト	日和見的
M. spermatophilum	球状	アルギニン	アルカリ化	ウシ胎児血清	ヒト	あり

B M. pneumoniae, M. genitalium, M. hominis以外の,ヒトから検出されるMycoplasma属細菌の分布およびその培養所見

　これらのマイコプラズマは,SP4培地またはHayflick培地でよく発育する.表3に示すように,種によってブドウ糖またはアルギニン,もしくは両方を代謝分解する.そのため,これらマイコプラズマの分離株または標準株を液体培地中で増殖させる際には,ブドウ糖またはアルギニンとpH指示薬としてフェノールレッドを添加しておくと,10^6CFU/mL程度に増殖すると培地が変色し始め,視覚的に増殖を観察できる.特定のマイコプラズマ(M. pneumoniaeやウレアプラズマ等)の分離培地については他項を参考にしていただき,不特定なマイコプラズマを分離するには,一般的にSP4培地の方がHayflick培地より優れている.

1. Mycoplasma amphoriforme

　気管支炎と関連した下気道の呼吸器疾患がある免疫不全状態のヒトの痰から検出される.
　固形培地上のコロニーは,典型的な目玉焼き様形態からすりガラス様までと多彩な形態を呈する.

2. Mycoplasma arginini

　免疫不全状態のヒトにおける敗血症への関与の他,ウシの肺炎,小胞炎,角結膜炎と乳腺炎,ヒツジにおける肺炎と角結膜炎,またヤギにおける関節炎との関与が疑われている.家畜以外にもペットとして飼育されるイヌやネコを含む多くの哺乳動物から検出される.
　固形培地上のコロニーは,典型的な目玉焼き様形態または顆粒状,イチゴに似た形態を呈する.

3. Mycoplasma buccale

　ヒトの他,アカゲザル,チンパンジー,オランウータンなどのサルの中咽頭から常在菌として分離される.ニシン(魚類)精子DNAが添加されたSP4培地またはHayflick培地で,よく発育する.固形培地上のコロニーは,典型的な目玉焼き様形態を呈する.

4. Mycoplasma faucium

　ヒトの中咽頭から常在菌として分離されるが,脳膿瘍部位からの検出例もある.また,ヒト以外にも多くの霊長類の口腔内から検出される.固形培地上のコロニーは,典型的な目玉焼き様形態を呈するが,他の多くのマイコプラズマのコロニーより寒天培地への接着の度合いは緩い.

5. Mycoplasma fermentans

　病原的意義は不明ながら,亀頭炎,外陰腟炎,卵管炎,呼吸障害症候群,肺炎と関節リウマチの発症への関与が疑われている.また,AIDS,慢性疲労症候群,湾岸戦争症候群,ベーチェット病と線維筋痛との関連の可能性についても報告されている.
　ヒトの尿,尿道,直腸,陰茎,子宮頸部,腟,卵管,羊水,血液,関節腔液や喉から検出される他,アフリカのミドリザルの子宮頸部およびヒツジの腟からも分離される.固形培地上のコロニーは,典型

的な目玉焼き様形態を呈する．

6．*Mycoplasma lipophilum*

病原性については明らかでないが，原発性非定型性肺炎患者の上・下気道やアカゲザルの下気道から分離される．固形培地上のコロニーは，典型的な目玉焼き様形態を呈する．

7．*Mycoplasma orale*

ヒトの口腔内の常在細菌として高頻度に分離され，理科学実験で繁用される株化培養細胞の汚染に関与することが多い．歯周病発症への関与が疑われている他，免疫不全状態のヒトの場合，急性呼吸器感染症患者の痰や感染性関節滑膜炎および骨，脾膿瘍部位からも検出される．固形培地上のコロニーは，典型的な目玉焼き様形態を呈する．

8．*Mycoplasma penetrans*

同性間性行為によるhuman immunodeficiency virus（HIV）感染男性の約20～40％で本菌の抗体が陽性で，健常者や血友病のHIV感染者で抗体が陰性なことから，常在菌や日和見感染菌ではなく，同性間性行為によるHIV感染との関連が考えられた（欧米）．*M. penetrans*-HIV共感染者でCD4陽性リンパ球数の減少が早まるとの報告がある．一方，HIV非感染者においても性感染症患者の約17％（ブラジル），健常者献血者の約15％（コンゴ）が抗体陽性との報告がある他，本菌による急性呼吸器感染症例（呼吸窮促を呈し塞栓症を伴う）の報告がある．固形培地上のコロニーは，典型的な目玉焼き様形態を呈する．

9．*Mycoplasma pirum*

1985年にヒト由来の株化培養細胞から初めて分離された．病原性については不明だが，健常人の直腸やHIV陽性者の全血および循環性リンパ球から分離される．固形培地上のコロニーは，典型的な目玉焼き様形態を呈する．

10．*Mycoplasma salivarium*

*M. orale*同様に一般にヒトの口腔内の常在細菌として検出され，理科学実験で繁用される株化培養細胞の汚染に関与することが多い．まれではあるが，免疫不全状態の患者における関節炎，下位咬筋膿瘍，歯肉炎と歯周炎に伴う共生生物として検出される．固形培地上のコロニーは，典型的な目玉焼き様形態を呈し，その大きさは他の*Mycoplasma*属菌種よりも大きい．

11．*Mycoplasma spermatophilum*

不妊症への関与が疑われており，*M. spermatophilum*に感染した精子は卵子を受精させず，また，感染した受精卵は体外受精の後に着床することができなかったとの報告がある．受胎能に障害のあるヒトの精液や子宮頸部から検出される．嫌気性条件下にて，SP4培地でよく発育する．固形培地上のコロニーは，目玉焼き様形態を呈するが，他菌種と比べるとその大きさは小さい．

文　献
1) Bergey's Manual of Systematic Bacteriology Second Edition Vol. 4, p 567-613, Springer, NY, 2011.
2) Tully JG：Yale J Biol Med 56：511-515, 1983. PMID：6433570.
3) 佐々木正五編：マイコプラズマ図説．東海大学出版, 東京, 1980.
4) Hayflick L：Tex Rep Biol Med 23（Suppl. 1）：285-303, 1965. PMID：5833547.
5) 佐々木正五ら：マイコプラズマ．講談社サイエンティフィック, 東京, 1974.

〔蔵田　訓〕

● 技術編 ●

4 マイコプラズマの同定，鑑別法

1．16S rRNA遺伝子解読による種の同定

1970年代までは，微生物（細菌や真菌）の分類は微生物固有の形態や生理・生化学的性状，菌体成分の解析等を組み合わせて，分類階級の上位から下位に進めていく表現形質解析が用いられていた．表現形質法での同定の場合，上位での評価（例えば，グラム染色，桿菌や球菌の形態等）を誤るとその後，いくら正確に判定しても山の頂から全く反対方向に下山するようなもので，目的地からはほど遠いところにいきついてしまった．そのため，属や種レベルの同定指標としては問題が多かった．

1990年代まではBergey's manualを片手に細菌の同定作業を行っていたが，Bergey's manualの記載に一致しない菌が多かった．1980年代になって，微生物の系統進化をリボソームRNA遺伝子（細菌の場合は16S rRNA遺伝子）の塩基配列を指標に解析する研究が進展した．生物の情報の基本単位である遺伝子は，各遺伝子特有のDNA上の塩基配列からなる．DNA塩基の変異は，進化過程を経て種分化に影響を及ぼしてきた．したがって，種間の同一遺伝子に着目し，DNAの塩基配列を比較すると，相同性を元にした系統分類が可能であり，1980年代になって細菌の系統進化をrRNA遺伝子の塩基配列を使って調べる研究が進化した．その結果，現在の細菌分類は細胞壁やキノンのような生物の重要な構成成分や生命維持に基本的に必要な分子を調べる化学分類と，質量分析計を用いた方法やrRNA遺伝子の塩基配列を使った系統発生学に基づいた方法に整理されつつある．

細菌の分類は，国際命名規約によって制定されており，新しい細菌の命名，分類の変更はすべてInternational Journal of Systematic and Evolutionary Microbiology（IJSEM）に発表することになっている．2000年時点でIJSEMに登録されていた細菌は765属4,530菌種にも及んだ．現在は，約5,000菌種が登録されており，毎年50～100菌種が増えており，これらを従来の形質表現型の違いによって同定するには無理がある．現在，IJSEMに登録されている細菌種は16S rRNA遺伝子の塩基配列がデータベースとして登録されているので，同定を要する細菌の16S rRNA遺伝子の一部配列を解読し，それをデータベースと照合することによって，候補菌種を相同性率の高い順に絞り込むことができる．一般に，種間の違いはDNA-DNA hybridizationで70％以下，16S rRNA遺伝子の違いでは98.5％以下となっていたが，*Bacillus cereus* groupに属する*Bacillus anthracis, B. cereus, Bacillus thuringiensis, Bacillus mycoides, Bacillus pseudomycoides, Bacillus weihenstephanensis, Bacillus medusa*の16S rRNA遺伝子のように，99～100％の相同性を有しているものも沢山みつかるようになった．

1990年代に*Haemophilus influenzae*の全ゲノムが決定された当時のDNAシークエンサー装置の解析技術は低く，解析には長時間を要し，かつ数億円もかかった．しかし，現在では1株の全ゲノム解析は数万円でできるようになっている．今後，全ゲノム情報からどの微生物も保有しているHouse Keeping Geneを含むコアゲノムが菌種を鑑別する手法として台頭してくることは予想できるが，本項では日本薬局方に収載されている「遺伝子解析による微生物の迅速同定法」[1]に基づき，16S rRNA遺伝子を用いてのマイコプラズマ種の同定法について示す[2,3]．

A　16S rRNA遺伝子選択理由

1980年以前，DNAやRNAの塩基配列決定がまだ

困難であった時期には，比較的小さな分子である5S rRNA遺伝子の塩基配列より細菌属分類が行われていた．しかしながら，5S rRNA遺伝子における差異は，分類的には種よりも上位にある属の解析には適するものの，種間解析には，16S rRNA遺伝子がより適していると考えられた．16S rRNA分子は約1,540塩基と塩基解析には適度のサイズであることより，塩基配列の解読が進みデータベースが充実した．必要に応じて他の補助的方法を組み合わせながらマイコプラズマを含む細菌の同定がなされるようになった．

図1には，大腸菌16S rRNA遺伝子の二次構造を示す[4]．本図より16S rRNA遺伝子には8カ所の保存領域（U），9カ所の高度可変領域（V），それにいくつかの部分保存領域のあることがわかる．これらの関係はデータベースに登録されている16S rRNA遺伝子の塩基配列の解析により，より詳細に説明されている[5]．

B 同定方法

1．装置

1）DNAシークエンサー

DNAの塩基配列を読み取る適切なシークエンサーを使用する．以前は実験者自らが作製するゲル板を使った時代もあったが，現在ではキャピラリー法が主体になっている．

2）DNA増幅装置

被検菌の標的DNAの増幅（polymerase chain reaction：PCR）に用いる．また，PCR産物をシークエンシング反応用の試薬で標識するためにも使用する．

3）分光光度計

精製DNA量を分光光度計で測定する場合には，2本鎖DNAであることから$1OD_{260nm}=50\mu g/mL$で換算する．

4）DNA抽出装置

PCR産物をシークエンシング反応用の試薬で標識する前に適切な市販DNA抽出キットを用いてDNAを抽出する．

5）PCR産物の確認用電気泳動装置

アガロースゲルまたはSDS-ポリアクリルアミドゲル電気泳動装置と主波長312nmのトランスイルミネーター装置を使用する．

2．PCRプライマー

日本薬局方[1]では，表1に示すプライマーを推奨している．これらのプライマーは，図1に示す保存領域から選択したものであり，10FはU1，800F/800RはU4，1500RはU8に属する．10Fと1500Rで同定目的細菌（マイコプラズマを含む）のPCRを行うと，菌種によっては複数のバンドが現れ，ゲル電気泳動後，目的バンドを切り出す手間がかかることがある．そのため，10F/800Rと800F/1500Rのプライマーセットを用いた方が，単一バンドが現れるので作業は楽である．

3．方法

1）被検菌の前処理

本法の場合，表現形質法による同定とは違い，被検菌の生死は関係ないが，同定しようとする細菌が単離されているか，単離に近い状態にあることが重要である．大型コロニーを形成する細菌の場合は，1.5mLのエッペンチューブに菌処理液を約0.3mL入れ，これに滅菌爪楊枝等でコロニーの一部を取り懸濁させる．マイコプラズマのように大型コロニーを形成しない場合には，液体培養物を使用した方がよい．培養物をエッペンチューブに約1mL取り，10,000rpmで10分間遠心後，沈渣に菌処理液を0.2mL加える．この菌懸濁液を100℃で5分間加熱したものをPCR処理にかける．

2）PCR反応

PCRは，94℃で30秒間→55℃で60秒間→72℃で60秒間を30サイクル行う．本反応により，10F/800Rプライマーで約790bp，800F/1500Rプライマーで約720bpのDNA断片が増幅生成する．

3）PCR産物の精製

アガロースゲル電気泳動でPCR産物の増幅を確認後，PCR産物から反応不純物（dNTP，プライマー等）を除去する．最近では簡単に反応不純物を除去できる遠心ろ過システムが市販されており，便利である．PCR産物を精製せずにDye-terminationを行うと，きれいなシークエンスができないので，大事なプロセスである．なお，Dye-termination反応時に精製DNA量を調整する場合には1本鎖DNAであることから$1OD_{260nm}=33\mu g/mL$で計算する．

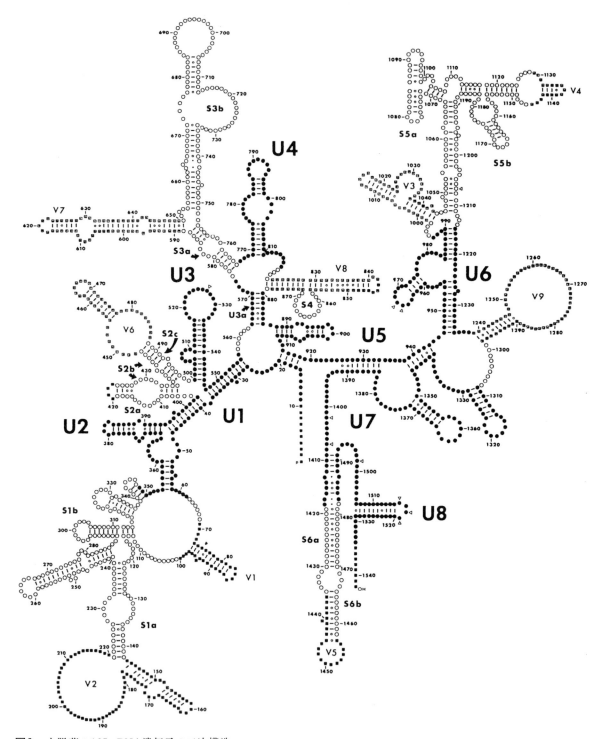

図1 大腸菌の16S rRNA遺伝子の二次構造
保存領域（"U" ●），一部保存領域（"S" ○），可変領域（"V" ■）を示す
文献4）より引用

表1　PCR用プライマー

微生物	プライマー	E. coli対応位置	塩基配列
細菌	10F	11～26	5'-GTTTGATCCTGGCTCA-3'
	800R	784～801	5'-TACCAGGGTATCTAATCC-3'
	800F	784～801	5'-GGATTAGATACCCTGGTA-3'
	1500R	1491～1506	5'-TACCTTGTTACGACTT-3'

4) Dye-termination反応

Dye-terminator試薬（表2）も製造所やバージョンによって使用条件が異なるので，購入キットの説明書に沿って反応を行うこと．下記の反応条件は，PCR産物から精製したDNA濃度を規定の30～90ng/2μLに調整し，Applied Biosystems社のBigDye Terminator v3.1を用いた場合である．

反応条件：96℃で10秒間，50℃で5秒間，60℃で4分間を25サイクル行う．

反応後，1.5mLエッペンチューブに70％エタノールを75μL入れ，これにDye-terminator反応物を全量移す．氷中に約30分間静置後，遠心処理（15,000rpm×15分間）する．風乾（SpeedVacがあれば短時間に乾燥可）後，loading buffer（ブルーデキストラン10μL＋ホルムアルデヒド50μL）を5μL加え，90℃で2分間加熱処理後，氷冷する．

5) シークエンス

DNAシークエンサーの機種およびプログラムによって決められた方法で行う．

6) データ解析

10F，800FプライマーをDye-termination反応に使用して得られたデータはそのまま使えるが，800R，1500RプライマーをDye-termination反応に使用した場合は，読み取った成績をそれらに相補的なデータに変換した上で，データベースと照合する．データベースの1つであるNCBI（National Center for Biotechnology Information）へのアクセス方法について示す．NCBIは，1988年に米国の国立医学図書館（NLM）と国立衛生研究所（NIH）との協力のもと，分子生物学に関する情報センターとして設立された機関であり，研究者にとって文献検索や遺伝子検索にはこの上ない便利なデータベース機関である．

NCBIのホームページ（http://www.ncbi.nlm.nih.gov/）にアクセスする．画面右側の"Popular Resources"には，PubMed, Bookshelf, PubMed Central, PubMed Health, BLAST, Nucleotide,

表2　Dye-Terminator試薬の組成

精製水	11μL
×5倍緩衝液	2μL
BigDye Terminator v3.1	4μL
プライマー	1μL
PCR産物（精製物）	2μL

Genome, SNP, Gene, Proteinなど，PubChemなど，生物系研究者にとっては重要なデータベースがある．"BLAST"をクリックするとBLAST Assembled Genomes画面が出てくる．"Microbes"を選び，現れた"Enter Query Sequence"ボックスに得られたシークエンスデータをコピーペーストする．BLASTボタンを押すと，十数秒以内に結果が現れる．

鑑別を必要とする菌株のシークエンス結果には，読み取れなかった塩基や誤って読み取られたものも存在するかもしれない．また，データベース自体にも誤りは存在するかもしれないし，データベースとは違うrrnオペロンを読みとったり，同じ菌種でも株が違うと塩基配列が異なる可能性はある．そのため，16S rRNA遺伝子の全長塩基で比較すると，データベースと100％合致するものを得ることは，ほとんど期待できない．マイコプラズマの場合は，データベースと98.5％以上合致した菌種と同一とみなしてほぼ問題ない．

文献

1) 第16改正日本薬局方参考情報「遺伝子解析による微生物の迅速同定法」，2011.
2) 佐々木次雄：微生物の同定法．新GMP微生物試験法，p127-136，佐々木次雄ら編，じほう，東京，2013.
3) Sasaki T ら：PDA J Pharm Sci Tech 51：242-247, 1997. PMID：9448434.
4) Gray MW：Nucleic Acids Res 12：5837-5852, 1984. PMID：6462918.
5) Van Peer Y：Nucleic Acids Res 24：3381-3391, 1996. PMID：8811093.

（佐々木次雄，佐々木裕子）

● 技術編 ●

4 マイコプラズマの同定，鑑別法

2. その他の同定，鑑別法

　10種以上のマイコプラズマ種がヒトから分離されることが報告されている．本項では，主としてヒトからマイコプラズマを分離する際の培養による鑑別法を紹介する．鑑別法に利用するマイコプラズマの生物学的特徴としては，種ごとの代謝経路の違い，赤血球等への付着能の有無，ならびに全菌体抗原に対する抗血清による代謝阻止活性である．このうち前2者は，特定の種の鑑別法ではなく，いくつかの種を含むグループのスクリーニングに向いている．これら3項目の生物学的特徴を利用した鑑別法は鳥類，爬虫類ならびに哺乳類から分離されるマイコプラズマにおいても，適切な培地を使用することで応用可能である．

A　培養に用いる検体の取扱いにおける注意点[1〜3]

　採取検体の保管条件，輸送については，いずれの種であっても，技術編1のD（171頁）ならびに「病原体検出マニュアル」[1]に記載された*Mycoplasma pneumoniae*の方法に準ずる方法で対処できる．また，マイコプラズマの取扱い時には，外的環境の変化（浸透圧の変化や乾燥）を避け，生理食塩水や培地を用いる．

B　試験法に用いる主な培地と培養法[1〜7]

1. トリプチケースソイ5〜10%ヒツジ血液寒天培地

　一般的臨床細菌検査において用いられる血液寒天培地は，マイコプラズマの発育には適さない．しかしながら，マイコプラズマの種によっては微小コロニーを形成しうる．5%二酸化炭素存在下において35〜37℃で数日間培養した場合，例えば *Mycoplasma hominis* は，3日以上培養することで微小コロニー（目玉焼き状を呈さない）を形成する．血液寒天培地上の微小コロニーを後述するマイコプラズマ用培地に移植することで増菌し，保存用菌株とすることができる．さらに，微小コロニーから抽出したDNAを鋳型にして技術編4-1.（182頁）に紹介した遺伝子解析を実施することで種の鑑別が可能である．*M. hominis*は，腹膜炎患者の腹水，腹部膿瘍由来検体，髄膜炎患者の髄液からの分離が報告されている[8,9]．

　一方，*M. pneumoniae*や*Mycoplasma genitalium*は，通常，一般臨床検査に用いられる血液寒天培地上にコロニーを形成しない．

2. グルコースあるいはアルギニン添加液体培地

　表1，2に培地組成を示した．いずれの液体培地も，1mol/L塩酸にてpHを中性から弱酸性（濃いオレンジ色）に調整しておく（アルギニン添加培地においては必須．マイコプラズマの増殖により培地の色調がピンク味を帯びた赤色に変化する．そのため，培養前に培地が赤色だと判別が難しい）．

　表1の成分1および表2の成分1に示す混合液を高圧蒸気滅菌（121℃で15分間）後，約50℃以下に冷めたところで，安全キャビネット内にて無菌的に表1の成分2および表2の成分2を加える．添加物は，事前に孔径0.22μmまたは0.45μmフィルターでろ過しておく．ペニシリンGが粉末であれば，ウマ血清で溶かしてろ過する．

　いずれの液体培地も，透明な試験管に分注しフタをする．冷蔵保存で約2週間程度使用できる．冷凍保存をするには，約5mLのクライオチューブに3〜4mLずつ分注する．−30℃以下で年単位の保存が可

表1　グルコース添加液体培地組成（1L相当）

成分1	マイコプラズマ　ブロス基礎培地（クリスタルバイオレット無添加PPLO broth）	21g
	ブドウ糖（グルコース）	5g
	フェノールレッド	20mg
	蒸留水	750mL
成分2	ウマ血清（55℃にて30分間非働化したもの）	150mL
	25%（w/v）新鮮酵母エキス	100mL
	ペニシリンG	100万単位

表2　アルギニン添加液体培地組成（1L相当）

成分1	マイコプラズマ　ブロス基礎培地 （クリスタルバイオレット無添加PPLO broth）	21g
	アルギニン	5g（0.5%）
	フェノールレッド	20mg（0.002%）
	蒸留水	750mL
成分2	ウマ血清（55℃にて30分間加熱し非働化したもの）	150mL
	25%（w/v）新鮮酵母エキス（分注して-20℃以下に保存）	100mL
	ペニシリンG	100万単位

表3　寒天平板培地（1L相当）

成分1	マイコプラズマ寒天基礎培地（PPLO寒天培地）	35g
	蒸留水	750mL
成分2	ウマ血清（55℃にて30分間非働化したもの）	150mL
	25%（w/v）新鮮酵母エキス	100mL
	ペニシリンG	100万単位

能である．使用時には，解凍した液を透明チューブに入れ換えて培養に使用する．

3．寒天平板培地

表3の成分1に示す混合液を高圧蒸気滅菌（121℃で15分間）後，培地が約60℃に冷めたところで，無菌的に表3の成分2を加えながら静かに混和する（泡立たせない）．

直径9cm滅菌シャーレ（1L当たり50枚）と25mL滅菌ピペット数本を事前に用意する．上記の混合物を手早くピペットで吸いシャーレに流す．同じピペットで作業を繰り返す．直径9cmシャーレ当たりの培地量を22mLとし，同時に作製する寒天平板培地の厚さを同じにすると，後日，顕微鏡観察時に寒天平板ごとのピント調整が容易になる．

一般的な細菌培地用寒天は，マイコプラズマ発育阻害がみられる商品もあることから，マイコプラズマ寒天基礎培地（PPLO寒天培地）を使用する．

なお，技術編3：表1（179頁）のような培地処方を用いることもあるので，参考にされたい．

4．培養法
1）採取検体の前処理

供試検体が粘性の低い液体であれば，一般細菌を除去するため，検体の一部を孔径0.45μmフィルターでろ過して検体とすることもできる．ただし，細胞に付着した状態では，細胞と一緒にマイコプラズマも除去する可能性があるため，ろ過しないオリジナル検体も別チューブに接種し，同時に培養することを勧める．なお，孔径0.22μmフィルターは，マイコプラズマをろ過で除いてしまうため，使用してはならない．

2）初代培養

　グルコース添加液体培地，ならびにアルギニン添加液体培地の2種類の培地に供試検体を培地量の約100分の1量（例えば，3mLの液体培地に30μLの供試検体）を植えた後，栓をして，大気中で37℃にて培養する（CO_2非存在下で培養する．液体培地は，CO_2の影響でpH変化が起き，培地の色調変化の原因となる）．検体を入れない培地のみの陰性対照を各培地1本ずつ用意する．培養後，原則，毎日観察を行い，色調変化が認められた日のうちに，液体培地（保存用）ならびに寒天平板培地（観察用）に植え継ぐ．移植時の容量は，以下のとおりである．

3）変色した液体培地から新しい液体培地への移植

　新しい培地に対して約100分の1から50分の1量に相当する色調変化した培地を加える．検体を植えた後，栓をして大気中で37℃にて培養する．原則，毎日観察を行い，色調変化が認められた日のうちに保存する．

4）変色した液体培地から寒天平板培地への移植ならびにCFU測定法

　種や株にもよるが，色調変化後のマイコプラズマの生菌濃度は，最大で$10^8 \sim 10^{10}$ colony forming unit（CFU）/mL程度となる．色調変化の後，時間の経過とともに菌が死滅し，生菌数は減少する．寒天平板上でコロニー数を計測するには，菌液の希釈が必要となる．上記の滅菌培地あるいは滅菌生理食塩水にて，菌液を10倍段階希釈して（例えば，$10^{-1} \sim 10^{-8}$）希釈液を作製する．直径9cmシャーレを4分割し，各エリアに10μLの各希釈液を2滴接種する．寒天平板上の接種液が完全に吸収されるのを待ち，寒天平板を上下に返して35〜37℃で培養する．培養気相としては，5% CO_2を含む窒素または大気がよいが，CO_2は増殖に必須ではない．酸素は増殖を阻害しない．具体的には，いくつかの方法がある．

①5% CO_2インキュベーター内で培養する．

②嫌気培養用のジャーにガスパックを入れ，CO_2存在下の窒素内で培養する．

③研究室で継代された標準株を使用する際の簡便な方法としては，シャーレと，湿度を補うために濡れたペーパータオルを一緒にビニール袋に入れて閉じ，温度管理のみの培養器にて培養する．

培養後3〜5日目（*Mycoplasma orale* などは増殖が早い）から1〜4週間後（*M. pneumoniae* などは増殖が遅い）に実体顕微鏡を用いて，シャーレの裏側からコロニーを観察する．シャーレのフタを開けずに観察し，培養日数が足りないと判定された際は培養を継続する．希釈率と接種液量から，菌液中の菌量をCFU/mLとして計算することができる．

5）寒天平板培地から液体培地への移植

　実体顕微鏡観察においてマイコプラズマらしきコロニーを観察した後，コロニーの単離などの目的で，コロニーを釣り出す場合の方法．微小コロニーが肉眼でみえる種では，シャーレのフタを閉めたままの状態でコロニー周囲を細書油性マジックで囲んでおく．安全キャビネット内でシャーレのフタをあけて，滅菌チップや滅菌楊枝でコロニーを寒天ごと釣り出し，グルコース添加液体培地ならびにアルギニン添加液体培地に接種する．コロニーが実体顕微鏡下でのみ観察できる種場合は，顕微鏡下でコロニーを釣り出し，培地に接種する．

5．25%（w/v）新鮮酵母エキス作製法

　「肺炎マイコプラズマ検査マニュアル（病原体検出マニュアル）」[1] ならびに技術編1のA-1.-1）（166頁）を参照（いずれの方法でもよい）されたい．

6．保存法

　技術編1のD（171頁）ならびに「病原体検出マニュアル」[1] に記載された *M. pneumoniae* の方法に準ずる方法で対処できる．

　概要としては，上述した液体培地（血清含有のもの）で培養したマイコプラズマは，培養液を-80℃に耐えるクライオチューブに移し替え，そのまま-80℃で凍結保存することができる．別法としては，グリセロール10%添加した2倍濃度の液体培地（上述）を用意し，培養液と1：1の量比で混合し，-80℃で凍結保存する．

7．その他の培地

　Hayflickの変法培地，ブタ由来マイコプラズマ種の分離用に開発されたFreyの培地や，スピロプラズマ分離用に開発されたSP4培地等があり，ヒト由来マイコプラズマの分離に用いられることがある．

　SP4培地の組成については，技術編2の表1（177

表4 ヒトから分離される可能性がある主なマイコプラズマ種の特徴

ヒトから分離される可能性がある主な種名	代謝経路 グルコース	代謝経路 アルギニン	血球付着能	検出される可能性がある主な検体や採材部位
M. ampholiforme	○	×	○	呼吸器
M. genitalium	○	×	○	生殖器
M. fermentans	○	○	×	関節液，呼吸器，生殖器
M. hominis	×	○	×	生殖器，腹水
M. penetrans	○	○	○	尿，呼吸器
M. pneumoniae	○	×	○	髄液，呼吸器，関節液
M. orale	×	○	×	口腔，咽頭，関節液
M. salivarium	×	○	×	口腔，咽頭，関節液

頁）を参照されたい．

C 代謝経路の違いを利用した鑑別法

グルコースあるいはアルギニン添加液体培地での培養を指す．*Mycoplasma*属の種における代謝経路は，グルコースのみを代謝する種，アルギニンのみを代謝する種，ならびに両方を代謝する種がある（各代謝経路の詳細は，基礎編2「マイコプラズマのゲノムと進化」16頁を参照）．代表的な種の代謝経路等を表4に示す．近縁の*Ureaplasma*属の種は，尿素を栄養源として利用する．

これらの代謝経路の違いは，種の鑑別法ではないが，菌が分離された臨床検体の採取部位の情報と合わせて考えることで，候補種をいくつかに絞り込むことができる．分離過程において得られる代謝経路についての情報と遺伝子解析法と合わせることで，より正確な種の鑑別が実施可能である．

髄液や関節腔液のように本来無菌的な環境から菌が分離される際には，1つの種による侵襲性感染が疑われる．一方，咽頭のように複数のマイコプラズマ種が常在する環境においては，複数の種が分離されることがある．必要に応じて，寒天平板培地上の複数のコロニーを単離し，単離したコロニーを増やした後に2種類の液体培地に入れて代謝経路の違いを試験する．

D 血球付着試験による鑑別法

ヒト由来種では，*M. pneumoniae*，*M. genitalium*，*Mycoplasma penetrans*，*Mycoplasma amphoriforme*は，赤血球等への付着能を有する．これら4種は，16S rRNA遺伝子解析による系統分類上の近縁種で，Pneumoniaeグループに分類される．マイコプラズマの細胞形態においては，細胞の一端に突起（接着器官）を有している．一方，*M. hominis*や*M. orale*等のHominisグループに分類されるマイコプラズマ種には，赤血球付着能がない．そこで，例えば，肺炎患者の咽頭スワブから分離されたグルコース代謝能をもつマイコプラズマについて赤血球付着能を調べれば，*M. pneumoniae*である可能性が高いといった考え方で鑑別を進める．

寒天平板培地上の新鮮コロニーを用いて，赤血球付着試験を実施する．ヒツジ赤血球を滅菌生理食塩水またはリン酸緩衝生理食塩液で100倍に希釈する．希釈赤血球液を寒天平板上のマイコプラズマのコロニーの上に注ぎ，シャーレにフタをする．37℃で約30分間保温した後，リン酸緩衝生理食塩液で寒天平板上を3回洗い，付着していない赤血球を洗い落とす．寒天平板上のコロニーを実体顕微鏡で観察する．コロニー上に赤血球が付着していれば，赤血球付着能ありと判定する．

E 抗血清を用いた代謝阻止活性試験による鑑別法

代謝阻止活性（metabolic inhibition：MI）試験は，抗血清によるマイコプラズマの代謝（増殖）阻止を濃度依存的に調べる試験である[6,7]（ウイルスにおける中和抗体試験に相当すると考えられる）．マイコプラズマ増殖時の代謝による液体培地の色調変化を用いる（原著では，fermentation inhibition testの記載がある）[10]．類似の方法に，寒天平板培地を用いた発育阻止活性（growth inhibition：GI）試験がある[6,7]．

MI試験に用いる抗血清は，以下の2つが考えられる．

- 分離菌株の種（未知）の鑑別を目的とする場合，自家製の全菌体抗原で免疫したウサギの血清を抗血清として用いる．抗M. pneumoniae血清，抗M. hominis血清など複数種に対する血清パネルを用意する．種間で交差抗原がある場合には，他の種の発育も弱く阻止されてしまうが，複数の抗血清を用いることで，代謝阻止活性価から鑑別する．
- 分離菌株の種がすでに鑑別され，患者血清における代謝阻止活性価を解析する補助的な試験を目的とする場合（診断基準には該当しない）．

以下に，液体培地を用いたMI試験法について解説する．

① グルコース添加液体培地またはアルギニン添加液体培地，ならびに寒天平板培地を用いる．

② 96穴プレートに抗血清の希釈列を作る．例えば，4倍，8倍，16倍，32倍，64倍，128倍，256倍，512倍希釈液を100μLずつ入れる．抗血清を入れない列も2列作る（1列は培地のみ，1列はマイコプラズマのみの列となる）．その後，約10^4CFU/mLに希釈したマイコプラズマ菌液を各ウエルに100μLずつ入れる（事前に液体培地で増やしておいたマイコプラズマを使用する．色調変化が起きた日の菌量を10^8〜10^9CFU/mLと仮定した場合，10^{-4}倍と10^{-5}倍の2つの希釈液を用意し，各希釈液ごとに96穴プレート1枚を使用して試験実施する）．マイコプラズマを入れない列も作る（実際に使用したマイコプラズマ菌液のCFU測定は接種時には不明であるが，96穴プレートに接種した液について，同日に寒天平板培地上に「B-4. 培養法」に記載した方法でCFU/mLを計算する）．プレートにシールならびにフタをし，適当な容器に入れて37℃で数日間培養する．毎日，培地の色調観察ならびに倒立顕微鏡での底面からの増殖菌塊の観察を実施し，マイコプラズマの発育を調べる．マイコプラズマが入っていて，かつ抗血清を含まないウエルにおいて，マイコプラズマの増殖が観察された日に判定する．マイコプラズマの増殖が認められない抗血清の希釈倍率をMI価として判定する．

文献

1) 肺炎マイコプラズマ検査マニュアルならびに細菌性髄膜炎検査マニュアル（髄膜炎菌性髄膜炎を除く）．病原体検出マニュアル，国立感染症研究所．
http://www.nih.go.jp/niid/ja/labo-manual.html
2) 佐々木裕子：マイコプラズマ否定試験法解説．生物学的製剤基準解説，p271-273, 渡邊治雄編，じほう，東京，2007.
3) 佐々木裕子：防菌防黴 40：247-258, 2012.
4) Chanock RDら：Proc Natl Acad Sci USA 48：41-49, 1962. PMID：13878126.
5) 中村昌弘ら：技術編．マイコプラズマ，佐々木正吾ら編，講談社サイエンティフィック，東京，1974.
6) 尾形 学ら：マイコプラズマの生物学．マイコプラズマ図説，佐々木正吾編，東海大学出版会，東京，1980.
7) 山本孝史ら：マイコプラズマ実験法．マイコプラズマとその実験法，尾形 学監修，輿水馨ら編，近代出版，東京，1988.
8) 田中洋輔ら：感染症学雑誌 85：275-279, 2011.
9) Hata Aら：J Infect 57：338-343, 2008. Doi：10.1016/j.jinf.2008.08.002. PMID：18790539.
10) Taylor-Robinson Dら：J Hyg Camb 64：91-104, 1966. PMID：5219024.

〔佐々木裕子，佐々木次雄〕

●技術編●

5 マイコプラズマの遺伝子操作法

　遺伝子操作が可能な生物は，研究手段の選択肢が増えるので，研究の進展が速まることも多い．マイコプラズマの遺伝子操作法も，近年は代表的な菌種で有効な方法が整備されてきている．表1に遺伝子操作実験の報告がある代表的なマイコプラズマ種と，使用されている遺伝子操作ツールを示す．また，これらの現状について，以下A〜Gに概略を記す．

A　プラスミド

　プラスミドは細菌の研究で最も広く利用される遺伝子操作ツールだが，マイコプラズマでの使用例はあまり多くない．マイコプラズマ由来のプラスミドは一部の種でしかみつかっておらず，これを遺伝子操作に利用しようとする研究も進んでいないからである[1,2]．しかし，染色体DNAの複製起点（*oriC*）を利用した*oriC*プラスミドがいくつかの種で作製され，遺伝子操作ツールとして利用されている[3〜5]．これらのプラスミドは菌体内で永続的にプラスミドとして存在せず，相同組換えを起こして染色体に挿入されてしまう場合もある．このような性質を示すプラスミドは，一般にintegrativeプラスミドと呼ばれるが，これを遺伝子欠損株の作製法として利用することもある[6〜8]．

B　トランスポゾン

　現在，マイコプラズマの遺伝子操作ツールとして，よく利用されているのがトランスポゾン（Tn）である．*Enterococcus faecalis*由来のTn*916*と*Stapylococcus aureus*のTn*4001*が主に用いられている[9〜12]．これらのTnをマイコプラズマに入れると，Tnが染色体DNAに挿入する．Tn*916*やTn*4001*の染色体への挿入部位はランダムで，Tnが挿入した部位の遺伝子は分断されるので，Tn挿入を遺伝子欠損株の作製法として利用することもある[13〜15]．Tn内部に任意の遺伝子を組み込んでおけば，これをマイコプラズマの染色体に持ち込むベクターとして利用できる．研究の用途に合わせてTn*4001*を改造したベクターが多数作られている[16〜20]．しかし，Tn*916*やTn*4001*がうまく働かないマイコプラズマ種も多い．

C　バクテリオファージと染色体外DNA

　いくつかのマイコプラズマ種ではバクテリオファージの報告がある[21〜26]．また，*Mycoplasma fermentans*では染色体から切り出され，染色体外DNAとして振る舞う長いDNA領域が報告されている[27]．しかし，これらを遺伝子操作ツールとして使用した報告はない．

D　遺伝子欠損株の作製

　相同組換えを利用した特定の遺伝子欠損株作製（遺伝子ノックアウト）は，主に*Mycoplasma genitalium*で成功している[28,29]．一方，*Mycoplasma pneumoniae*は*M. genitalium*に非常に近縁な種であるにもかかわらず，相同組換えが起こる頻度が低く，この方法で遺伝子欠損株が作製できない[14,30]．

E　遺伝子組換えによるマイコプラズマの　　タンパク質生産

　マイコプラズマは，遺伝子のUGAコドンをトリプトファンに翻訳するため，マイコプラズマの遺伝子塩基配列にはトリプトファンを指定するUGAコドンが頻繁に存在している．UGAは他の生物では終止コドンなので，遺伝子組換えによって他の宿主

191

表1 遺伝子工学的な手法による研究報告がある主なマイコプラズマ種と遺伝子操作ツール

菌種	研究に使用されている遺伝子操作ツール		
	プラスミド	トランスポゾン	相同組換えによる遺伝子ノックアウト
Acholeplasma laidlawii	38, 39)	40)	41)
Mycoplasma agalactiae	42)	6)	43)
M. bovis	—	42)	—
M. gallisepticum	3, 7)	12, 19, 44, 45)	3, 7)
M. capricolum＊	1, 46, 47)	—	—
M. genitalium	—	48〜52)	28, 29, 53〜55)
M. hominis＊	2)	56, 57)	—
M. hyopneumoniae	58)	59)	—
M. hyorhinis	—	9)	—
M. mobile	—	20)	—
M. mycoides＊	47, 60〜62)	63)	64, 65)
M. pneumoniae	—	11, 13, 16, 18, 48)	30)
M. pulmonis	5)	9, 17, 40, 66, 67)	10)
M. synoviae＊	4)	—	—
M. yeatsii＊	1, 68)	—	—
Spiroplasma citri＊	69〜72)	73, 74)	8, 75)

実験例が記載されている参考文献の番号を記した
＊：マイコプラズマ由来のプラスミドが報告されている種

でマイコプラズマの完全なタンパク質を大量生産することが難しかった．近年，合成遺伝子が比較的容易に入手できるようになり，この問題は大きく改善した．合成遺伝子であればUGAコドンを除くだけではなく，宿主のコドン使用頻度に最適化した遺伝子がデザインできるので，発現効率の上昇も期待できる[20,30]．

F Inducible promoter（誘導可能なプロモーター）

マイコプラズマの遺伝子プロモーターの性質は詳しく研究されておらず，大腸菌の*lac*プロモーターのように，誘導物質によって遺伝子発現の調節が可能なプロモーターが存在するかわかっていない．しかし最近，マイコプラズマでも機能するテトラサイクリン誘導型の人工プロモーターの報告がある[31]．

G マイコプラズマゲノムのクローニングとゲノム移植

マイコプラズマのゲノムサイズは小さいため，酵母の人工染色体ベクター（YAC）に組み込めば，ゲノム全体をクローン化できてしまう．近年，いくつかのマイコプラズマ種で，このような実験が成功している[32〜34]．化学合成したDNA断片を組み合わせ，酵母のなかで完全な*M. genitalium*や*Mycoplasma mycoides*の人工ゲノムを構築する実験も報告されている[35,36]．さらに，この合成ゲノムDNAを*Mycoplasma capricolum*に"ゲノム移植（genome transplantation）"して，合成したゲノムDNAによって増殖するようになった人工細菌が作られている[36]．このような研究分野は今後の進展と応用が期待されている．

以下に，マイコプラズマの遺伝子操作法の例として，Tn*4001*による*M. pneumoniae*の形質転換の実験例を記す．この実験例の場合，大腸菌を宿主とする実験はP1レベル，*M. pneumoniae*を宿主とする実験ではP2レベルの遺伝子組換え実験施設で作業を行う必要がある．また，組換えDNA実験の機関承認実験申請を行う必要がある．

1．実験例1

*M. pneumoniae*に遺伝子導入を行うためのTn*4001*ベクターの作製．
1）使用する試薬，器具類
・LB培地

- LB寒天培地*1
- 大腸菌K-12株，DH5α株など
- pISM2062プラスミド（Tn*4001*modベクター）*2
- M. pneumoniaeに導入する任意の遺伝子のクローン（プラスミド，PCR産物など）
- 制限酵素（*Bam*HI，*Sma*I）
- DNA ligase
- プラスミド抽出用試薬（QIAGEN QIAprep Spin Miniprep Kitなど）
- アンピシリン（1,000×ストック溶液50mg/mL）
- アガロースゲル電気泳動装置，試薬一式

2）方法

① 大腸菌で増やした1～5μgのpISM2062プラスミド（図1）を制限酵素*Sma*Iか*Bam*HI，あるいは両方で切断する．完全にプラスミドが切断されているか，一部をアガロースゲル電気泳動で分析して確認する．

② pISM2062の*Sma*I，*Bam*HIサイトに組み込める形に，M. pneumoniaeに導入する遺伝子クローンのDNAをPCRや制限酵素によって加工する．M. pneumoniaeで発現させるためには，遺伝子に適当なプロモーター配列を連結する*3．

③ ①と②のDNAを混合し，適当な条件でDNA ligaseで連結する．これを大腸菌のコンピテントセルに加え，50μg/mLのアンピシリンが入ったLB寒天培地上で選択培養する．

④ 出現したコロニーを複数個拾い，50μg/mLのアンピシリン入りのLB培地で培養後，プラスミドを抽出し，アガロースゲル電気泳動で分析する．目的どおりの構造のプラスミドができているかをDNAシークエンシングなどで確認し，選別する．

⑤ 目的どおりのプラスミドが作製できていたら，大腸菌で増やし，必要量のプラスミドを抽出する．

⑥ プラスミドをM. pneumoniaeの形質転換に使用する．

2．実験例2

Tn*4001*ベクターによるM. pneumoniaeの形質転換．

1）使用する試薬，器具類
- PPLO培地*4
- PPLO寒天培地*5
- 75cm²の組織培養用プラスチックフラスコ（コーニング，岩城硝子など）
- ゲンタマイシン（1,000×ストック溶液18mg/mL，力価）
- クロラムフェニコール（1,000×ストック溶液15mg/mL，エタノールに溶解）
- EP buffer（8mmol/L HEPES，272mmol/Lスクロース，pH7.4）
- セルスクレイパー（TPP99003など）
- 遠心チューブ
- エレクトロポレーション装置（Bio-Rad Gene Pulser Xcell™エレクトロポレーションシステム）
- エレクトロポレーションキュベット（Bio-Rad 磁極間隔0.2cm）
- スプレッダー
- M. pneumoniae株（M129株ATCC29342など）
- 実験例1で作製したTn*4001*ベクターDNA（またはpISM2062，pKV104，その他）*6
- 滅菌済み80%グリセロール

2）方法

① M. pneumoniaeのストックを3～5mLのPPLO培地で前培養する．

---

*1：LB寒天培地には，終濃度50μg/mLのアンピシリンを加える．

*2：pISM2062は文献37）に記載されている．pISM2062の構造の概略を図1に示した．

*3：Tn*4001*の配列内にはプロモーター活性を有する配列が存在し，*Sma*I，*Bam*HI部位に挿入された遺伝子断片は，M. pneumoniaeの細胞内でも転写される．しかし，確実に発現させるには，適当なプロモーター配列を連結するのがよい．M. pneumoniaeでは*tuf*遺伝子のプロモーターが使われている例がある[18]．

*4：フェノールレッドを加えたPPLO培地の方が，色調変化で培養の状態がわかりやすい．

*5：PPLO寒天培地には，形質転換体を選択するために薬剤を加える．選択マーカーとしてゲンタマイシンを使用する場合は終濃度が18μg/mL（力価），クロラムフェニコールを使用する場合は15μg/mLになるように加える．

*6：pKV104は文献16）に記載されている．pKV104はpISM2062のゲンタマイシン耐性遺伝子（Gm^R）をクロラムフェニコール耐性遺伝子（Cm^R）に置き換えた構造になっている．

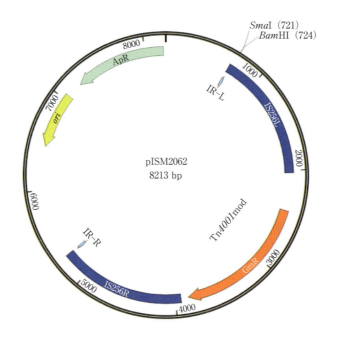

図1　pISM2062の構造

pISM2062は大腸菌のColE1系のプラスミド〔pBluescript KS（-）〕にTn*4001*を組み込んだものである[37]．Tn*4001*の片方の末端部IR-Lに近い部分に*Sma*Iと*Bam*HIで切断される部位が作られており，この部位に任意の遺伝子を組み込める．このTn*4001*のことをTn*4001*modと呼ぶこともある．pISM2062を*M. pneumoniae*の細胞に入れると，IR-LからIR-RまでのTn*4001*部分が染色体にランダムに挿入され，*M. pneumoniae*にゲンタマイシン耐性が付与される．pISM2062は*M. pneumoniae*の細胞内では複製しないので，プラスミドとしては維持されない

ori：ColE1複製起点，ApR：アンピシリン耐性遺伝子，IS256：挿入配列（IS），GmR：ゲンタマイシン耐性遺伝子，IR-L，IR-R：Tn*4001*の末端の逆方向繰り返し配列（inverted repeat）

② 増殖した前培養菌液1～2 mLを100mLのPPLO培地が入った75cm^{2}の組織培養用プラスチックフラスコに植菌し，フラスコを横にして37℃で培養する．

③ 培養2～5日程度で，菌が十分増殖したら，PPLO培地を捨てる*7．

④ 培養フラスコに，氷上で冷やしたEP bufferを20mL加え，容器内を洗った後，EP bufferを捨てる．この操作をもう一度繰り返す．

⑤ 培養フラスコにEP bufferを5mL加え，培養フラスコの側面（培養時に底にした面）に付着した*M. pneumoniae*をスクレイパーでかき取り，菌を懸濁する*8．

⑥ *M. pneumoniae*の懸濁液を15mLの遠心チューブに集め，これをエレクトロポレーション用のコンピテントセルとする*9．

⑦ コンピテントセルを1.5mLの遠心チューブに0.1mLずつ必要な数だけ分注し，氷上に置く*10．

⑧ コンピテントセルに実験例1で作製したTn*4001*ベクターのDNAを0.5～5μg加え（液量で1～10μL程度），軽くボルテックスし，氷上に数分置く．コントロールとしてDNAを加えないコンピテントセルのチューブも1本とっておく．

⑨ コンピテントセルを，氷上で冷やしたエレクトロポレーションキュベットに移す．

⑩ キュベットをエレクトロポレーション装置にセ

*7：フェノールレッドの色がオレンジに変色し，フラスコの培養底面に十分な菌の増殖が認められる時点．
*8：培養条件や菌株にもよるが，この時点で*M. pneumoniae*の菌数は10^8～10^{9}CFU/mLくらいになる．
*9：菌懸濁液にフェノールレッドの色がかなり残っている場合は，一度菌を遠心（20,000×g, 15分程度）で落とし，新たなEP bufferに再懸濁する．
*10：残ったコンピテントセルは，滅菌したグリセロールを終濃度10％になるように加え，-80℃で冷凍保存すれば再度使用できる．

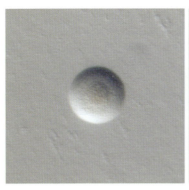 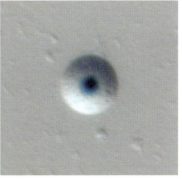

図2 大腸菌のβ-ガラクトシダーゼ（β-gal）の遺伝子（*lacZ*）をTn*4001*ベクターに組み込み発現させた*M. pneumoniae*のコロニー

形質転換体はX-galを含むPPLO寒天培地上で青色を呈する（右）. 野生型の*M. pneumoniae*にはβ-gal活性がないので, X-galの分解は起こらず, コロニーは青くならない（左）

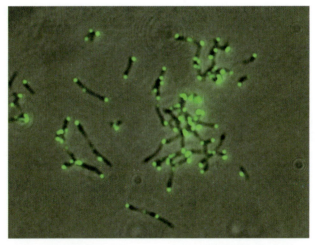

図3 蛍光顕微鏡による*M. pneumoniae*形質転換体の観察

この形質転換体では蛍光タンパク質EYFPの遺伝子（*eyfp*）と*M. pneumoniae*のHMW1タンパク質の遺伝子（MPN447）を連結して（*eyfp*-MPN447）発現させている. HMW1は*M. pneumoniae*の接着器官を構成するタンパク質であり, EYFPの蛍光もHMW1が存在する部位に局在してみえる

ットし, 2.5kV, 100Ω, 25μFの条件で通電する[*11].

⑪ 通電後, 速やかに, コンピテントセルに氷冷したPPLO液体培地を1mL加えて混ぜる[*12].

⑫ 37℃で2時間保温する.

⑬ 保温後, 菌液を0.1～0.15mL程度, 薬剤を含むPPLO寒天培地にまき, スプレッダーで広げる. 培地表面の液体がほぼなくなったら, 37℃で培

[*11]: ここに記載したのは*M. pneumoniae*の場合の電気パルスの条件であり, 他の菌種では, このままでは形質転換効率がよくないこともある. その場合, 条件検討が必要になる. 例えば, 最近報告された*M. mobile*の形質転換の場合は, 2.5kV, 800Ω, 25μFの条件で成功している[20].

[*12]: エレクトロポレーションキュベットに直接, PPLO培地を1mL加えても, 細いピペットチップでキュベットから取り出して別のチューブに移してもよい. 後者の場合, あらかじめ1.5mL遠心チューブに1mLのPPLO培地を入れて, 氷上に置いておくと, 素早く作業できる.

養する．培養期間中，寒天培地を乾燥させないように注意する．

⑭ 約1〜2週間で，*M. pneumoniae*の形質転換体のコロニーがPPLO寒天培地上に出現する．DNAを加えなかったコントロールでは，コロニーが出現していないことを確認する．

⑮ 形質転換体のコロニーを拾い，培養し，目的ごとに解析を行う．

　実験例1と2と同様な方法で作製された2つの*M. pneumoniae*形質転換体について，その特徴を示すコロニー観察像（図2）と蛍光顕微鏡観察像（図3）を示した．

　本項では，マイコプラズマの遺伝子操作法の実際として，筆者が行っている*M. pneumoniae*の形質転換の実験例を記載した．プラスミドを使用する実験，他のマイコプラズマ種の実験法については，表1に示した報告文献などを参考にしていただきたい．

文　献

1) Breton M ら：BMC Microbiol 12：257, 2012. doi：10.1186/1471-2180-12-257. PMID：23145790.
2) Harasawa R ら：Yale J Biol Med 56：783-788, 1983. PMID：6679154.
3) Lee SW ら：Microbiology 154：2571-2580, 2008. Doi：10.1099/mic.0.2008/019208-0. PMID：18757791.
4) Shahid MA ら：J Microbiol Methods 103：70-76, 2014. Doi：10.1016/j.mimet.2014.05.014. PMID：24880130.
5) Cordova CM ら：J Bacteriol 184：5426-5435, 2002. PMID：12218031.
6) Chopra-Dewasthaly R ら：FEMS Microbiol Lett 253：89-94, 2005. PMID：16213670.
7) Nieszner I ら：PloS One 8：e81481, 2013. Doi：10.1371/journal.pone.0081481. PMID：24278444.
8) Lartigue C ら：Plasmid 48：149-159, 2002. PMID：12383732.
9) Dybvig K ら：Plasmid 20：33-41, 1988. PMID：2853878.
10) Mahairas GG ら：Plasmid 21：43-47, 1989. PMID：2543007.
11) Hedreyda CT ら：Plasmid 30：170-175, 1993. PMID：8234492.
12) Cao J ら：J Bacteriol 176：4459-4462, 1994. PMID：8021232.
13) Hasselbring BM ら：J Bacteriol 188：6335-6345, 2006. PMID：16923901.
14) Halbedel S ら：Int J Med Microbiol 297：37-44, 2007. PMID：17223385.
15) Hutchison CA ら：Science 286：2165-2169, 1999. PMID：10591650.
16) Hahn TW ら：Plasmid 41：120-124, 1999. PMID：10087215.
17) Dybvig K ら：J Bacteriol 182：4343-4347, 2000. PMID：10894746.
18) Kenri T ら：J Bacteriol 186：6944-6955, 2004. PMID：15466048.
19) Chen H ら：Sci China Life Sci 53：1340-1345, 2010. Doi：10.1007/s11427-010-4082-5. PMID：21046326.
20) Tulum I ら：J Bacteriol 196：1815-1824, 2014. Doi：10.1128/JB.01418-13. PMID：24509320.
21) Cole RM ら：J Bacteriol 115：367-384, 1973. PMID：4123916.
22) Tu AH ら：J Infect Dis 186：432-435, 2002. PMID：12134243.
23) Clapper B ら：J Bacteriol 186：5715-5720, 2004. PMID：15317776.
24) Clapper B ら：Infect Immun 72：7322-7325, 2004. PMID：15557660.
25) Roske K ら：Mol Microbiol 52：1703-1720, 2004. PMID：15186419.
26) Washburn LR ら：Plasmid 52：31-47, 2004. PMID：15212890.
27) Calcutt MJ ら：J Bacteriol 184：6929-6941, 2002. PMID：12446643.
28) Dhandayuthapani S ら：Proc Natl Acad Sci U S A 96：5227-5232, 1999. PMID：10220448.
29) Burgos R ら：J Bacteriol 189：7014-7023, 2007. PMID：17675381.
30) Krishnakumar R ら：Appl Environ Microbiol 76：5297-5299, 2010. Doi：10.1128/AEM.00024-10. PMID：20543037.
31) Breton M ら：Microbiology 156：198-205, 2010. Doi：10.1099/mic.0.034074-0. PMID：19797362.
32) Benders GA ら：Nucleic Acids Res 38：2558-2569, 2010. Doi：10.1093/nar/gkq119. PMID：20211840.
33) Karas BJ ら：Nat Protoc 9：743-750, 2014. Doi：10.1038/nprot.2014.045. PMID：24603933.
34) Karas BJ ら：ACS Synth Biol 1：22-28, 2012. Doi：10.1021/sb200013j. PMID：23651007.
35) Gibson Dg ら：Science 319：1215-1220, 2008. Doi：10.1126/science.1151721. PMID：18218864.
36) Lartigue C ら：Science 325：1693-1696, 2009. Doi：10.1126/science.1173759. PMID：19696314.
37) Knudtson KL ら：Gene 137：217-222, 1993. PMID：8299950.
38) Dybvig K：Plasmid 21：155-160, 1989. PMID：2740454.
39) Jarhede TK ら：Microbiology 141：2071-2079, 1995. PMID：7496518.
40) Dybvig K ら：Science 235：1392-1394, 1987. PMID：

41) Dybvig K ら：Plasmid 28：262-266, 1992. PMID：1461941.
42) Chopra-Dewasthaly Rら：Int J Med Microbiol 294：447-453, 2005. PMID：15715173.
43) Chopra-Dewasthaly R ら：Mol Microbiol 67：1196-1210, 2008. Doi：10.1111/j.1365-2958.2007.06103.x. PMID：18248580.
44) Ruffin DC ら：Plasmid 44：191-195, 2000. PMID：10964629.
45) Whetzel PL ら：Plasmid 49：34-43, 2003. PMID：12583999.
46) Janis C ら：Appl Environ Microbiol 71：2888-2893, 2005. PMID：15932982.
47) King KW ら：Plasmid 31：308-311, 1994. PMID：8058824.
48) Reddy SPら：FEMS Immunol Med Microbiol 15：199-211, 1996. PMID：8908481.
49) Pich OQ ら：Mol Microbiol 60：1509-1519, 2006. PMID：16796684.
50) Pich OQら：Microbiology 154：3188-3198, 2008. Doi：10.1099/mic.0.2008/020636-0. PMID：18832324.
51) Pich OQ ら：PloS One 4：e7452, 2009. Doi：10.1371/journal.pone.0007452. PMID：19829712.
52) Martinez MA ら：BMC Microbiol 13：44, 2013. Doi：10.1186/1471-2180-13-44. PMID：23432936.
53) Burgos Rら：J Bacteriol 188：8627-8637, 2006. PMID：17028283.
54) Dhandayuthapani S ら：J Bacteriol 183：5645-5650, 2001. PMID：11544227.
55) Dhandayuthapani S ら：Arch Med Res 33：1-5, 2002. PMID：11825623.
56) Roberts MC ら：J Bacteriol 169：3836-3839, 1987. PMID：3038852.
57) Aleksandrova NM ら：Genetika 36：309-313, 2000. PMID：10779903.
58) Maglennon GA ら：Vet Res 44：63, 2013. Doi：10.1186/1297-9716-44-63. PMID：23895236.
59) Maglennon GA ら：Vet Res 44：124, 2013. Doi：10.1186/1297-9716-44-124. PMID：24359443.
60) Dybvig K ら：Plasmid 24：153-155, 1990. PMID：2096401.
61) King KW ら：Plasmid 26：108-115, 1991. PMID：1661012.
62) King KWら：Plasmid 28：86-91, 1992. PMID：1518915.
63) Whitley JC ら：J Bacteriol 171：6870-6872, 1989. PMID：2556378.
64) Allam ABら：PloS One 7：e51345, 2012. Doi：10.1371/journal.pone.0051345. PMID：23300541.
65) Allam ABら：Appl Environ Microbiol 76：6951-6954, 2010. Doi：10.1128/AEM.00056-10. PMID：20802067.
66) Teachman AM ら：J Bacteriol 184：947-951, 2002. PMID：11807054.
67) Mahairas GG ら：J Bacteriol 171：1775-1780, 1989. PMID：2539351.
68) Kent BNら：J Microbiol Methods 91：121-127, 2012. Doi：10.1016/j.mimet.2012.07.018. PMID：22968084.
69) Breton Mら：Microbiology 154：3232-3244, 2008. Doi：10.1099/mic.0.2008/019562-0. PMID：18832328.
70) Mouches Cら：J Bacteriol 156：952-955, 1983. PMID：6313631.
71) Mouches Cら：Ann Microbiol（Paris）135A：17-24, 1984. PMID：6712061.
72) Mouches C ら：Yale J Biol Med 56：723-727, 1983. PMID：6679153.
73) Foissac Xら：Plasmid 37：80-86, 1997. PMID：9073584.
74) Jacob Cら：J Bacteriol 179：4802-4810, 1997. PMID：9244268.
75) Renaudin J ら：J Bacteriol 177：2870-2877, 1995. PMID：7751299.

（見理　剛）

● 技術編 ●

6 *Mycoplasma pneumoniae*の遺伝子型別法

　現在，*Mycoplasma pneumoniae*の遺伝子型別ではMLVA（multiple-locus variable-number tandem repeat analysis）法，*p1*遺伝子型別法が主に行われている．

　MLVA法では*p1*遺伝子型別法と比べ，多くの型（約30）に分けられるので，菌株間の関連性をより詳細に解析することが可能となり，感染源・感染経路の特定に利用することができる．*p1*遺伝子型別法は*M. pneumoniae*独自の型別法である．抗原性に関与する*p1*遺伝子部位に基づくタイピングであり，分類できる型はこれまでに8型と少ないが，MLVA法とは異なり抗原性に関与する部位に基づき型別を行うため，肺炎マイコプラズマ肺炎流行と遺伝子型との関連性を考察できる．

A　MLVA法

　MLVA法はゲノム上のハウスキーピング遺伝子，構造遺伝子などに安定して存在する複数の反復配列の多型（VNTR）に基づき，これを指標としてタイピングする方法であり，簡便，迅速にタイピングが可能である．*M. pneumoniae*のMLVA法では5カ所のVNTR部位（Mpn1，Mpn13，Mpn14，Mpn15，Mpn16）を解析に使用し，2種類のmultiplex PCRで各VNTR部位を増幅した後，リピート数を解析する．その組み合わせによりMLVAタイプを決定する[1]．しかし，その後，Mpn1領域の安定性が十分ではないという報告があったため[2]，Mpn1を用いないMLVAタイプを併記する例[3]もある．現在MLVA法ではタイプの表記について注意が必要な状況にあるため，論文などで最新の情報を確認されたい．臨床検体から抽出したゲノムDNAを用いてMLVA法を行う際にはPCRをnested化して行うことがある．詳細は論文を参照されたい[4]．

1．試験法
① *M. pneumoniae*菌株よりゲノムDNAを抽出精製する．
② 2種類のmultiplex PCR，M1とM2を行う．
1）プライマー配列

primer name	sequence（5' to 3'）
Mpn1-F	GTTGAAGTTATGCCGGTAGC
Mpn1-R	HEX-CGCGATAGAAGGCATACTGC
Mpn13-F	GACCAGCATTAGATTGCTATG
Mpn13-R	NED-AACAAATTAAGCAGCTCACG
Mpn14-F	CTCAGGGCGAAACCTTAAAG
Mpn14-R	6-FAM-GCAATGGCTTTCAGCACAAC
Mpn15-F	HEX-CAACAGCACCACATCTTTAG
Mpn15-R	GCTAATCTTGCAAACGCTGC
Mpn16-F	NED-GACGCGTTCGCTAAAAGAG
Mpn16-R	CAGGCTCAACCAAATAATGG

　プライマーはペアの一方の5末端を蛍光ラベルする．本法ではHEX（4, 4, 7, 2', 4', 5', 7'-hexachloro-6-carboxy-fluorescein），6-FAM（6-carboxy-fluorescein），NED（2'-chloro-5'-fluoro-7', 8'-fused phenyl-1, 4-dichloro-6-carboxyfluorescein）の3種類を用いる．

2）Multiplex PCR反応液組成
　M1で使用するプライマー：Mpn1-F, R, Mpn14-F, R, Mpn16-F, R
　M2で使用するプライマー：Mpn13-F, R, Mpn15-F, R

プライマー（10μM）	0.5μLずつ
Qiagen 2X HotStar *Taq* master mix	12.5μL
鋳型DNA	1μL

滅菌蒸留水を加えて25μLとする

表1 これまでに報告されているp1遺伝子型

p1遺伝子型	該当する塩基配列を含むGenBank Acesession No.	備考
subtype 1	NC000912	M129株の全ゲノム配列
subtype 2	CP002077	FH株の全ゲノム配列
variant 2a	AP012303	309株の全ゲノム配列
variant 2b	AB691539, AB691540, AB678699	T-103, Y-135, Y-169株のp1遺伝子
variant 2c	JN048895	P54株のp1遺伝子（B部位が変化）
variant 2c（MpP053）	JN048894	P53株のp1遺伝子（A, B部位が変化）
variant 1（Mp4817）	AF290000	Mp4817株のp1遺伝子
variant 2（Mp3896）	EF656612	Mp3896株のp1遺伝子

（国立感染症研究所　見理　剛）

3）反応条件

M1, M2とも下記のとおりである。

95℃	1分	
95℃	1分	
60℃	1分	25サイクル
72℃	1分	
72℃	10分	

③ ローディングサンプルの調製

反応液を蒸留水で50倍希釈し，以下のとおり混合する．

希釈したPCR産物	1μL
GeneScanRox 500 size standard（Applied Biosystems）	0.5μL
Hi-Di Formamide（Applied Biosystems）	10μL
計	11.5μL

95℃で5分加熱後，氷冷する．

Opitical 96-well reaction plate（Applied Biosystems）に移し，シールをして遠心する．

④ 解析

DNAシークエンサー〔ABI3130 genetic analyzer（Applied Biosystems）〕で解析を行い，フラグメント解析ソフトウェア〔GeneMapper software（ver4.0）（Applied Biosystems）〕でVNTRのリピート数の計算を行う．得られたVNTRのリピート数データはBionumerics（ver5.0）（Applied Maths）ソフトウェアで解析を行い，MST（minimum-spanning tree）を作成し，MLVAタイプを決定する．

B　p1遺伝子型別法

M. pneumoniaeはsubtype 1（I型菌）とsubtype 2（II型菌）の2つの型に大きく分類できる．Subtype 1とsubtype 2ではp1遺伝子（P1タンパク質の遺伝子）に異なる塩基配列が存在し，この違いに基づいて型別を行う[5,6]．現在までに報告されているp1遺伝子型はsubtype 1, variant 1（Mp4817），subtype 2, variant 2a, variant 2b, variant 2c, variant 2c（MpP053），variant 2（MP3896）である（表1）．Subtype 1とsubtype 2の病原性の違いや流行との関連はよくわかっていないが，過去の分離菌の型別調査では数年から10年程度の間隔でsubtype 1とsubtype 2は，交互に出現を繰り返していた[7]．近年では2011～12年に肺炎マイコプラズマ肺炎の大きな流行があり，この流行時にはsubtype 1の増加が観察された[8]．

1. M. pneumoniaeのp1遺伝子型別法の手法

本法はPCR-RFLP法による．遺伝子型によって塩基配列が異なるp1遺伝子のRepMP2/3領域とRepMP4領域をPCRで増幅し，配列の違いを制限酵素の切断パターンで区別する．どちらの部位の分析でもsubtype 1とsubtype 2は型別できる．ただし，近年ではsubtype 1, subtype 2以外の型が検出されることも多い．このような型はRepMP4とRepMP2/3領域の両方を分析しないと区別できない場合がある．この方法を用いるときには陽性対照としてsubtype 1, subtype 2のゲノムDNAを準備し，陰性対照もおく必要がある．

1）プライマー配列

RepMP4 領域用

ADH1：CTGCCTTGTCCAAGTCCACT
ADH2：AACCTTGTCGGGAAGAGCTG

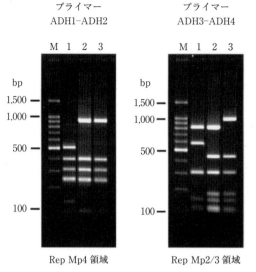

図1　PCR-RFLP法　解析結果例

RepMP2/3 領域用
ADH3：CGAGTTTGCTGCTAACGAGT
ADH4：CTTGACTGATACCTGTGCGG
2）PCR 反応条件

94℃	10分	
94℃	1分	
55℃	1分	30サイクル
72℃	2分30秒	
72℃	10分	

　*M. pneumoniae*分離株のDNAを鋳型として上記の条件でPCRを行う．いずれの場合も約2.5kbのPCR産物が得られる．このPCR産物を制限酵素*Hae*IIIで処理した後，2%アガロースゲル電気泳動で分析し，泳動パターンを比較して型別を行う（図1）．

　図1は，PCR-RFLP法の分析結果例でレーン1がsubtype 1，レーン2がsubtype 2である．RepMp2/3領域のレーン3のように，subtype 1, subtype 2とはRFLPパターンが異なる株もみつかる（ここではvariant 2a）．塩基配列から予想されるそれぞれの型のRFLPパターンについては図2に示す．

　使用する鋳型が臨床検体由来でDNA濃度が薄いときにはnested PCRを行った後に*Hae*IIIで切断する．

2. Nested PCRによって高検出感度化した*M. pneumoniae*の遺伝子型別法

　臨床検体由来のDNAを鋳型として用いる際，検体中のDNA量が少ない場合など，PCR反応による増幅ができない場合がある．このような場合には，PCR-RFLP法をnested化した方法を用いて*M. pneumoniae*の検出と型別の両方を行うことができる．

① 1st PCR反応

　1st PCRでは前述のADH1とADH4プライマーを用い，*p1*遺伝子のほぼ全体を増幅する．

1）1st PCRプライマー
ADH1：CTGCCTTGTCCAAGTCCACT
ADH4：CTTGACTGATACCTGTGCGG

2）PCR反応液組成（1st PCR）

鋳型DNA	5μL
プライマーF（10pmol/μL）	2μL
プライマーR（10pmol/μL）	2μL
EX Taq DNA ポリメラーゼ premix	25μL
滅菌精製水	16μL
計	50μL

3）1st PCR反応条件

98℃	10秒	
98℃	10秒	
65℃	30秒	30サイクル
72℃	4分	
72℃	10分	

6 *Mycoplasma pneumoniae*の遺伝子型別法

プライマーADH1-2による分析   プライマーADH3-4による分析

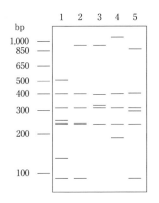
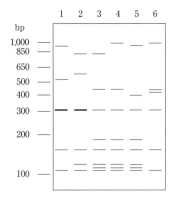

	1	2	3	4	5
	Subtype 1, variant 1 (Mp4817)	Subtype 2, variant 2a, 2b	variant 2c	variant 2c (MpP053)	variant 2 (Mp3896)
	510	939	939	1081	879
	400	399	396	402	405
	313	313	328	313	313
	253	240	313	234	297
	240	234	234	186	234
	235	91	17	17	91
	130	17			17
	91				
	31				
	17				

	1	2	3	4	5	6
	Variant 1 (Mp4817)株	Subtype 1	Subtype 2	Variant 2a, 2c, 2c (MpP053)	Variant 2b	Variant 2 (Mp3896)
	939	824	824	989	945	989
	523	579	440	440	399	440
	310	310	310	310	310	420
	305	305	183	183	183	310
	153	153	153	153	153	153
	107	119	119	119	119	107
	56	107	119	112	112	39
	41	55	112	107	107	31
	31	31	107	39	56	10
	15	10	55	31	41	8
	10	8	39	10	39	
	8		31	8	31	
			10		10	
			8		8	

単位 bp

図2　*p1*遺伝子の塩基配列より予想されるRFLPパターン模式図

上はADH1-2またはADH3-4のプライマーセットで増幅したPCR産物を制限酵素*Hae*Ⅲで切断し，2％アガロースゲル電気泳動で分析した場合の，各菌型の泳動パターンの模式図（90bp以下のサイズのバンドは省略した）
下は出現するバンドの理論的なサイズ
（国立感染症研究所　見理　剛）

　*M. pneumoniae*分離株または臨床検体由来のゲノムDNAを鋳型とした場合，約4kbのPCR産物が得られる．増幅産物は0.8％アガロースゲル電気泳動で確認するが，鋳型の量が少ないと1st PCRではバンドが確認できないこともある．
② 2nd PCR反応
　1st PCR産物を鋳型とし，RepMP4領域とRepMP2/3領域を増幅する2組のPCRを行う．1st PCRのPCR産物濃度が濃い場合には，適宜希釈して鋳型として使用する．
1）2nd PCRプライマー
RepMP4領域用プライマーセット
ADH1a：AAGTCCACTTGGATTCTCATCCTCACCGCC
ADH2a：GGAAGAGCTGCTAACAATTCCGGATTGAGA

RepMP2/3領域用プライマーセット
ADH3a：GCTAACGAGTACGAGCGCTTTAACCAGAAG
ADH4a：ACCTGTGCGGTTAATGATTTCCTTAAAGACA
2）2nd PCR反応液組成

鋳型DNA	1 μL
プライマーF（10pmol/μL）	2 μL
プライマーR（10pmol/μL）	2 μL
EX Taq DNA ポリメラーゼ premix	25 μL
滅菌精製水	20 μL
計	50 μL

3) 2nd PCR反応条件

98℃	10秒	
98℃	10秒	
65℃	30秒	18サイクル
72℃	2分	
72℃	10分	

上記の条件でPCRを行うと，それぞれ約2.5kbのPCR産物が得られる．0.8%アガロースゲルでPCR産物2μLを電気泳動し結果を確認する．

このnested PCR法を検出法として用いる場合は，ここで*M. pneumoniae*に特異的なバンドが確認できたものを陽性とする．

③ *Hae*Ⅲを用いたRFLP型別

2nd PCR産物（RepMP4，RepMP2/3領域それぞれ）を*Hae*Ⅲで消化し，断片を2%アガロースゲルで電気泳動する．結果は前出の図1の型別結果の写真と同様になる（厳密にはnested PCR-RFLP法では用いているプライマー部位が原法のPCR-RFLP法の位置と少し異なるため，図2のサイズとは，バンドのサイズがわずかに異なっているが，この差は電気泳動では区別できない）．

文献

1) Degrange Sら：J Clin Microbiol 47：914-923, 2009. Doi：10.1128/JCM.01935-08. PMID：19204097.
2) Benitez AJら：J Clin Microbiol 50：3620-3626, 2012. Doi：10.1128/JCM.01755-12. PMID：22952264.
3) Sun Hら：PLOS One 8：e64607, 2013. Doi：10.1371/journal.pone.0064607. PMID：23737989.
4) Dumke Rら：J Microbiol Methods 86：393-396, 2011. Doi：10.1016/j.mimet.2011.06.008. PMID：21704086.
5) Kenri Tら：Infect Immun 67：4557-4562, 1999. PMID：10456900.
6) Dorigo-Zetsma JWら：Infect Immun 69：5612-5618, 2001. PMID：11500436.
7) Kenri Tら：J Med Microbiol 57：469-475, 2008. Doi：10.1099/jmm.0.47634-0. PMID：18349367.
8) Horino Aら：IASR 33：264-265, 2012.

（堀野敦子）

● 技 術 編 ●

7 動物マイコプラズマの培養法

A 検体材料からのマイコプラズマ分離

1. 動物マイコプラズマ検査に用いられる検体

①呼吸器からの分泌液と拭い液，②口腔と咽頭部の分泌液と拭い液，③子宮，腟，泌尿生殖器の分泌液と拭い液，④眼，耳粘膜の分泌液と拭い液，⑤血液，⑥関節腔液，⑦脳脊髄液，⑧乳汁，⑨各臓器，⑩流産胎子などがある[1]．

採取した検体は速やかに適当な培地に接種することが推奨される．培地接種までに時間を要する場合は，48時間以内なら検体を冷蔵保存する．接種までに数日以上保存しなければならない場合は，⑤，⑧，⑨はそのまま，その他の粘液性材料は検体の5倍量以上の抗菌薬無添加のマイコプラズマ培地を加え，1mL程度に小分注して−80℃以下に凍結保存する．

2. 検体材料の処理と培地への接種

スワブを含む液状の材料は，抗菌物質を含まないBHL液体培地で10〜20倍に希釈する．臓器やリンパ節のような固形材料は，眼科鋏などで1〜2mm角に細切した後，10倍量のBHL液体培地を加えストマッカー処理する．ウイルス分離の目的で実施されるガラスホモジナイザーを用いた乳剤化は不適である．特に検体からPCRでマイコプラズマ遺伝子を直接検出するような場合，ガラスホモジナイザー処理材料の検出感度は著しく低下する．

肺病変部以外の②，⑤，⑥，⑦，⑩は夾雑菌がほとんどないので，BHL液体培地希釈材料を寒天平板に塗抹するとともに，1系列6〜8本の液体培地に10倍階段希釈培養する．これら以外のBHL液体培地希釈材料は，多種多数の常在細菌類が夾雑しているので，事前に孔径0.45μmのフィルターで除菌処理してから培地接種を行うとよい．寒天平板はそれぞれ5〜10%炭酸ガス培養と嫌気培養を行う．液体培地は好気および嫌気で培養する．温血動物由来マイコプラズマの培養温度は通常35〜37℃で行う．爬虫類および魚類由来のそれは37℃で発育不能の菌種があり，必ず25℃での培養も実施する[2,3]．階段希釈培養した液体培地はおおよそのタイトレーションと増菌培養を兼ねているので，発育の状況を勘案しながら寒天平板に継代する．マイコプラズマの増殖が確認されなくとも，培養期間は少なくとも1ヵ月間は必要である．途中で盲継代ができればなおよい．

3. マイコプラズマのクローニング

直接培養あるいは増菌培養から継代して寒天平板に出現したコロニーについて，実体顕微鏡下で形態（コロニー径，ニップルの大きさ，コロニーの辺縁部の形など）の異同を観察する．それぞれ形態の異なるコロニーを18〜21ゲージの注射針で切り出し，液体培地に継代する．この行程を3回繰り返すことでクローニングによる株化が成立する[4]．

4. 初代分離で平板培地に発育しない菌種の培養とクローニング

*Mycoplasma hyopneumoniae*や，多くの*Mycoplasma dispar*株などいくつかの菌種は初代分離時に寒天培地に発育しない．また，初代分離時の液体培地にもほとんど発育が認められない．そこで人工培地の馴化を目的とし，盲継代を行う．ここでは*M. hyopneumoniae*の分離方法を述べる．

① 肺病変部の乳剤（ストマッカー処理したもの）上清を，孔径0.45μmのメンブランフィルターでろ過する．

② ろ過液0.3mLを小試験管に2.7mLずつ分注したBHL液体培地に8列（10^{-8}）まで10倍階段希釈し、ゴム栓をして37℃で10～14日間培養する．

③ 夾雑菌の繁殖の確認されない最低希釈倍率の小試験管の培地から0.3mLをとり、②と同様に階段希釈培養する．ただし、8列までは必要なく、4～6列でよい．

④ 3代ほど継代すると7日培養で2管目くらいまで、若干ながら色調変化が確認できるようになる．色調変化のみられた最大希釈倍数の管について継代を繰り返す．

⑤ 5日間培養で3管目まで明瞭な色調変化（黄橙色～黄色）が観察されるようになったら寒天平板でクローニングを行う．

[留意点]

ブタのマイコプラズマ肺炎部には*M. hyopneumoniae*以外に*Mycoplasma hyorhinis*や*Mycoplasma hyosynoviae*が混在することが多い．特に*M. hyorhinis*が*M. hyopneumoniae*の1/100以上ある場合、*M. hyopneumoniae*を分離することは困難である．初代分離の際、7日以内に数管にわたり濁度を伴わない黄色変化があった場合は*M. hyorhinis*の増殖が考えられる．無駄な継代と時間の浪費を避けるため、肺乳剤あるいは初代分離のBHL液体培地について両菌種に対する特異PCR（技術編8「動物マイコプラズマの同定法」208頁参照）を実施すると効果的である．また、ムチンPPLO（pleuropneumonia-like organism）寒天培地で、*M. hyorhinis*やその他のマイコプラズマの混在を確認することも大切である．

B　各動物由来マイコプラズマ菌種と培養適合培地，培養条件

表1に記載された培地の作製方法の詳細を，以下に記載した．

1．PPLO培地（変法Hayflickの培地）

[基礎培地]

- Difco PPLO broth　　　　　　　　　　　21g
- 蒸留水　　　　　　　　　　　　　　　800mL
- （Difco Agar Noble★　　　　　　　　　12g）

★：寒天培地の場合，加える．

[添加物]

- 非働化ウマ血清（ろ過滅菌済み）　　　　150mL
- 25%新鮮イーストエキス（ろ過滅菌済み）*1　50mL
- 5.0%酢酸タリウム液　　　　　　　　　　5mL
- ペニシリンGカリウム　　　　　　　　100万IU

① Difco PPLO brothを蒸留水に溶かし，121℃で15分間高圧蒸気滅菌する．寒天を加えたときはあらかじめ加熱溶解した後，滅菌する．寒天培地では，滅菌後50℃の恒温水槽に入れる．

② 50℃近辺まで加熱したウマ血清と新鮮イーストエキスを無菌的に加える．

③ ろ過滅菌または115℃で15分間高圧蒸気滅菌した酢酸タリウム液でペニシリンGカリウムを溶解して加える．100万IUの注射用ペニシリンGカリウムが使いやすい．

④ 平板作製の場合，泡立てないよう静かに撹拌した後，シャーレに分注する．

*1：25%新鮮イーストエキスの作製方法

① saf-instantドライイースト（S. I. Lesaffre，フランス），またはニッテンドライイースト（日本甜菜製糖）500gを1,500mLの蒸留水に加える．家庭用ミキサーを用い，蒸留水を撹拌しながらドライイーストを少しずつダマができないように入れていく．

② 溶解したイースト液を5L（3L以下の容量のものは不可．発酵途中の泡沫があふれるため）の三角フラスコに入れ，沸騰水中で湯浴する．5分ごとに撹拌し，30分間湯煎する．

③ 冷却後，6,500×g以上で20分間遠心し，上清を回収する．

④ 1mol/L NaOHでpH7.6に調整する．（注：③で回収される上清の量は概ね1,000mLで，pHは6.2前後である．1mol/L NaOHを25mL程度加えると目的のpHになる）

⑤ ザイツ型ろ過滅菌器NA900フィルター（アドバンテック）でろ過し，次いでディスポーザブル滅菌用フィルター（コーニング 1L Filter Systemなど）で，ろ過滅菌する．なお，少量であればNA900ろ過を行わなくても滅菌したメンブランフィルターでろ過滅菌可能である．

⑥ 適当な容器に50mLずつ分注し，−20℃に保存する．

⑦ 凍結したものを1本解凍し，イースト液が0.1%添加となるように普通寒天培地を作製し，*Actinobacillus pleuropneumoniae*株を塗抹する．37℃で20時間培養し，コロニーの発育を認めれば作製した新鮮イーストエキスは十分な活性がある．

7 動物マイコプラズマの培養法

表1 各動物由来マイコプラズマ菌種と培養用培地，培養条件

動物	マイコプラズマ菌種	培地	培養環境（寒天培地）	培養日数	主とする生息部位
ウシ	M. alkalescens	PPLO	5%炭酸ガス好気	2〜3	上部気道，腟
ウシ	M. alvi	牛胎児血清加ムチンPPLO	嫌気	15〜20	腟，結腸，糞便
ウシ	M. arginini	PPLO	好気	2〜3	上部気道，腟，包皮腔
ウシ	M. bovigenitalium	PPLO，変法Hayflick	5%炭酸ガス好気	3〜4	上部気道，腟，包皮腔
ウシ	M. bovirhinis	PPLO，変法Hayflick	5%炭酸ガス好気	2〜3	上部気道
ウシ	M. bovis	PPLO，変法Hayflick	5%炭酸ガス好気	2〜7	上部気道
ウシ	M. bovoculi	ムチンPPLO	5%炭酸ガス好気	3〜4	眼粘膜
ウシ	M. californicum	ムチンPPLO	5%炭酸ガス好気	3〜7	乳腺
ウシ	M. canadense	PPLO，変法Hayflick	好気	2〜4	上部気道，腟，包皮腔
ウシ	M. dispar	BHL	5%炭酸ガス好気	5〜10	上部気道
ウシ	M. mycoides subsp. mycoides	PPLO，変法Hayflick	5%炭酸ガス好気	2〜4	呼吸器全般（牛肺疫）
ウシ	M. verecundum	PPLO，変法Hayflick	5%炭酸ガス好気	2〜3	眼粘膜，腟，包皮腔
ウシ	M. leachii（M. sp. Group 7）	PPLO，変法Hayflick	5%炭酸ガス好気	2〜4	上部気道，腟，包皮腔
ウシ	Ureaplasma diversum	T培地	5%炭酸ガス好気	1〜2	上部気道，腟，包皮腔
ウシ	A. axanthum	ムチンPPLO	5%炭酸ガス好気	3〜4	上部気道
ウシ	A. laidlawii	PPLO，変法Hayflick	好気	2〜7	呼吸器，泌尿生殖器
ウシ	A. modicum	ムチンPPLO	5%炭酸ガス好気	2〜3	上部気道，腟，包皮腔
ヒツジ・ヤギ	M. agalactiae	ムチンPPLO	5%炭酸ガス好気	3〜5	乳腺，リンパ節，関節
ヒツジ・ヤギ	M. capricolum subsp. capricolum	PPLO	5%炭酸ガス好気	2〜3	呼吸器全般，結膜
ヒツジ・ヤギ	M. capricolum subsp. capripneumoniae	ムチンPPLO	5%炭酸ガス好気	5〜7	肺，気管支
ヒツジ・ヤギ	M. conjunctivae	PPLO	5%炭酸ガス好気	10〜14	結膜
ヤギ	M. mycoides subsp. capri	PPLO	5%炭酸ガス好気	1〜2	呼吸器全般
ヒツジ・ヤギ	M. ovipneumoniae	ムチンPPLO	5%炭酸ガス好気	5〜7	呼吸器全般，結膜
ヤギ	M. putrefaciens	ムチンPPLO	5%炭酸ガス好気	3〜4	乳腺，関節
ヒツジ・ヤギ	A. oculi	PPLO	5%炭酸ガス好気	5〜7	呼吸器全般，結膜
ブタ	M. flocculare	BHL	5%炭酸ガス好気	5〜7	上部気道
ブタ	M. hyopharyngis	ムチンPPLO	5%炭酸ガス好気	5〜7	咽喉頭部
ブタ	M. hyopneumoniae	BHL	5%炭酸ガス好気	5〜7	下部気道，肺
ブタ	M. hyorhinis	ムチンPPLO	5%炭酸ガス好気	2〜4	上部気道
ブタ	M. hyosynoviae	ムチンPPLO	5%炭酸ガス好気，嫌気	2〜3	上部気道
ブタ	M. sualvi	ムチンPPLO	嫌気	5〜10	小腸，泌尿生殖器
ウマ	M. equigenitalium	ムチンPPLO	5%炭酸ガス好気	3〜4	外陰部，上部気道
ウマ	M. equirhinis	ムチンPPLO	5%炭酸ガス好気	3〜4	上部気道
ウマ	M. fastidiosum	SP-4，ムチンPPLO	5%炭酸ガス好気	14〜	上部気道，咽頭部
ウマ	M. subdolum	ムチンPPLO	5%炭酸ガス好気	5〜7	外部生殖器，咽頭部
ニワトリ	M. gallinaceum	Frey，ムチンPPLO	5%炭酸ガス好気	2〜3	気管
ニワトリ	M. gallinarum	Frey，ムチンPPLO	5%炭酸ガス好気	2〜3	気管，生殖器
ニワトリ	M. gallisepticum	Frey，ムチンPPLO	5%炭酸ガス好気	3〜5	呼吸器，関節
ニワトリ	M. gallopavonis	Frey，ムチンPPLO	5%炭酸ガス好気	3〜5	気管
ニワトリ	M. glycophilum	Frey，ムチンPPLO	5%炭酸ガス好気	2〜3	呼吸器，卵管
ニワトリ	M. iners	Frey，ムチンPPLO	5%炭酸ガス好気	5〜7	呼吸器，生殖器
ニワトリ	M. iowae	Frey，ムチンPPLO	5%炭酸ガス好気	3〜5	呼吸器，生殖器
ニワトリ	M. lipofaciens	Frey，ムチンPPLO	5%炭酸ガス好気	2〜3	呼吸器
ニワトリ	M. pullorum	Frey，ムチンPPLO	5%炭酸ガス好気	2〜3	呼吸器
ニワトリ	M. synoviae	Frey	5%炭酸ガス好気	3〜5	呼吸器，関節
ナキウサギ	M. lagogenitalium	ムチンPPLO	5%炭酸ガス好気	3〜4	包皮腔
ハムスター	M. cricetuli	ムチンPPLO	5%炭酸ガス好気	3〜4	結膜，気道
モルモット	M. caviae	ムチンPPLO	5%炭酸ガス好気	3〜4	呼吸器，結膜，生殖器
モルモット	M. cavipharyngis	ムチンPPLO	5%炭酸ガス好気	5〜7	咽頭部，気道
マウス，ラット	M. collis	ムチンPPLO	5%炭酸ガス好気	5〜7	結膜，気道
マウス，ラット	M. pulmonis	PPLO	5%炭酸ガス好気	4〜6	呼吸器，関節
マウス	M. muris	ムチンPPLO	嫌気	7〜10	腟
マウス	M. neurolyticum	PPLO	5%炭酸ガス好気	3〜4	結膜，気道
ラット，マウス	M. arthritidis	PPLO	5%炭酸ガス好気	3〜4	中耳，気道
イヌ	M. spumans	PPLO	5%炭酸ガス好気	3〜4	上部気道，口腔，外耳道
イヌ	M. canis	PPLO	5%炭酸ガス好気	3〜4	上部気道，口腔，外耳道
イヌ	M. maculosum	PPLO	5%炭酸ガス好気	3〜4	上部気道，結膜，外陰部
イヌ	M. edwardii	PPLO	5%炭酸ガス好気	3〜4	上部気道，外陰部
イヌ	M. cynos	PPLO	好気	3〜4	上部気道，結膜，外陰部
イヌ	M. molare	PPLO	5%炭酸ガス好気	3〜4	気道，外陰部
イヌ	M. opalescens	ムチンPPLO	好気	4〜6	口腔，尿路
ネコ	M. gateae	PPLO	5%炭酸ガス好気	3〜4	上部気道，生殖器
ネコ	M.felis	PPLO	5%炭酸ガス好気	3〜4	上部気道，外陰部
ネコ	M. feliminutum	ムチンPPLO	5%炭酸ガス好気	14〜	咽喉頭部
イグアナ	M. iguanae	SP4	好気　30または37℃	3〜4	脊柱部の膿瘍
イグアナ	M. insons	SP4	5%炭酸ガス好気　30℃	4〜7	後鼻孔，気管
カメ	M. agassizii	SP4	5%炭酸ガス好気　30℃	10〜	口腔，眼粘膜，鼻腔
カメ	M. testidineum	SP4	好気　30℃	7〜14	上部気道
ワニ	M. alligatoris	ムチンPPLO	好気　30℃	2〜3	死亡個体の全身
ワニ	M. crocodyli	ムチンPPLO	5%炭酸ガス好気　37℃	3〜4	肺，関節

培地，培養日数は主に基準株での発育を参照している

2. ムチンPPLO培地
［基礎培地］
- Difco PPLO broth　　　　　　　　　　　21g
- ムチン（Sigma M1778またはM2378）　　5g
- 蒸留水　　　　　　　　　　　　　　800mL
- （Difco Agar Noble★　　　　　　　　　12g）

★：寒天培地の場合，加える．

［添加物］
- 非働化ウマ血清（ろ過滅菌済み）　　　150mL
- 25%新鮮イーストエキス（ろ過滅菌済み）50mL
- 5.0%酢酸タリウム液　　　　　　　　　5mL
- ペニシリンGカリウム　　　　　　　100万IU

① 2Lの三角フラスコでDifco PPLO broth 21gを800mLの蒸留水に溶かす．
② ①の溶液をスターラーで撹拌しながら，ダマができないようにムチン 5gを徐々に加える．室温でムチンのコロイド溶液となるまで撹拌を続ける（5〜30分間）．
③ 沸騰水中でおおよそ5分間隔で撹拌しながら30分間湯煎する．
④ 冷却後，ザイツ型ろ過滅菌器NA500フィルターでろ過する．ろ液はさらにNA900で再ろ過する．（注：上述容量の2〜3倍量を一度に作製する場合，加熱後の溶液を6,500×g以上で20分間遠心し，上清をNA900でろ過すると効率的である）
⑤ 寒天平板の場合はDifco Agar Noble 12gを加え，加熱溶解した後115℃で15分間高圧蒸気滅菌する．pHの調整はしない．この後の術式はPPLO培地の作製法と同じである．

3. 変法Hayflick培地
［基礎培地］
- Difco PPLO broth　　　　　　　　　　　21g
- ブドウ糖　　　　　　　　　　　　　　　5g
- L-アルギニン　　　　　　　　　　　　　2g
- 0.4%フェノールレッド液　　　　　　　5mL
- 蒸留水　　　　　　　　　　　　　　750mL
- （Difco Agar Noble★　　　　　　　　　12g）

★：寒天培地の場合，加える．

［添加物］
- 非働化ウマ血清（ろ過滅菌済み）　　　150mL
- 25%新鮮イーストエキス（ろ過滅菌済み）100mL
- 5.0%酢酸タリウム液　　　　　　　　　5mL
- ペニシリンGカリウム　　　　　　　　50万IU

① 基礎培地の各成分を750mLの蒸留水に溶かし，121℃で15分間高圧蒸気滅菌する．寒天を加えたときはあらかじめ加熱溶解した後，滅菌する．寒天培地では，滅菌後50℃の恒温水槽に入れる．
② 添加物を無菌的に加え，1mol/L NaOHで培地のフェノールレッドの色調を確認しながらpH7.0〜7.2に調整する．

4. BHL（Brucella Hank's Lactoalbumin）培地
［基礎培地］
- brucella broth（BD BBL 211088）　　　5.8g
- ラクトアルブミン水解物（和光549-00225）5g
- 塩類ストック液*2　　　　　　　　　　50mL
- 蒸留水　　　　　　　　　　　　　　700mL
- （アガロース★　　　　　　　　　　　10g）

★：寒天培地の場合，加える．

［添加物］
- 非働化ウマ血清（ろ過滅菌済み）　　　100mL
- 非働化ブタ血清（ろ過滅菌済み）　　　100mL
- 25%新鮮イーストエキス（ろ過滅菌済み）50mL
- アンピシリンナトリウム（1mg/mL）　　10mL

① 基礎培地の各成分を700mLの蒸留水に溶かし，115℃で15分間高圧蒸気滅菌する．アガロースを加えたときはあらかじめ加熱溶解した後，滅菌する．寒天培地では，滅菌後50℃の恒温水槽に入れる．
② 添加物を無菌的に加え，5%炭酸ナトリウム液で培地のフェノールレッドの色調を確認しながらpH7.6〜7.8に調整する．

*2：塩類ストック液組成：NaCl 80g，KCl 4.0g，$Na_2HPO_4 \cdot 12H_2O$ 1.2g，KH_2PO_4 0.6g，ブドウ糖20.0g，0.4%フェノールレッド液50.0mL，蒸留水で1,000mLにしたもの．115℃で15分間高圧蒸気滅菌して冷蔵保存する．

5. Frey培地

［基礎培地］
- mycoplasma broth base（Sigma F6799）　22.5g
- 蒸留水　1,000mL
- 0.4％フェノールレッド液　6mL
- （Difco Agar Noble★）　12g

★：寒天培地の場合，加える．

［添加物］
- 非働化ブタ血清（ろ過滅菌済み）　120mL
- 50％グルコース液　20mL
- 1％ β-NAD（酸化型）液（ろ過滅菌済み）　10mL
- 1％ L-システイン一塩酸塩（1水塩）液（滅菌済み）　10mL
- ［25％新鮮イーストエキス（ろ過滅菌済み）　10mL］
- 5.0％酢酸タリウム液　5mL
- ペニシリンGカリウム　100万IU

① 基礎培地の各成分を1,000mLの蒸留水に溶かし，121℃で15分間高圧蒸気滅菌する．寒天を加えたときはあらかじめ加熱溶解した後，滅菌する．寒天培地では，滅菌後50℃の恒温水槽に入れる．

② 無菌容器で1％ β-NAD（酸化型）液10mLと1％ L-システイン一塩酸塩（1水塩）液10mLを混合し，数分間放置した後，加える．（注：システインは酸化型 β-NADの還元剤となり，β-NADは還元される．大半のマイコプラズマ菌種は酸化型 β-NADを還元して使えるが，*M. synoviae*などは還元型を必要とする．還元型 β-NAD液を添加する場合，システインは不必要である．還元型 β-NADは酸化型のものより2倍ほど値段が高い）

③ 残りの添加物を無菌的に加える（②を最後に加えてもよい）．

文献

1) Roger Milesら：Mycoplasma protocols（in Methods in Molecular Biology Vol. 104），p37-51, Humana Press, NJ, 1998.
2) Brown DRら：Int J Syst Evol Microbiol 51：419-424, 2001. PMID：11321088.
3) Brown MBら：Int J Syst Evol Microbiol 51：413-418, 2001. PMID：11321087.
4) 尾形 學ら：マイコプラズマとその実験法, p370-371, 近代出版, 東京, 1988.

（小林秀樹）

●技術編●

8 動物マイコプラズマの同定法

マイコプラズマは真性細菌の1つであり，菌種同定には分類学的特徴を遡る形で，染色性，培養性状，形態，生化学的特性を決定づけることになる．しかしながら，マイコプラズマの培養性状はともかく，染色性や形態は菌種間の類似性が高く，また酵素活性に乏しいため，限られた生化学的性状検査しか実施できない．このような背景において，マイコプラズマ菌種の分類に大きな役割を果たしているのが血清学的特異性である．すなわち，個々のマイコプラズマ菌種はそれぞれ特異血清型を有する，いいかえれば，1菌種1血清型ということである．新菌種の提唱も，既知菌種との血清学的交差性のないことを確認することが必要十分条件となっている[1]．

一方，近年の分子生物学的進歩から，各種リボソームRNA遺伝子，菌種特異遺伝子，場合によっては全ゲノム遺伝子の比較により同定が可能となっている．ただし，ゲノム解析だけで新菌種の提唱をすることは今のところ認められておらず，ゲノム情報から得られた近縁菌種との血清学的試験を行う必要がある[2]．

本項では，動物由来マイコプラズマの同定に最小限必要な検査を中心に記述する．

A 生化学的性状検査

1. ステロール要求性試験[3]

マイコプラズマとアコレプラズマを区別する検査である．直接法[4]と間接法[5]があり，分離株の同定には間接法の1つであるジギトニン感受性試験を用いる．ジギトニンはコレステロールの拮抗物質であり，ステロール要求性のマイコプラズマ属菌種は発育抑制を受けるが，非要求性のアコレプラズマ属は発育抑制を受けない．

ウシやヤギの結膜，鼻汁，乳汁から分離される*Mollicutes*のなかには比較的アコレプラズマのコンタミが多く，初動段階でこれをマイコプラズマと思い込むと同定が難航する．アコレプラズマは，ブタ材料や肺炎部分からはあまり分離されないが，簡単な試験なので，マイコプラズマ同定検査の1つとして実施してほしい．

2. グルコース分解性試験[3]

概ね動物由来マイコプラズマの半数がグルコース分解性を有する．また，次に述べるアルギニン水解性試験の成績，コロニー形態ならびに由来動物種の情報を加味すると，おおよその菌種が推定可能である．また，グルコース分解性あるいはアルギニン水解性を有するマイコプラズマは，代謝阻止試験や薬剤感受性試験における発育指標となるのできわめて重要な試験である．

本試験には，分離株が発育可能な培地，例えばPPLO（pleuropneumonia-like organism）あるいはムチンPPLO液体培地にグルコース0.5％，0.4％フェノールレッド液を最終濃度で0.002％（小試験管使用時）あるいは0.004％（マイクロプレート使用時）を添加したものを用いる．1mol/L NaOHでpH7.6～7.8に調整する．

3. アルギニン水解性試験[3]

動物由来マイコプラズマ菌種のうち，アルギニン水解性能を有するものは3割程度である．グルコース分解性と同様に重要な試験であり，通常，グルコース分解性試験と同時に行う．菌種によっては，アルギニン水解性とグルコース分解性能の両方を保有するので，1つの反応系に両基質を加えて検査を行

わない．

本試験には，分離株が発育可能な培地，例えばPPLOあるいはムチンPPLO液体培地に5% L-アルギニン液を最終濃度で0.2%，0.4%フェノールレッド液を最終濃度で0.002%を添加したものを用いる．1mol/L HClでpH6.8〜7.0に調整する．

4．ホスファターゼ活性[3]

動物由来マイコプラズマ菌種のうち3割程度がホスファターゼ活性を有する．分子生物学的検査法が普及するまでは同定に有効であったが，近年はあまり検査に用いられていない．フェノールフタレイン二リン酸をフェノールフタレインに加水分解する反応として検査されている．

5．フィルムスポット産生

寒天培地培養時に，集落周辺の培地表面にひだ状の薄膜や小黒点が認められる．これをフィルムスポットと呼び，その産生の有無は菌種に特有の性状となっている．フィルムはコレステロールとリン脂質からなり，スポットは脂肪酸の分解により遊離した物質と培地中のカルシウムおよびマグネシウムとの塩であるといわれる．液体培地で培養した場合でも，液表面に浮遊したフィルムが確認される．通常，集落が十分に発育するまで培養した寒天平板で観察が可能であるが，産生性が不明瞭な場合には，卵黄乳液（Oxoid, SR0047C）を5%添加した平板培地で培養するとよい．

B 血清学的試験

1．発育阻止試験

マイコプラズマの発育が特異抗血清により阻止される現象を利用している[1]．寒天平板上で高力価の特異抗血清に接触した集落は，その発育が阻止されるため，その部分を発育阻止帯として観察する方法である．ランニングドロップ法とディスク法がある．発育阻止試験に使用可能な高力価とは，次に述べる代謝阻止試験で概ね10,000倍以上のものである．

筆者の経験的憶測ではあるが，発育阻止試験に供試可能な高力価の特異抗血清の作製は，接種動物種とマイコプラズマ菌種の関係により難易度が異なるように思われる．免疫血清作製にはウサギが多用されるが，重歯目のウサギは，類縁の齧歯類由来マイコプラズマ菌種に対し免疫寛容性が高く，高力価の特異抗血清が得にくい．反対にヒトや霊長類を宿主とするマイコプラズマ菌種に対しては，比較的簡単に高力価のものが得られる．常法で免疫した抗血清の力価が低い場合，追加免疫をすることが多いが，前者の組み合わせの場合にはあまり効果がないことが多い．この場合は個体を替えて最初からやり直すことも必要である．発育阻止試験には力価が足りない抗血清であっても，次に述べる代謝阻止試験に用いることができる場合が多い．

2．代謝阻止試験

発育阻止試験が寒天培地を用いて行うのに対し，代謝阻止試験は液体培地を用いる．原理は発育阻止試験と同様に，マイコプラズマの発育が特異抗血清により阻止される現象を利用したものである[1]．添加する抗血清の希釈系列を作れるので，発育の阻止された最大希釈倍数を代謝阻止価（MI価）として表記する．したがって，MI価よりも低い値（抗血清希釈倍数が低い）のゾーンでは発育が抑制されているわけであるが，このゾーン内で発育がみられる場合がある．これをブレイクスルー現象という．このブレイクスルーを回避するため，代謝阻止試験では通常，補体を添加する．補体を添加することにより，特異抗体による静菌作用が殺菌的となるからである．それでも*M. hyorhinis*などはブレイクスルー現象が消失しないので，抗血清の希釈系列は低濃度から高濃度まで間断なく作製する．

代謝阻止試験に供試可能な抗血清力価は免疫に使用した株とのMI価で1,000倍以上とし，被検株のMI価が20倍以上であれば，被検株は使用した抗血清と同一菌種であると同定される．

3．コロニー免疫染色法（ろ紙法）

菌種特異抗血清を含む4mm角のろ紙を，コロニーが100〜200個/cm²の密度の部位に載せ，抗体とコロニーの抗原を反応させた後，免疫染色的に抗血清と同一菌種のコロニーを検出する手法である[6]．クローニングした株はもとより，複数菌種の混在した平板からの特定マイコプラズマ検出など応用性は

高い．例えば，子牛呼吸器病からの鼻汁サンプルは，最も病気と関連性のある*M. bovis*以外に，二次汚染菌的な*M. bovirhinis*, *M. arginini*や*M. alkalescens*などの*M. bovis*よりも発育のよいマイコプラズマが高頻度かつ高濃度に共存する．本法では，このような状態からでも*M. bovis*を分離することが可能である．なお，染色されたコロニーでもクローニング可能である．手法は次のとおりである．

1）準備試薬

①0.05% Tween20加PBS，②2%ウマ血清加0.05% Tween20加PBS，③ウサギ免疫血清，④ペルオキシダーゼ標識抗ウサギIgG標識抗体，⑤1%クロロナフトール・メタノール溶液〔HRP Color Developing Reagent（Bio-Rad）0.1gをメタノール10mLに溶解したもの〕，⑥30%過酸化水素水，⑦4mm角に切断したろ紙（ワットマン3MM等）．

2）手順

《一次抗体反応》

十分にコロニーの発育した平板を実体顕微鏡で観察しながら，至適密度のコロニーの生えた部分をみつけ，マーカーで5mm四方の正方形をマークする．③2μLを②198μLに希釈混合する．この抗体希釈液に⑦を浸し，平板のマークに合わせ，ろ紙を垂直に立てて，気泡が入らないように倒しながら静置する（ろ紙を上から押さえつけたり，ずらしたりしない）．37℃で1時間反応させる．

《二次抗体反応》

④2μLを①198μLに希釈混合する．この抗体希釈液に⑦を浸し，マークした部分に，ろ紙を垂直に立てて，気泡が入らないように倒しながら静置する（ろ紙を上から押さえつけたり，ずらしたりしない）．37℃で1時間反応させる．

《洗浄》

培地に①10mLを注いで，ろ紙ごと洗い流し，新たに①5mLを注いで5分間軽く振とう洗浄する．この洗浄を3回繰り返す．①10mLを注いで室温で30分静置する．

《発色》

発色基質液は，⑤100μLを①2mLに混合した後，⑥0.4μLを加えて作製する．この基質液2mLを，①を捨てた平板上に注ぎ，室温で15分間静置する．発色液を捨て，①で3回洗浄する（洗浄方法は二次抗体反応後のものと同様）．実体顕微鏡でコロニーを観察する．濃藍色に染まったコロニーが抗血清と同一菌種である．

（注：供試する抗血清と同一菌種，ならびに異種菌種を寒天平板に発育させて，それぞれ陽性，陰性コントロールとして上述同様の操作を行う）

C 遺伝学的性状と同定

1．リボソームRNA遺伝子関連

細菌のリボソームRNAには5S，16Sおよび23Sがあり，それらをコードする遺伝子と，その間のスペーサー領域にはいくつかの菌種特異領域（高頻度可変領域）がある．これらの特異領域を標的としたPCRやオリゴDNAプローブ法は，菌種の同定や検出に汎用されている．多くの病原性を有する動物由来マイコプラズマについても種々のPCR法が開発されている[7～11]．しかしながら，マイコプラズマ菌種間で，この領域配列が酷似するものがある．その場合，PCR産物のRFLP解析あるいはDNAシークエンスを実施することが必要となる．例えば，*M. canadense*, *M. arginini*および*M. alkalescens*間，*M. californicum*と*M. bivigenitalium*間，*M. mycoides*の亜種間などである．これらの菌種の組み合わせは培養性状や生化学的性状も酷似するが，代謝阻止試験や発育阻止試験などの血清学的試験で容易に区別可能である．また全ゲノムのDNA相同性も*M. mycoides*の亜種間を除けば30%未満である．

図1にマイコプラズマ科菌種の16SリボソームRNA塩基配列を基調としたクラスタリングマップを掲載した．筆者らは，マイコプラズマをはじめ，ほぼすべての真性細菌の16Sリボソーム遺伝子領域の大半を増幅可能なPCRにより塩基配列を決定し，NCBIのBLASTリサーチで最も相同性の高い菌種を検索することで同定の参考にしている．そのプライマー配列は，Pag313（Forward）：5'-CACACTGGGACTGAGACACGG-3'とPag1128（Reverse）：5'-AAGGATAAGGGTTGCGCTCG-3'の組み合わせ，あるいはUni-F（Forward）：5'-CAGCAGCCGCGGTAAT-3'とUni-R（Reverse）：5'-TACGGTTACCTTGTTACGAC-3'である．どちらもアニーリング温度は55℃で一般的なPCR条件で実施する．前者のPCR産物は約800bp，後者は約

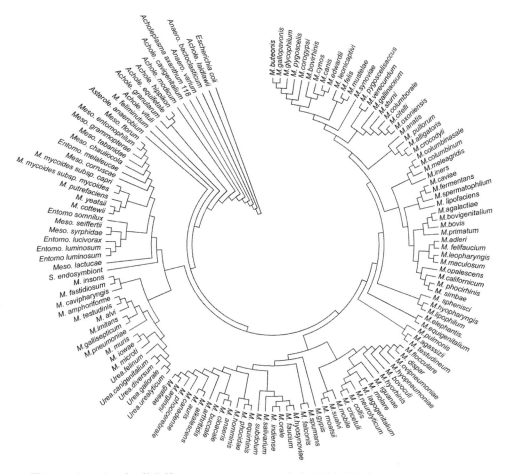

図1 マイコプラズマ科菌種の16SリボソームRNA塩基配列を基調としたクラスタリング

1,000bpである.

2. DNA-DNA相同性試験

　1つの菌種とは，全DNAの相同性が70%以上ある株の集団であると定義されている．したがって，分離株同定には，相同性が70%以上を示す既知菌種を見出せばよい．この検査にはマイクロプレートを用いたDNA-DNAハイブリダイゼーションが多用されている[12]．その手法は，①各種既知菌種と被検株から抽出した精製DNAおよび真核生物の精製DNA（サケ精子DNAやウシ胸腺DNAなど）のそれとを熱変成1本鎖にした後，それぞれELISAプレートに固相化する．②同定したい菌株から抽出した精製DNAを標識，プローブ化し，ハイブイリダイゼーションする．③免疫学的に標識物質を定量する．④真核生物のDNAとの反応から得られた値を相同性0%，被検株のDNAとの反応から得られた値を相同性100%とし，各既知菌種との相同性を計算する．なお，相同性が60〜70%未満にあった株間の関係は亜種となる．新菌種の提唱や分類学的研究の手段として重要な試験である．

文 献

1) Miles R ら：Mycoplasma protocols. Methods in Molecular Biology Vol 104, p105–111, Humana Press, NJ, 1998.
2) Subcommittee on the Taxonomy of Mollicutes：Int J Syst Evol Microbiol 45：605–612, 1995.
3) Aluotto BB ら：Int J Syst Bacteriol 20：35–58, 1970.
4) Razin S ら：J Bacteriol 102：306–310, 1970. PMID：4911537.
5) Freundt EA ら：Zentralbl Bakteriol Parasitenkd Infektioskr Hyg Abt 225：104-112, 1973. PMID：4148892.

6) Imada Y ら：J Clin Microbiol 25：17-21, 1987. PMID：3539989.
7) Heldtander M ら：Int J Syst Bacteriol 48：263-268, 1998. PMID：9542096.
8) Pettersson B ら：Appl Environ Microbiol 60：2456-2461, 1994. PMID：7521158.
9) Pettersson B ら：Int J Syst Bacteriol 46：1093-1098, 1996. PMID：8863441.
10) Pettersson B ら：J Bacteriol 178：4131-4142, 1996. PMID：8763941.
11) Miles R ら：Mycoplasma protocols. Methods in Molecular Biology Vol 104, p145-165, Humana Press, NJ, 1998.
12) Miles R ら：Mycoplasma protocols. Methods in Molecular Biology Vol 104, p189-195, Humana Press, NJ, 1998.

〔小林秀樹〕

付録

付　録

1　日本マイコプラズマ学会体系史

1．学会創設期

　今回，マイコプラズマ感染症の総合的な本書『最新マイコプラズマ学』が刊行されることになり，本邦におけるマイコプラズマ研究の発展に大きな役割と影響をもたらした日本マイコプラズマ学会体系史の創設期について述べさせていただくこととする．

　マイコプラズマがヒト，動物，植物などに病原性を有する微生物の1つとして注目され，本格的な研究が始まってから70余年近く経過し，今日に至るまでその研究は著しく進歩してきた．

　本来マイコプラズマは獣医学の面で牛肺疫として甚大な影響を与える病原体として注目され，pleuropneumonia organismと総称された後，pleuroneumonia-like organism（PPLO）と呼ばれることになった．医学面においては1944年M. D. Eatonが原発性異型肺炎の患者から分離したEaton agentが，R. M. Chanockらによって無細胞培地で培養され，*Mycoplasma pneumoniae*と命名されて初めて医学上注目された．

　本邦において，1964年異型肺炎より初めて*M. pneumoniae*が分離され報告がなされ，これを機に多くの研究が行われてきた．当時よりヒトマイコプラズマ感染症研究は，北本　治（東京大学，写真1），新津泰孝（東北大学，写真2），佐々木正五（東海大学，写真3），中村昌弘（久留米大学，写真4）の方々が基礎的，臨床的な研究を重ねられ，その後，原　耕平（長崎大学，写真5）が加わり，より充実した研究となった．一方，動物マイコプラズマ感染症研究は尾形　學（東京大学，写真6）らを中心に研究が進められた．このような先生方の研究により，今日の我が国のマイコプラズマ研究の進歩と発展の基礎が築かれたことは疑いもないところである．

　その後，マイコプラズマ学の研究が進むにつれ，新しい感染症として，1974年，佐々木，尾形，中村先生方の編集にて『マイコプラズマ』が刊行され，これを機会に北本先生のお世話のもと，マイコプラズマ研究会が開催されることとなった．第1回研究会の記録をみると，肺炎マイコプラズマ肺炎に関する演題が多く，特に肺炎の発症機序について動物実験系を用いた気管支・肺の顕微鏡的検討や，免疫学的手法を用いた電子顕微鏡的観察が報告され（筆者も報告），国際的にも注目される内容であった．また，当然のことながらマイコプラズマ感染症の疫学的検討，診断法，合併症，抗菌薬の感受性検討なども報告され，活発な意見交換が記録されている．また，この年には，日本伝染病学会総会においてマイコプラズマ感染症のシンポジウムが開催され，成人マイコプラズマ・ニューモニエ感染，小児マイコプラズマ・ニューモニエ感染，動物におけるマイコプラズマ感染の疫学，臨床，診断，治療などが取り上げられ，マイコプラズマが重要な役割を有する微生物の1つとして日本においても注目されるきっかけとなった．

　前述したように，我が国におけるマイコプラズマ研究の目覚ましい進歩は，このような研

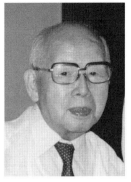 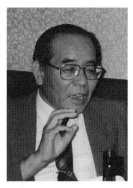 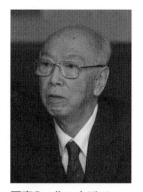 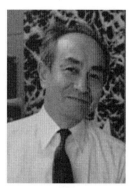

写真1　北本　治　　写真2　新津泰孝　　写真3　佐々木正五　　写真4　中村昌弘

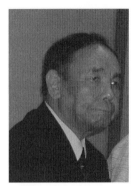 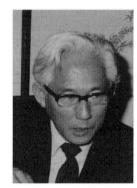 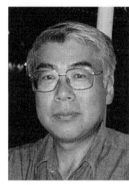 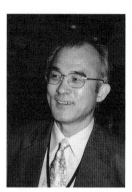

写真5　原　耕平　　写真6　尾形　學　　写真7　荒井澄夫　　写真8　佐々木次雄

究会による研究の報告，情報の交換，討論などにて飛躍的に発展してきた．

その後，マイコプラズマ研究会は，1982年より日本マイコプラズマ学会（Japanese Society of Mycoplasmology）と名称を変え，今日まで継続され，2015年5月には第42回日本マイコプラズマ学会が開催されている．

本学会の目的は「マイコプラズマ及び近縁微生物並びにそれらによって惹起されるヒト，動物，植物，昆虫の種々の病気に関する基礎的・臨床的研究を行い，本領域の向上発展に寄与することを目的とする」の学会会則に則り，今後も発展していくことと思われる．

一方，国際的には国際マイコプラズマ学会（International Organization for Mycoplasmology）が1976年より隔年にて開催されており，日本の多くの研究者が毎回多数参加して素晴らしい研究成果を報告している．日本においても第4回（東京，会長：杏林大学　北本　治）と第13回〔福岡，会長：久留米大学　荒井澄夫（**写真7**）〕が開催されている．またアジアマイコプラズマ学会も，アジアのマイコプラズマ研究の進歩・発展とマイコプラズマ研究者の交流と情報交換を目的として，2004年10月第1回〔東京，会長：国立感染症研究所　佐々木次雄（**写真8**）〕と2011年第5回〔長崎，会長：泉川病院　泉川欣一（**写真9**）〕の2回開催され，いずれも中国，韓国，台湾，インドなどの国々から研究者が参加され，盛会に研究成果の報告と交流を行っており，今後ますます発展していくものと期待している．

その他，ヒト，動物以外のマイコプラズマ研究において，近年，難波成任（東京大学，**写真10**）を中心とした植物マイコプラズマの研究で素晴らしい報告がなされており，国際的にもリーダーとして活躍されていることは素晴らしいことである．

このように，多くの先人たちの指導にて日本のマイコプラズマ研究は国際的にも決して引

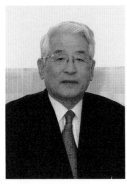 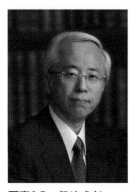

写真9 泉川欣一　　**写真10** 難波成任

けを取らぬ素晴らしい研究成果をあげているが，そのなかでも北本先生の長年にわたるマイコプラズマ研究会，学会のお世話が，今日の我が国のマイコプラズマ研究の発展に多大な功績を与えたものと感謝している．北本先生の後輩諸研究者への思いが学会における名誉ある北本賞として残されていることが，若き研究者への励みとなることと思い，大切にしたいものである．

（泉川欣一）

● 付　録 ●

1　日本マイコプラズマ学会体系史

2. 学会発展期

　過去20年間は，マイコプラズマ研究にも新しい技術（モノクローナル抗体を使っての機能抗原の可視化，分子疫学，遺伝子組換え技術を用いてのタンパク発現，ゲノム解析や遺伝子検出系の確立等）が導入され，世界的にも評価の高い，多くの研究報告がなされてきた．
　筆者の印象に残っている国内外におけるマイコプラズマ関連の主なできごとを取り上げると以下のようなものがある．

1995～1996年頃：米国ベンター研究所による*Mycoplasma genitalium*，ドイツのR. Herrmannらによる*Mycoplasma pneumoniae*の全ゲノム解読．ゲノムサイズの小さいマイコプラズマがゲノム時代の幕開けに貢献した．

1997年：弘前大学の武藤　昱らによるtmRNAの発見．武藤らのグループは，tmRNAがtRNAとmRNAの両者の機能を合わせもつ新しいタイプの分子であることを明らかにした．

1998年：大阪市立大学の宮田真人がオーストラリアで開催された国際マイコプラズマ学会（IOM）でDerrick Edward賞受賞．その受賞講演でマイコプラズマ滑走運動研究の開始を宣言し，その後，目覚ましい研究成果を続けている．

2001年：国立感染症研究所（佐々木次雄），神奈川県衛生研究所（岡崎則男），札幌鉄道病院（成田光生）グループを中心にマクロライド耐性*M. pneumoniae*の耐性機構の解明と疫学調査を展開した．

2004年：東京大学の難波成任のグループによるファイトプラズマの全ゲノム解読．その後の植物病原性の研究と，その成果によりEmmy Klieneberger-Nobel賞受賞（2010年IOM）．

2010年：米国ベンター研究所による，マイコプラズマのゲノム移植によって人工細菌を作製．

2012年：米国スタンフォード大学，*M. genitalium*細胞のコンピュータによる完全シミュレーションに成功．

　マイコプラズマはヒト，動物，植物等に幅広く存在し，その病原性も多様であるため，研究報告する学会も多岐にわたっている．ヒトに感染するマイコプラズマに限っても，日本細菌学会，日本感染症学会，日本小児呼吸器学会，日本マイコプラズマ学会等で毎年多くの研究報告がなされている．なかでも日本マイコプラズマ学会で10年以上にわたって研究報告をしてきたのが表1に示す研究拠点である．
　以下に，それら各研究拠点における主な研究内容と研究者名をいくつか紹介する．各研

付録

表1　過去30年間における国内の主なマイコプラズマ研究拠点（現名称：五十音順）

大学関係	研究機関
岩手大学農学部獣医微生物学教室	神奈川県衛生研究所
大阪市立大学大学院理学研究科	北里研究所
杏林大学医学部感染症学講座	国立感染症研究所
岐阜大学大学院医学系研究科病態制御学講座泌尿器科学分野	全農家畜衛生研究所
久留米大学医学部感染医学講座	動物衛生研究所
慶應義塾大学医学部感染症学教室	日本生物科学研究所
札幌医科大学医学部呼吸器・アレルギー内科学講座	
札幌医科大学医学部小児科学講座	医療機関
東海大学医学部付属八王子病院呼吸器内科	医療法人栄和会泉川病院
東京大学農学部獣医微生物学研究室	医療法人徳洲会札幌徳洲会病院小児科
東京大学大学院医学系研究科疾患生命工学センター	JR札幌病院小児科
東京大学大学院農学生命科学研究科植物病理学研究室	
東京女子医科大学医学部微生物学免疫学	
東北大学 加齢医学研究所（旧称：抗酸菌病研究所）	
長崎大学医学部内科学第二講座	
日本大学生物資源科学部獣医学科	
北海道大学医学部小児科	
北海道大学大学院歯学研究科口腔分子微生物学教室	
高神大学医学部（韓国・釜山）	

　拠点で活躍された先生たちのなかには，転勤等で新しい職場でマイコプラズマ研究を続けておられる人も多い．その代表的なところでは，産業技術総合研究所（生物プロセス研究部門），岩手大学（農学部），山口大学（獣医公衆衛生学教室），札幌徳洲会病院（小児科）などが挙げられる．

（佐々木次雄）

● 付　録 ●

1　日本マイコプラズマ学会体系史

3．近年の学会活動

　筆者がマイコプラズマ学会理事長を拝命した2009年4月より2015年3月までの学会活動である国内学術集会，国際学会，学会賞（北本賞）・ベストプレゼンティション賞（現　優秀発表賞），「肺炎マイコプラズマ肺炎に対する治療指針」策定，『最新マイコプラズマ学』刊行について紹介する．

■国内学術集会

　年1回の学術集会（会期2日間）は2009年の第36回（会長：北海道大学 柴田健一郎），2010年の第37回（会長：国立感染症研究所 佐々木裕子），2011年の第38回（会長：久留米大学 桑野剛一），2012年の第39回（会長：岩手大学 原澤　亮），2013年の第40回（会長：東海大学 渡邉秀裕）および2014年の第41回（会長：法政大学 大島研郎）と定期的に開催され，2015年には第42回（会長：慶應義塾大学 岩田　敏）の学術集会が予定されている．学術集会は特別講演，教育講演，シンポジウム，一般講演などにより構成されている．他の大きな学会（会員数において）での学術集会に比べ，マイコプラズマ学会学術集会では質疑応答が活発に行われている．また，学術集会第1日目の夕刻には会員懇親会が開催されているため，会員間に良好なコミュニケーションが構築されている．

■国際学会

国際マイコプラズマ学会（IOM学会）

　2010年，イタリアのChianciano Termeにて第18回IOM学会，2012年，フランスのToulouseにて第19回IOM学会，2014年，ブラジルのBlumenauにて第20回IOM学会が開催された．2010年のIOM学会では日本マイコプラズマ学会副理事長の難波成任がIOM最高の賞であるThe Emmy Klieneberger-Nobel Awardを受賞した．これらのIOM学会に日本マイコプラズマ学会員が多数参加している．また，日本マイコプラズマ学会では，これらのIOM学会への若手会員の参加助成金を授与している．

アジアマイコプラズマ学会（AOM学会）

　2009年，台湾の淡水市にて第4回AOM学会（総会長：Animal Technology Institute of Taiwan C.N. Weng）が開催された．2011年，長崎市にて第5回AOM学会（総会長：泉川病院 泉川欣一）が開催された．本学会は第38回日本マイコプラズマ学会学術集会（会長：久留米大学 桑野剛一）との合同学会として行われた．2011年3月に東北大震災が起こったため，当初の会期（2011年5月）を同年10月に延期して開催された．震災後にもかかわらず，きわめて多数の会員の参加により，盛大に学術集会が開催されたことは特筆される．2014

付録

表1　歴代北本賞受賞者

回	氏名	学術集会での講演テーマ
第1回（1996年）	新津泰孝	肺炎マイコプラズマ感染症の研究
第2回（1996年）	山本孝史	動物マイコプラズマ，特に*Mycoplasma gallisepticum*の生物学に関する研究
第3回（1997年）	武藤　昱	マイコプラズマの分子遺伝学
第4回（1998年）	渡邊継男	ヒト口腔マイコプラズマについて
第5回（1999年）	泉川欣一	*Mycoplasma pneumoniae*の病原性の検討—micro attachment assay—を用いて
第6回（2003年）	梅津征夫	抗肺炎マイコプラズマIgM抗体
	原澤　亮	マイコプラズマの検出と分類
第7回（2004年）	難波成任	ファイトプラズマの全ゲノム解読
第8回（2005年）	荒井澄夫	マイコプラズマ今昔物語
第9回（2006年）	佐々木次雄	過去30年間のマイコプラズマ研究を振り返って
第10回（2007年）	佐藤静夫	鶏・豚のマイコプラズマ症に関する研究を回顧して
第11回（2008年）	神谷　茂	無菌マウスを用いた肺炎マイコプラズマの病原性解析
第12回（2009年）	岡崎則男	一地方衛生研究所で実施して来た肺炎マイコプラズマに関する調査研究
第13回（2010年）	成田光生	マイコプラズマ研究と私のゆかいな仲間たち
第14回（2011年）	柴田健一郎	マイコプラズマ由来リポタンパク質の生物活性に関する研究
第15回（2012年）	宮田真人	おもしろい，画像でつづる，24年—マイコプラズマ研究でわかったこと—
第16回（2013年）	桑野剛一	マイコプラズマと宿主の相互作用：マイコプラズマ研究の松明を受け継いで
第17回（2015年）	松田和洋	急性から慢性の多彩な症状を呈し難病化するマイコプラズマ感染症への先端医療戦略

年，中国の張家界市にて第6回AOM学会（会長：University of South China Y. Wu）が開催された．日本マイコプラズマ学会の泉川欣一は2004〜2009年のAOM presidentを務め，筆者は2014年からのAOM presidentを拝命している．第7回AOM学会は2017年，韓国にて開催が予定されている．

■学会賞（北本賞）およびベストプレゼンティション賞（現 優秀発表賞）

学会賞（北本賞）

1996年より，本学会の初代理事長を務められた北本　治先生を記念し，本学会の発展に貢献した会員を顕彰する北本賞が創設された（表1）．

ベストプレゼンティション賞（現 優秀発表賞）

若手研究者の研究奨励を目的としたベストプレゼンティション賞（2013年より優秀発表賞に改称）が2007年より創設された（表2）．本賞受賞を契機にさらなる研究の進展が期待されている．

■『肺炎マイコプラズマ肺炎に対する治療指針』の策定

肺炎マイコプラズマ（*Mycoplasma pneumoniae*）の薬剤耐性が進むなか，第40回日本マイコプラズマ学会において肺炎マイコプラズマの治療に関する一般演題での討議の結果，本学会から肺炎マイコプラズマ肺炎に対する治療指針を策定して国内の医療従事者へのメッセージを発信することが提起された．2013年11月の臨時理事会にて本提案が承認され，「肺炎マイコプラズマ肺炎に対する治療指針」策定委員会が設置された．委員の構成は以下のとおりであった．

　　委員長：河野　茂（長崎大学）
　　委　員：石田　直（倉敷中央病院），泉川公一（長崎大学），岩田　敏（慶應義塾大学），
　　　　　　門田淳一（大分大学），田中裕士（NPO法人札幌せき・ぜんそく・アレルギーセ

表2 歴代ベストプレゼンティション賞（現 優秀発表賞）受賞者

回	氏　名	所　属
第1回（2007年）	清水　隆	久留米大学
	長谷川妙子	大阪府立母子保健総合医療センター研究所
第2回（2008年）	石井佳子	東京大学大学院
	木浦和人	北海道大学大学院
第3回（2009年）	モハメド・シャムスル・ハク	北海道大学大学院
	中根大介	大阪市立大学大学院
第4回（2010年）	石井佳子	東京大学大学院
	笠井大司	大阪市立大学大学院
第5回（2012年）	田中晃弘	大阪市立大学大学院
	佐伯　歩	北海道大学大学院
第6回（2013年）	疋田智也	大阪大学 微生物病研究所
	田原悠平	大阪市立大学大学院
第7回（2014年）	山本武司	久留米大学
	西海史子	大阪府立母子保健総合医療センター研究所

所属は受賞当時のもの

ンター），成田光生（札幌徳洲会病院），宮下修行（川崎医科大学），渡邉秀裕（東京医科大学）

　策定委員会における協議の結果本指針案が策定され，2014年2〜3月に学会ホームページ上に本案を公開してパブリックコメントを求めた．寄せられたコメントを参考にして2014年5月に最終的な『肺炎マイコプラズマ肺炎に対する治療指針』が策定され，同時にポケット版の出版が行われた．同版は10,000部近い売り上げを示し，我が国の肺炎マイコプラズマ肺炎の治療に従事する医師およびコメディカルスタッフに有効に活用されている．

■ 『最新マイコプラズマ学』の刊行

　2013年11月の臨時理事会にてマイコプラズマ学の集大成となるテキストを刊行することが決定した．編集委員は以下のとおりである．
　委員長：神谷　茂（杏林大学）
　委　員：泉川欣一（泉川病院），賀来満夫（東北大学），佐々木次雄（武蔵野大学），難波成任（東京大学），宮田真人（大阪市立大学）

　テキストは基礎編，臨床編，技術編からなり，付録として「日本マイコプラズマ学会体系史」および「マイコプラズマ研究機関の歴史」が加わる．執筆は主として本学会の理事，評議員によって行われた．本学会員のみならず，マイコプラズマの研究や診療に従事する学生，研究者，医療関係者にとって有用な教科書となるであろう．

（神谷　茂）

● 付　録 ●

2　マイコプラズマ研究機関の歴史

東京大学農学部家畜微生物学教室（現：獣医微生物学研究室）
東京大学大学院医学系研究科疾患生命工学センター
岩手大学農学部獣医微生物学教室

■マイコプラズマ研究導入期

　東京大学農学部の尾形　學のもとで，原澤　亮らが1973年に当時我が国では分離例がなかったウレアプラズマ（当時はTマイコプラズマと呼ばれていた）を，仔ウシの肺炎病巣と臨床的に無症状のネコの口腔から日本で初めて分離し，それらの分類学的研究を開始．

■主な研究展開

研究初期（1973～1979年）

　東京大学医学部へ転出した興水　馨とともに原澤らは様々な動物種からウレアプラズマの分離を試み，イヌ，ネコ，ニワトリから新菌種のウレアプラズマを発見し，命名．

研究中期前半（1980～1991年）

　原澤がNIH招聘研究員として渡米し，M.F. Barileのもとで，サバティカル中のS. Razin（ヘブライ大学）とともにマイコプラズマのゲノムおよびプラスミドに関する研究を実施．アラバマ大学招聘研究員としてG.H. Cassellのもと，ウレアプラズマの分類学的解析を実施．

研究中期後半（1992～2003年）

　原澤らがマイコプラズマの16S-23S rRNA遺伝子間領域を解析し，J.M. Bradbury（リバプール大学），D.G. Pitcher（英国公衆衛生院）らと*M. imitans*の当該領域にトランスポーゼース遺伝子が挿入されていることを発見．続いて水澤　博（国立衛生試験所）と細胞培養汚染マイコプラズマに関する研究を実施．

研究後期（2004～2015年）

　原澤が岩手大学農学部へ転出し，M. Giangasperoとともにマイコプラズマおよびヘモプラズマに関する研究を実施．

■主な研究論文

1) Harasawa R, Yamamoto K, Ogata M：Isolation of T-mycoplasmas from cats in Japan. Microbiol Immunol 21：179-181, 1977.
2) Harasawa R, Cassell GH, Barile MF：*Ureaplasma felinum* sp. nov. and *Ureaplasma cati* sp. nov. isolated from the oral cavities of cats. Int J Syst Bacteriol 40：45-51, 1990.
3) Harasawa R, Dybvig K, Cassell GH：Two genomic clusters among 14 serovars of

Ureaplasma urealyticum. Syst Appl Microbiol 14：393-396, 1991.
4) Harasawa R, Pitcher DG, Bradbury JM：A putative transposase gene in the 16S-23S rRNA intergenic spacer region of *Mycoplasma imitans.* Microbiology 150：1023-1029, 2004.
5) Harasawa R, Fujita H, Kadosaka T, Ando S, Rikihisa Y：Proposal for '*Candidatus* Mycoplasma haemomuris subsp. musculi' in mice, and '*Candidatus* Mycoplasma haemomuris subsp. ratti' in rats. Int J Syst Evol Microbiol 65：734-737, 2015.

■主な研究者
　尾形　學：東京大学名誉教授
　輿水　馨：東京大学名誉教授
　原澤　亮：岩手大学名誉教授
　　　第28回（2001年）日本マイコプラズマ学会総会長
　　　第39回（2012年）日本マイコプラズマ学会総会長
　　　国際微生物分類命名委員会マイコプラズマ部会委員

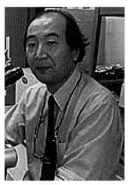
原澤　亮

■研究組織
　東京大学農学部　　　東京大学医学部　　　岩手大学農学部
　　尾形　學　　　　　　輿水　馨　　　　　　原澤　亮
　　輿水　馨　　　　　　山本孝史　　　　　　Massimo Giangaspero
　　跡部ヒサエ　　　　　原澤　亮　　　　　　笹森えりこ
　　山本孝史　　　　　　小谷　均
　　原澤　亮
　　小谷　均

（原澤　亮）

大阪市立大学大学院理学研究科細胞機能学研究室

■マイコプラズマ研究導入期

福村　隆は，1976年頃に東レ研究所から大阪市立大学理学部に異動し，マイコプラズマを材料に生命の起源に関する研究を始めた．

■主な研究展開

1988年より宮田真人が助手として加わり，*Mycoplasma capricolum*のDNAと細胞複製の研究が行われた．1997年より宮田により*Mycoplasma mobile*と*Mycoplasma pneumoniae*の接着と滑走運動の研究が始められ，現在（2015年）に至る．

■主な研究論文

1) Miyata M, Sano K-I, Okada R *et al.*：Mapping of the initiation site in the *Mycoplasma capricolum* genome by two-dimensional gel-electrophoretic analysis. Nucleic Acids Res 21：4816-4823, 1993.
2) Uenoyama A, Miyata M：Gliding ghosts of *Mycoplasma mobile*. Proc Natl Acad Sci USA 102：12754-12758, 2005.
3) Nakane D, Miyata M：Cytoskeletal "Jellyfish" structure of *Mycoplasma mobile*. Proc Natl Acad Sci USA 104：19518-19523, 2007.
4) Miyata M：Unique centipede mechanism of *Mycoplasma* gliding. Annu Rev Microbiol 64：519-537, 2010.
5) Kinosita Y, Nakane D, Miyata M *et al.*：Unitary step of gliding machinery in *Mycoplasma mobile*. Proc Natl Acad Sci USA 111：8601-8606, 2014.

■主な研究者

福村　隆：教授　1976～1997年
宮田真人：教授　1988年～

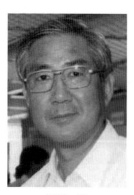

福村　隆

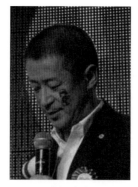

宮田真人

（宮田真人）

杏林大学医学部微生物学教室（現：感染症学講座）

■マイコプラズマ研究導入期・研究展開
マイコプラズマ研究前期（1980～1993年）
　マイコプラズマ学会初代理事長の北本　治（杏林大学医学部第1内科学）の勧めにより，肺炎マイコプラズマの基礎的研究が緒方幸雄により開始された．主たる研究のテーマは「マイコプラズマ脳炎に関する研究」で，ハムスターへの感染実験と脳からの肺炎マイコプラズマの分離が金森政人（現 杏林大学名誉教授）を中心に行われた（Ogata et al., 1983；Katsura et al., 1985）．また，当時大学院生であった石山業弘（現 山岸内科クリニック）は，肺炎マイコプラズマに対するモノクローナル抗体を作製し，肺炎マイコプラズマ迅速検出法の開発を行った（Kanamori et al., 1987）．

マイコプラズマ研究後期（1994年～現在）
　緒方を引き継いだ神谷　茂により，肺炎マイコプラズマの動物実験モデルの作出が試みられた．これには神谷の前任大学（東海大学医学部微生物学講座 佐々木正五，小澤　敦）で実験に使用していた無菌マウスを応用した．杏林大学医学部第1内科学（当時の教授は小林宏行）から派遣されていた大学院生の早川雅之や関根秀明の努力により，肺炎マイコプラズマ感染ノートバイオートマウスおよび肺炎マイコプラズマ菌体抗原をマウスに感作した実験的肺炎モデルを作出することに成功し，その病態と免疫学的応答の関連性を明らかにした（Hayakawa et al., 2002；Sekine et al., 2009）．
　その後，蔵田　訓を中心として上記動物実験系を活用し，マクロライド耐性肺炎マイコプラズマ感染モデルに対するマクロライド系抗菌薬の新作用の解明（Kurata et al., 2010）や，肺炎マイコプラズマ感染に続発する合併症とTh17細胞分化との関連性（Kurata et al., 2014）についての研究が行われた．加えて杏林大学医学部第1内科学教室（当時の教授は後藤　元）の皿谷　健，平尾　晋，倉井大輔との共同研究により肺炎マイコプラズマ感染とサイトカイン産生に関する詳細な検討が行われ，論文発表された（Saraya et al., 2011；Hirao et al., 2011；Kurai et al., 2013）．当教室助教授より杏林大学保健学部免疫学研究室教授となった田口晴彦との共同研究が行われ，肺炎マイコプラズマ感染時のepidermal growth factor receptorを介したIL-8産生についての研究が行われた（Arae et al., 2011）．

■主な研究論文
1) Ogata S, Kitamoto O：Clinical complications of *Mycoplasma pneumonia* in central nervous system. Yale J Biol Med 56：481-486, 1983.
2) Hayakawa M, Taguchi H, Kamiya S et al.：Animal model of *Mycoplasma pneumoniae* infection using germfree mice. Clin Diag Lab Immunol 9：669-676, 2002.
3) Kurata S, Taguchi H, Sasaki T et al.：Antimicrobial and immunomodulatory effect of clarithromycin on macrolide-resistant *Mycoplasma pneumoniae*. J Med Microbiol 59：693-701, 2010.
4) Arae K, Hirata M, Kurata S et al.：*Mycoplasma pneumoniae* induces IL-8 production via the epidermal growth factor receptor pathway. Microbiol Immunol 55：748-750, 2011.

5) Kurata S, Osaki T, Yonezawa H *et al.*：Role of IL-17A and IL-10 in the antigen induced inflammation model by *Mycoplasma pneumoniae*. BMC Microbiol 14：156, 2014.

■主な研究者

　　緒方幸雄：杏林大学医学部微生物学教室　第2代教授
　　　　　　第16回（1989年）日本マイコプラズマ学会総会長
　　神谷　茂：杏林大学医学部微生物学教室（現　感染症学講座）第3代教授
　　　　　　第4代理事長（2009年4月〜2015年3月）
　　　　　　第33回（2006年）日本マイコプラズマ学会総会長
　　蔵田　訓：杏林大学医学部感染症学講座講師
　　田口晴彦：杏林大学保健学部免疫学研究室教授：医学部微生物学教室（現　感染症学講座）にて助手，講師，助教授を歴任

■研究組織（2015年4月現在，教員のみ）

　　教授1名（神谷　茂），准教授1名（大﨑敬子），講師3名（花輪智子，米澤英雄，蔵田　訓）

　・関連教室の研究者：杏林大学医学部第1内科学教室（呼吸器部門）
　　北本　治：初代教授
　　　　　　初代理事長（1974年〜1995年3月）
　　　　　　第1回（1974年）日本マイコプラズマ学会総会長
　　　　　　第4回（1982年）国際マイコプラズマ学会（IOM）総会長
　　　　　　第20回（1993年）日本マイコプラズマ学会総会長
　　小林宏行：第2代教授
　　　　　　第26回（1999年）日本マイコプラズマ学会総会長
　　後藤　元：第3代教授
　　滝澤　始：第4代教授

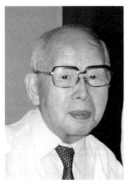 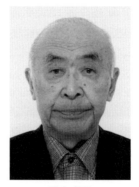 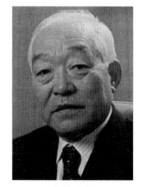

　　　北本　治　　　　　　　緒方幸雄　　　　　　　小林宏行

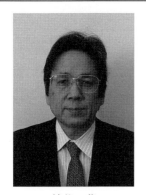 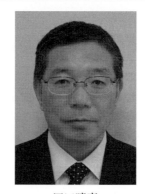 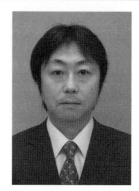

神谷　茂　　　　　　　　田口晴彦　　　　　　　　蔵田　訓

（神谷　茂）

岐阜大学医学部泌尿器科学講座
（現：岐阜大学大学院医学系研究科病態制御学講座泌尿器科学分野）

■マイコプラズマ研究導入期

戦前から，非淋菌性尿道炎や淋菌性尿道炎治療後も続く尿道炎の存在は知られていたものの，その病原体が何なのかは不明であった．1970年代半ばになり，欧米で非淋菌性尿道炎の病原体として*Ureaplasma urealyticum*と*Chlamydia trachomatis*に関する研究報告が数多くみられるようになった．そこで西浦常雄と河田幸道は，日本における現状を探り，治療に役立てる目的で，これらの病原体の検索を行うことになった．

■主な研究展開

研究初期（1979～1989年）

*U. urealyticum*に関しては，1979年当時，国内では培養ができる数少ない施設の1つであった東京大学農学部獣医学科の尾形　學のもとに加藤直樹を派遣し，分離・同定法を習得し，岐阜大学泌尿器科でも実施可能になった．*U. urealyticum*は，健常者の尿道からも検出されるが，非淋菌性尿道炎患者や淋菌性尿道炎患者から有意に検出され，菌数の点からもこれらの尿道炎に何らかの役割を果たしていることが推察された．また，慢性前立腺炎との関係についても研究を行い，各種学会および雑誌に発表した．

研究後期（1990年～現在）

これまで細菌検出には培養法が用いられていたが，この頃になると分子生物学的手法，特に核酸増幅法が応用されるようになった．そこで河田の指示のもと出口　隆が尿道炎起炎菌の検出に核酸増幅法検査を応用すべく，岐阜大学微生物学教室の江崎孝行に指導を仰いだ．そして，出口が淋菌，クラミジア，続いて出口の指導のもと多田晃司が*U. urealyticum*，米田尚生が*Mycoplasma genitalium*の検出系について検討を行った．これらの検出系を用い，臨床検体からの分離率を検討，出口が2002年に*M. genitalium*が非淋菌性尿道炎の起炎菌であると発表し，現在では同菌が非淋菌性尿道炎の起炎菌の1つであることが認知されている．安田　満は*M. genitalium*の各種抗菌薬に対する薬剤感受性試験を実施，さらにトヨタ記念病院の前田真一とともに各種抗菌薬の臨床効果を検討し，これらを2005年に発表した．また，2007年には横井繁明が後淋菌性尿道炎における*U. urealyticum*および*M. genitalium*の役割について検討し発表した．最近では*M. genitalium*の抗菌薬耐性が問題となっており，あいクリニックの伊藤　晋の協力の下，我が国でもキノロン耐性やマクロライド耐性菌が存在すること，さらにその頻度が年々高くなっていることを報告している．

■主な研究論文

1) 多田晃司，出口　隆，米田尚生ら：Polymerase chain reaction法による*Ureaplasma urealyticum*検出の基礎的検討．感染症学雑誌 66：1621-1627, 1992.
2) 米田尚生，出口　隆，安田　満ら：Polymerase chain reaction法による男子非淋菌性尿道炎患者からの*Mycoplasma genitalium*の検出．感染症学雑誌 68：1376-1380, 1994.
3) Deguchi T, Maeda S：*Mycoplasma genitalium*：another important pathogen of nongonococcal urethritis. J Urol 167：1210-1217, 2002.

4) Yasuda M, Maeda S, Deguchi T : *In vitro* activity of fluoroquinolones against *Mycoplasma genitalium* and their bacteriological efficacy for treatment of *M. genitalium*-positive nongonococcal urethritis in men. Clin Infect Dis 41：1357–1359, 2005.
5) Yokoi S, Yasuda M, Deguchi T *et al*. : The role of *Mycoplasma genitalium* and *Ureaplasma urealyticum* biovar 2 in postgonococcal urethritis. Clin Infect Dis 45：866–871, 2007.

■主な研究者

出口　隆：教授，医学博士（岐阜大学，1987）
　　　　　*M. genitalium*および*U. urealyticum*の検出法の開発および病原性に関する研究
安田　満：講師，医学博士（岐阜大学，1997）
　　　　　*M. genitalium*の薬剤感受性，治療および薬剤耐性に関する研究

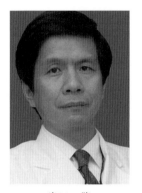
出口　隆

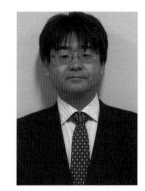
安田　満

■研究組織

1952年　岐阜県立医科大学医学部皮膚泌尿器科学講座
1954年　岐阜県立医科大学医学部泌尿器科学講座として独立
1964年　国立大学への移管に伴い岐阜大学医学部泌尿器科学講座に改称
2005年　岐阜大学大学院医学系研究科病態制御学講座泌尿器科学分野

（安田　満）

久留米大学医学部細菌学講座（現：感染医学講座）

■マイコプラズマ研究導入期

本講座のマイコプラズマ研究の黎明期は，1960年代中頃，中村昌弘の時代まで遡る．中村を含む当時の研究者たちは，マイコプラズマがまだ十分に認知されていないなか，手探り状態でマイコプラズマの研究に取り組んでいた．そこで，中村，佐々木正五，尾形 學らの諸先生がマイコプラズマの概論～実験技術編からなる素晴らしい単行本『マイコプラズマ』（1974年）を作成．これらの先達に続くマイコプラズマ研究者にとって，非常に貴重なガイドラインとなった．

荒井澄夫は，本講座へ赴任の前，1964年，東北大学医学部内科学講座に在籍中，ヒト咽頭拭い液から*Mycoplasma pneumoniae*を分離した．このように，荒井は本講座において臨床家としてのバックグラウンドからマイコプラズマ研究を推進した．

桑野剛一は，さらに本講座において，荒井の指導のもと，マイコプラズマと宿主の相互作用を感染防御の観点から，分子レベルおよび動物レベルでの解析に取り組んでいる．

■主な研究展開

中村昌弘教授時代（1960～1985年）

マイコプラズマの発育阻止物質とその産生に関する研究．アコレプラズマファージの分離と性状，およびファージタイピングの研究．

荒井澄夫教授時代（1985～2001年）

1985年に荒井が熊本大学から久留米大学医学部細菌学講座（感染医学講座の前身）の教授として就任．当時，宗像哲男（熊本大学医学部卒），古川真由美らが在籍した．直ちに，マイコプラズマと免疫系の相互作用の研究に取り組み，世界で初めてマイコプラズマがマクロファージからTNF-αを産生誘導することを発表した．その後，マイコプラズマのHIV感染に対する影響を山口大学教授の山本直樹と共同研究を行い，マイコプラズマがHIVの増殖を増強することを見出した．さらに，東嶋佐緒里（宮崎大学農学部卒）が研究に加わり，マイコプラズマの膜と宿主の相互作用に関する研究に展開，発展させた．

桑野剛一教授時代（2001年～現在）

2001年に荒井研究室を引き継ぎ，マイコプラズマと宿主の相互作用の解析を推進した．まず，清水 隆（大阪市立大学大学院理学研究科 宮田真人研究室出身）は*M. pneumoniae*由来のリポタンパク質がマクロファージのTLRを介して，細胞内NF-κBを活性化することを世界で初めて発表した．これは，桑野研究室のマイコプラズマ研究の基盤となり，次々にリポタンパク質とTLRの機能解析の論文を生み出した．また，2012年に薬学部出身の山本武司がマイコプラズマ研究に加わった．京都大学大学院医学研究科での経験を活かしながら，新たな*M. pneumoniae*の感染病態解析に取り組んでいる．教室期待の若手研究者である．一方で，谷 健次（九州産業大工学部卒）が，感染防御の観点からマイコプラズマに対する抗菌ペプチドの抗菌機構の解析を行っている．

■主な研究論文

1） Ogawa HI, Nakamura M：Characterization of a mycoplasma virus（MV-O1）derived and infecting *Acholeplasma oculi*. J Gen Microbiology 131：3117-3126, 1985.
2） Arai S, Furukawa M, Munakata T *et al*.：Enhancement of cytotoxicity of active macrophages by mycoplasma：Role of mycoplasma-associated induction of tumor necrosis factor-α（TNF-α）in macrophages. Microbiol Immunol 34：231-243, 1990.
3） Toujima S, Kuwano K, Zhang Y：Binding of glycoglycerolipid derived from membranes of *Acholeplasma laidlawii* PG8 and synthetic analogues to lymphoid cells. Microbiology 146：2317-2323, 2000.
4） Shimizu T, Kida Y, Kuwano K：A dipalmitoylated lipoprotein from *Mycoplasma pneumoniae* activates NF-κB through TLR1, TLR2, and TLR6. J Immunol 175：4641-4646, 2005.
5） Kurokawa K, Shimizu T, Kuwano K *et al*.：Novel bacterial lipoprotein structures conserved in low-GC content gram-positive bacteria are recognized by Toll-like receptor 2. J Biol Chem 287：13170-13181. 2012.

■主な研究者

中村昌弘：第11回（1984年）日本マイコプラズマ学会総会長
荒井澄夫：第2代理事長（1995年4月～2001年3月）
　　　　　第21回（1994年）日本マイコプラズマ学会総会長
　　　　　第13回（2000年）国際マイコプラズマ学会（IOM）総会長
桑野剛一：第5代理事長（2015年4月～現在）
　　　　　第38回（2011年）日本マイコプラズマ学会総会長
清水　隆（1999～2011年）：2011年～現在：山口大学農学部獣医学科

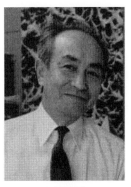
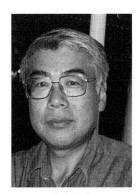
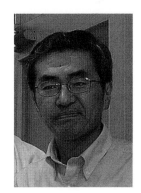

中村昌弘　　　　　　　荒井澄夫　　　　　　　桑野剛一

■研究組織
　　中村昌弘研究室（細菌学講座1960～1985年）：伊藤　亨，市丸弘子
　　荒井澄夫研究室（細菌学講座1985～2001年）：宗像哲男，東嶋佐緒里
　　桑野剛一研究室（細菌学講座2001～2007年）：清水　隆
　　　　　　　　　（感染医学講座2007年～現在）：山本武司，谷　健次
　　清水　隆研究室（2011年～現在）：2011年，山口大学農学部獣医学科へ准教授として赴任，マイコプラズマと宿主応答の研究を継続，発展させている．

（桑野剛一）

札幌医科大学第三内科（現：呼吸器・アレルギー内科）

■マイコプラズマ研究導入期

難治性呼吸器疾患である間質性肺炎の一連の研究（厚生労働省班研究）の1つとして，Mycoplasma pneumoniae肺病変を用いたpathological-radiological correlationを確立させ，間質性肺炎の診断・病態・治療効果判定，基礎–臨床の橋渡し研究として開始された．

■主な研究展開

研究初期（1978～1985年）

ヒトM. pneumoniae肺炎のX線像は，気管支壁の肥厚像，網状陰影，粒状陰影などが気管支肺動脈周囲間質と，それに連なる細気管支周囲病変により生じることを，ラット，マウスの動物実験（摘出肺の軟X線撮影），臨床のCT画像を用いて証明した．さらに気管支肺動脈周囲間質に浸潤するリンパ球のサブセットの解析を行い，マイコプラズマ肺炎の病変の主座が肺の間質にあり，免疫反応であることを明らかにした．臨床現場でのX線，CT像で他の細菌性肺炎，間質性肺炎との鑑別に役立つことを示した．

研究中期（1985～2005年）

当教室で最も研究が進んだ時期である．M. pneumoniae肺炎の気管支肺動脈間質病変は，宿主免疫によって変化することを明らかにした．ヒトM. pneumoniae肺炎では初期にツベルクリン反応が一時的に陰性化するが，粒状陰影を呈する比較的軽度の場合は，陰性化しにくいことを示した．マウスのMycoplasma pulmonis感染実験は帝京大学の田村 弘と行った．気管支肺動脈間質病変は，interleukin-2で増強し，シクロスポリンAまたはステロイド投与で減少し，気管支肺動脈間質病変は，宿主の免疫学的反応を示した．またステロイド投与により気管支線毛上皮に存在する菌が，全身に散布されることを示し，安易なステロイドは，ヒトM. pneumoniae肺炎において全身に菌が散布されるという危険性を示唆した．また，interleukin-18が他の感染症とともに本肺炎病態，特に重症化に強く関与していることを札幌徳洲会病院の成田光生とともに明らかにした．

研究後期（2005年～現在）

M. pneumoniae肺炎の臨床，特に診断について，2011年からはNPO法人札幌せき・ぜんそく・アレルギーセンターに主体を移動し継続している．2種類の新規ELISA法を用いたM. pneumoniae肺炎の早期診断，喘息症例の喀痰からのPCRを用いたM. pneumoniae菌の証明を行ったが，いずれも満足できる結果ではなかった．イムノクロマト法を用いた咽頭拭い液を用いた早期診断が最も有用であった．また，大正富山医薬品との共同のマウスの実験で，感染初期の線毛の変化，粘膜下組織の細胞浸潤がクラリスロマイシンで抑制されるところを電子顕微鏡で明らかにした．

■主な研究論文

1) 田中裕士, 小場弘之, 鈴木 明ら：マイコプラズマ肺病変のCT像. 臨床放射線 62：979–986, 1985.
2) Tanaka H, Honma S, Tamura H et al.：Effects of interleukin-2 and cyclosporin A on

pathologic features in mycoplasma pneumonia. Am J Respir Crit Care Med 154：1908-1912, 1996.
3) Tanaka H, Koba H, Abe S：Relationship between radiological pattern and cell-mediated immune responce in *Mycoplasma pneumoniae* pneumonia. Eur Resp J 9：669-672, 1996.
4) Tanaka H, Narita M, Teramoto S *et al.*：Role of interleukin-18 and T helper type 1 cytokines in the development of *Mycoplasma pneumoniae* pneumonia in adults. Chest 121：1493-1497, 2002.
5) Tanaka H, Sadakata H, Yamagishi T *et al.*：Clarithromycin attenuates the bronchial epithelial damage induced by *Mycoplasma pneumoniae* infection. Adv Microbiol 44：697-703, 2014.

■主な研究者
　鈴木　明：医学博士（名古屋大学，1954年）札幌医科大学第三内科　教授
　田中裕士：医学博士（札幌医科大学，1983年）札幌医科大学第三内科　准教授
　　　　　　NPO法人札幌せき・ぜんそく・アレルギーセンター　理事長
　　　　　　医療法人社団潮陵会医大前南4条内科　院長

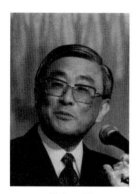
鈴木　明

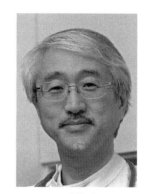
田中裕士

■研究組織
　2013年　札幌医科大学医学部呼吸器・アレルギー内科と改称

〈田中裕士〉

札幌医科大学医学部小児科学講座

■マイコプラズマ研究導入期

　1965年に梅津征夫が札幌医科大学小児科学講座に入局．前小児科教授の南浦邦夫と当時の小児科教授の中尾　亨により大学院での研究テーマとして，1962年にヒト病原体として証明された*Mycoplasuma pneumoniae*に関する感染症が提示された．

　梅津が主体となった研究の実績報告以降，小川説子が札幌医科大学小児科講座に入局し，大学院での研究テーマとしてマイコプラズマ感染症を継続した．

　日本マイコプラズマ学会の前身である「マイコプラズマ研究会」には最初から参加し，第1回研究会に演題を発表した．

■主な研究展開

　*M. pneumoniae*感染の侵淫度および気道感染症に対する病原性
　*M. pneumoniae*感染の感証明法
　*M. pneumoniae*感染症の発症機序

■主な研究論文

1) Nakao T, Umetsu M, Watanabe N *et al.*：An outbreak of *M. pneumoniae* infection in a community. Tohoku J Exp Med 102：23-31, 1970.
2) 梅津征夫，中尾　亨：ヒト胎児およびハムスターのtracheal organ culture における*M. pneumoniae*の病原性．医学のあゆみ 75：651-652, 1970.
3) Umetsu M, Ogawa S, Chiba S *et al.*：Immune responses in *M. pneumoniae* infections. Tohoku J Exp Med 116：213-218, 1975.
4) 梅津征夫：マイコプラズマ感染症，*M. pneumoniae*による気道感染性疾患の発症機序について．小児科診療 39：12, 1976.

■主な研究者

　梅津征夫：第22回（1995）日本マイコプラズマ学会総会長

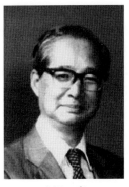
中尾　亨

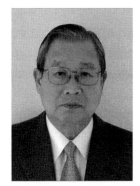
梅津征夫

（梅津征夫）

東海大学医学部付属八王子病院呼吸器内科

■マイコプラズマ研究　本学での発端

1974年の記念すべき第1回日本マイコプラズマ学会総会は，東海大学医学部長 佐々木正五博士と杏林大学副学長 北本　治博士により主催され，以後第10回の総会まで両先生らに学会を牽引していただいた．

■主な研究展開

研究期（2009～2014年）

杏林大学医学部から渡邉秀裕，宇留間友宣が着任し，マイコプラズマ感染と臨床像の解析，特に気管支喘息の関与について研究を始めた．

このころ，2011年本邦においてマイコプラズマ肺炎の記録的な大流行があり，またマクロライド耐性の増加が指摘された時期でもあった．気管支喘息への関与と抗菌薬の使用状況を丹念に調査し，解析をした．気管支喘息への関与については，*Mycoplasma pneumoniae*が気道上皮の（cysteinyl leukotriene：CysLT）受容体のmRNAの発現を増強することなどを見出し，気道過敏性の誘導が示唆された．抗菌薬の使用状況は過去10年間の当院での解析の結果，2011年はマクロライド系抗菌薬の使用量が減少し，キノロン系抗菌薬が増加していたが，2012年にはキノロン系抗菌薬の使用量は減少した．また，成人における抗菌薬変更の検討では，マクロライド系からキノロン系抗菌薬への変更だけでなく，その逆も存在していた．成人におけるマクロライド耐性の存在は治療臨床像とは必ずしも一致していないことが示唆された．

2013年，第40回日本マイコプラズマ学会総会の会長を渡邉が務め，東海大学関連としては30年ぶりに行われた．

2014年，第26回日本アレルギー学会春季臨床大会のシンポジウム『気道アレルギーと気道感染』にて，マイコプラズマと気管支喘息の関連を報告した

■主な研究論文

1) Watanabe H, Uruma T, Nakamura H et al.：The role of *Mycoplasma pneumoniae* infection in the initial onset and exacerbations of asthma. Allergy Asthma Proc 35：204-210, 2014.
2) 内藤久志, 尾崎昌大, 添田真司ら：当院での過去10年間におけるマイコプラズマ肺炎発生件数と抗菌薬治療について. 日本マイコプラズマ学会雑誌 40：42-43, 2014.
3) 渡邉秀裕, 宇留間友宣, 角田篤郎ら：2011年のマイコプラズマ流行を考える　2011年マイコプラズマ肺炎の臨床的検討　当院での症例解析とCysLTの治療について. 日本マイコプラズマ学会雑誌 39：83-87, 2013.
4) 渡邉秀裕：マイコプラズマと気管支喘息. Mebio 29：45-51, 2012.
5) Watanabe H, Uruma T, Tsunoda T et al.：Bronchial asthma developing after 15 years of immunosuppressive treatment following renal transplantation. Intern Med 51：3057-3060, 2012.

■主な研究者
　渡邉秀裕：博士（医学）　第40回（2013年）日本マイコプラズマ学会総会長
　　　　　　東海大学医学部内科系呼吸器内科准教授・付属八王子病院呼吸器内科医長
　　　　　　現：東京医科大学茨城医療センター感染制御部部長，内科（呼吸器）准教授
　宇留間友宣：博士（医学）
　　　　　　東海大学医学部内科系呼吸器内科講師・付属八王子病院呼吸器内科
　　　　　　現：東京医科大学茨城医療センター内科（呼吸器）講師

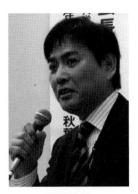 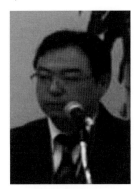

　　　　渡邉秀裕　　　　　　　宇留間友宣

■研究組織
　　東海大学医学部内科系呼吸器内科
　　東海大学医学部付属八王子病院

（渡邉秀裕）

東京大学農学部家畜微生物学教室（現：獣医微生物学研究室）

■マイコプラズマ研究導入期

　1963年，尾形　學が教授に就任すると同時にマイコプラズマ（当時はPPLOと通称されていた）の研究に着手．当時は畜産の多頭化が進展しつつあった時代であり，ニワトリのCRD（慢性呼吸器病）や豚流行性肺炎（今日の豚マイコプラズマ肺炎）が流行し始め，マイコプラズマに関心がもたれ始めていた．

■主な研究展開

研究初期（1963〜1970年）

　培養基材の検討から始め，ふ化鶏卵や細胞培養におけるマイコプラズマの発育が比較され，次いで培養細胞汚染マイコプラズマの調査，各種動物におけるマイコプラズマの生態学的研究が尾形，輿水　馨，跡部ヒサエ，山本孝史を中心に進められ，後年，跡部らにより新種*Acholeplasma parvum*が命名された．

研究中期（1971〜1981年）

　マウスCRDや豚流行性肺炎に関する研究が新たに開始された．山本は分離培養がきわめて困難であった*Mycoplasma hyopeumoniae*の選択分離に世界に先駆けて成功するとともに，乳用牡仔ウシの集団飼育が開始され始めたのに伴い，多発するようになった仔ウシの肺炎にウレアプラズマ（当時はTマイコプラズマと呼ばれていた）が深く関与していることを明らかにした．当時ウレアプラズマに関する知見はきわめて乏しかったことから，以後研究の主力はウレアプラズマへと移行して行った．

研究後期（1981〜1989年）

　ウレアプラズマの生態学的研究および各種動物由来ウレアプラズマの血清学的型別が精力的になされ，新種*Ureaplasma gallorale*が命名された．また，*M. hyopeumoniae*の新しい分離培地が開発され，多数の野外株が収集されて，その薬剤感受性が初めて明らかにされた．山本が1988年に農水省家畜衛生試験場（現：動物衛生研究所）に異動し，翌年，輿水が東大医学部動物実験施設を定年退官して，マイコプラズマに関する研究は家畜衛生試験場細菌第一研究室（当時）に引き継がれた．

■主な研究論文

1) Atobe H, Watabe J, Ogata M：*Acholeplasma parvum*, a new species from horses. Int J Syst Bacteriol 33：344-349, 1983.
2) Yamamoto K, Koshimizu K, Ogata M：Selective isolation of *Mycoplasma suipneumoniae* from pneumonic lesions in pigs. Natl Inst Anim Health Q 11：168-169, 1970.
3) Koshimizu K, Yamamoto K, Ogata M：Mycoplasmas isolated from dogs with malignant lymphoma. Jpn J Vet Sci 35：123-132, 1973.
4) Ogata M, Kotani H, Yamamoto K：Serological comparison of bovine ureaplasmas. Jpn J Vet Sci 41：629-637, 1979.
5) Yamamoto K, Koshimizu K, Ogata M：*In vitro* susceptibility of *Mycoplasma*

hyopneumoniae to antibiotics. Jpn J Vet Sci 48：1-5, 1988.

■ **主な研究者**
　　尾形　學，跡部ヒサエ，小谷　均
　　輿水　馨：第15回（1988年）日本マイコプラズマ学会総会長
　　山本孝史：第25回（1998年）日本マイコプラズマ学会総会長
　　原澤　亮：第28回（2001年）日本マイコプラズマ学会総会長
　　　　　　　第39回（2012年）日本マイコプラズマ学会総会長

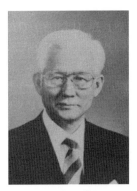 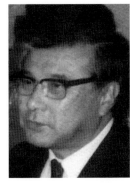 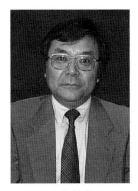

　　　尾形　學　　　　　　　輿水　馨　　　　　　　山本孝史

（山本孝史）

東京大学大学院農学生命科学研究科植物病理学研究室

■マイコプラズマ研究導入期

ファイトプラズマ病は世界各地で古くから知られ，世界中の作物，果樹，観賞植物など1,000種類以上の植物に感染・発病し，甚大な被害をもたらしていたが，その病原体は長年にわたり不明であった．

■主な研究展開

研究初期（1967～1992年）

1967年，東京大学植物病理学研究室の土居養二らは，クワ萎縮病など植物の黄化・萎縮・てんぐ巣・葉化症状の病原体が，篩部細胞に局在する微小細菌であることを，電子顕微鏡を用いて世界で初めて発見し，その形態とテトラサイクリン感受性がマイコプラズマに類似していたことから，マイコプラズマ様微生物（mycoplasma-like organism：MLO）と命名した．MLOの発見は世界中で追認され，大きな驚きをもって受け容れられた．

研究中期（1993～2004年）

難波成任を中心に，16S rRNA遺伝子の塩基配列に基づき系統分類する方法が導入されたことにより，MLOの分類体系が確立した．その結果，世界で1,000種類以上あると考えられていたMLOが，約40種に統合・分類された．また，系統的にマイコプラズマとは異なることから，「ファイトプラズマ」と改称した．2004年に，ファイトプラズマの全ゲノム配列を世界で初めて解読し，F型ATP合成酵素を失うなど退行的進化を遂げた生物であることを明らかにした．

研究後期（2005年～現在）

大島研郎，柿澤茂行，前島健作らを中心に，最先端手法により下記のような研究課題を柱にしたファイトプラズマ学を発展させ，現在に至る．
・昆虫宿主特異性決定因子とその分子メカニズムに関する研究
・てんぐ巣症状誘導因子TENGUの発見とその病原性発現機構に関する研究
・葉化症状誘導因子phyllogenの発見とその病原性発現機構に関する研究

■主な研究論文

1) Doi Y, Yora K, Asuyama H：Mycoplasma- or PLT group-like microorganisms found in the phloem elements of plants infected with mulberry dwarf, potato witches' broom, aster yellows or paulownia witches' broom. Ann Phytopathol Soc Jpn 33：259-266, 1967.
2) Oshima K, Kakizawa S, Namba S：Reductive evolution suggested from the complete genome sequence of a plant-pathogenic phytoplasma. Nature Genet 36：27-29, 2004.
3) Suzuki S, Oshima K, Namba S：Interaction between the membrane protein of a pathogen and insect microfilament complex determines insect-vector specificity. Proc Natl Acad Sci USA 103：4252-4257, 2006.
4) Hoshi A, Oshima K, Namba S：A unique virulence factor for proliferation and

dwarfism in plants identified from a phytopathogenic bacterium. Proc Natl Acad Sci USA 106：6416-6421, 2009.
5) Maejima K, Oshima K, Namba S：Recognition of floral homeotic MADS domain transcription factors by a phytoplasmal effector, phyllogen, induces phyllody. Plant J 78：541-554, 2014.

■主な研究者
難波成任：第35回（2008）日本マイコプラズマ学会総会長
　　　　　日本マイコプラズマ学会副理事長（2003年4月～）

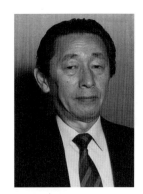
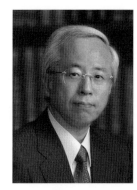

土居養二　　　　　　難波成任

■研究組織
土居養二：東京大学農学部植物病理学研究室
難波成任：東京大学大学院農学生命科学研究科植物病理学研究室
大島研郎：東京大学大学院農学生命科学研究科植物病理学研究室（現：法政大学）
前島健作：東京大学大学院農学生命科学研究科植物病理学研究室
柿澤茂行：東京大学大学院農学生命科学研究科植物病理学研究室（現：産業技術総合研究所）

（難波成任）

東京女子医科大学医学部微生物学教室（現：微生物学免疫学）

■マイコプラズマ研究導入期

　　1960年代後半，北里研究所開発部長の吉岡守正の指導のもと，早津栄蔵がマイコプラズマ培地とウマ血清フラクションを開発した．

■主な研究展開

研究初期（1968～1980年）

　　北里研究所で開発された製品の患者からの分離率を検討した．東京女子医科大学内科，婦人科から得た多くの臨床分離株と臨床症状との関係に着目し，*Mycoplasma pneumoniae*病原性の研究を開始した．

研究中期（1981～1992年）

　　*M. pneumoniae*の溶血能，血球吸着能を指標に安定した変異株を得た．変異株および病原株での動物感染実験を繰り返し，それぞれの病原性，免疫，再感染の結果から85kDaタンパク（後にP1と一致）が病原因子の1つであり，感染防御にかかわることを確認した．

研究後期（1993～2002年）

　　国立感染症研究所（佐々木次雄）でP1およびサイトカインについての研究を開始した．

■主な研究論文

1) Yayoshi M：The effect of fatty acids on the growth of mycoplasmas. J Tokyo Women's Med Coll 45：890–895, 1975.
2) Yayoshi M：Association between *M. pneumoniae* hemolysis, attachment and pulumonary pathogenicity. Yale J Biol Med 56：685–689, 1983.
3) Yayoshi M, Araake M, Hayatsu E：Immunogenicity and protective effect of hemolysis mutants of *M. pneumoniae*. Microbiol Immunol 29：1029–1037, 1985.
4) Yayoshi M, Hayatsu E, Yoshioka M：Protective effects of *Mycoplasma pneumoniae* live vaccine or its hyperimmune serum on the experimental infection in mice. Kansenshogaku Zasshi 63：684–691, 1989.
5) Yayoshi M, Sasaki T, Yoshioka M：Relationship between an 85kDa protein and the protective effects of *Mycoplasma pneumoniae*. Microbiol Immunol 36：455–464, 1992.

■主な研究者
　吉岡守正：第12回（1985年）日本マイコプラズマ学会総会長

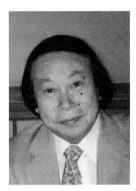
吉岡守正

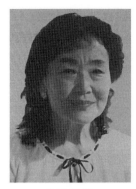
彌吉眞澄

（彌吉眞澄）

長崎大学医学部内科学第二講座
医療法人栄和会泉川病院

■マイコプラズマ研究導入期

　1967年，泉川欣一は，長崎大学医学部卒業後，内科学第二講座に入局．当時助教授の原耕平より，呼吸器感染症の病原微生物のなかで最近注目されている，マイコプラズマ感染症の発症機序についての研究を勧められた．当時の第二内科におけるマイコプラズマ感染症についての研究は臨床的検討が主体であり，動物実験による発症機序への取り組みを始めようとした状況にあった．泉川に与えられた研究は，マイコプラズマが気道内に取り込まれた後，どのような機序で肺炎を発症するかの動物実験的検討であった．マイコプラズマ菌体は光学顕微鏡では観察できず，電子顕微鏡でないと観察できない大きさであり，しかも，気管支上皮上にて確認することは難題で，その上いまだ肺の電子顕微鏡的観察も国内では十分になされていないなかでの研究導入時であった．

■主な研究展開

長崎大学（1967～1988年）

　動物実験系による肺炎発症実験をハムスター，フェレット，サルなどを用いて開始した．感染実験は噴霧感染にて施行し，感染後5～7日後に病理学的に肺炎を確認，電顕用に処理し固定後，観察開始するもマイコプラズマの同定はなされなかった．その後，いろいろ検討し，フェリチン抗体を用いた免疫学的手法を導入した結果，気道上皮のマイコプラズマを確認することができた．その後，米国，FDAのマイコプラズマ研究室にてM. F. Barileの下で気管支上皮に存在する菌体がどのような機序にて肺炎発症まで進展するかの研究をattachment assayを用いて行った．

　長崎大学においては独自の方法を用いた実験系による病態の研究を進める一方，臨床的には周期的に流行するマイコプラズマ肺炎の疫学的，臨床的検討を，原の下に須山尚史，小森宗敬らとともに長崎県下全域において調査，約550例のマイコプラズマ肺炎一例一例について詳細に検討し，その臨床像の特徴について報告した．

泉川病院（1988年～現在）

　1988年，泉川は長崎大学での勤務を終え，泉川病院を設立．連日多くの呼吸器患者との出会いのなかで異型肺炎についての研究，特にマイコプラズマ感染症の臨床的な研究を継続した．集団での感染の疫学的動向，家庭内における感染の経路，さらに肺炎発症時の病態の経時的変化をCTの画像により詳細に検討，同時に肺機能に及ぼす影響を観察した．また，気管支内視鏡における気管支鏡的観察とともに，ミノサイクリン点滴治療開始後のマイコプラズマの気道上における動態の検討など，大学などでは経験できないような臨床を主とする研究を行った．なかでも，ときに遭遇する呼吸管理を必要とするような重症マイコプラズマ肺炎の病態について，自験例を中心に全国的誌上報告された多くの症例を主治医の了解のもとに検討し，その病態を臨床的に解明しつつあり，一部論文として報告している．

　一方では日本マイコプラズマ学会の理事長を10年，アジアマイコプラズマ学会の設立を支援でき，その後，理事長の責務を8年間務め，マイコプラズマ研究にかかわることができたこと，日本マイコプラズマ学会，アジアマイコプラズマ学会を長崎で盛大に開催できたこと

も喜びとするところであり，マイコプラズマ学会会員の先生方に厚く感謝するところである．

■主な研究論文

1) Izumikawa Ki：Immuno-morphological studies on pathological changes in respiratory. Tract of young hamsters experimentally infected with *Mycoplasma Pneumoniae*. Nagasaki Igakkai Zasshi 48：1-13, 1973.
2) Izumikawa Ki：Clinical features of mycoplasmal pneumonia in adults. Yale J Biol Med 56：505-510, 1983.
3) Izumikawa Ki, Barile MF：*Mycoplasma pneumoniae* attachment to glutaraldehyde-treated human WiDr cell cultures（42284）. Proc Soc Exp Biol Med 181：507-511, 1986.
4) 泉川欣一：肺炎マイコプラズマ感染症の病態生理. 臨床とウイルス 41：266-272, 2013.
5) Izumikawa Ko, Izumikawa Ki, Kohno S：Clinical features, risk factors and treatment of fulminant *Mycoplasma pneumoniae* pneumonia. A review of the Japanese literature. Infect Chemother 20：181-185, 2014.

■主な研究者

原　耕平：長崎大学第二内科教授
　　　　　第14回（1987年）日本マイコプラズマ学会総会長
須山尚史：長崎大学第二内科
小森宗敬：長崎大学第二内科
Michale F. Barile：Mycoplasma Laboratory, Center for Drugs and Biologics, Food and Drug Administration, Bethesda, Maryland USA
泉川欣一：日本マイコプラズマ学会 第3代理事長（2001年4月〜2009年4月）
　　　　　第24回（1997年）日本マイコプラズマ学会総会長
　　　　　第5回（2011年）アジアマイコプラズマ学会（AOM）総会長

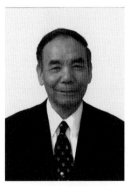 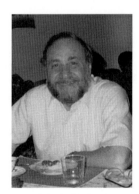 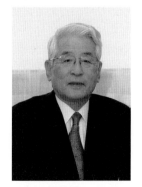

原　耕平　　　　　Michale F. Barile　　　　　泉川欣一

（泉川欣一）

北海道大学歯学部口腔細菌学教室
（現：北海道大学大学院歯学研究科口腔分子微生物学教室）

■マイコプラズマ研究導入期

原 耕平の紹介で，渡邊継男が長崎大学歯学部口腔細菌学教室の教授として赴任されるときに柴田健一郎が助手として採用され，当時の渡邊の主な研究課題であったマイコプラズマのプロテアーゼについて研究をスタートした．

■主な研究展開

1981年4月～1989年5月

柴田は，1981年4月に長崎大学歯学部の渡邊のもとでマイコプラズマの研究を開始し，特に*Mycoplasma salivarium*のタンパク分解酵素に関する研究を行った．*M. salivarium*の細胞膜にはアルギニン特異的なプロテアーゼが存在し，その酵素を精製し，性状を明らかにした．その内容はJ. Maniloff編『Mycoplasmas：molecular Biology and Pathology』（ASM，1992年）のp100-101に紹介され，また，S. RazinおよびJ. G. Tully編『Molecular and Diagnostic Procedures in Mycoplasmology』のproteolytic activities（p315-323）の章を渡邊とともに分担執筆した．

1989年6月～1991年7月

渡邊が北海道大学歯学部に転出されたために，柴田は米国のアルバート・アインシュタイン医科大学（米国）免疫学教室（S. G. Nathenson教授）に留学した．「ウイルス抗原ペプチドとMHC class I分子との相互作用」について研究し，VSV由来のアミノ酸8個からなる抗原ペプチドのMHC class I分子ならびにT細胞のTCRと相互作用するアミノ酸残基を決定した（Proc Natl Acad Sci USA 89：3135-3139, 1992）．

1991年9月～2001年7月

柴田は，米国から帰国後，再び渡邊のもとで研究することになった．この時期は以前精製したプロテアーゼの遺伝子をクローニングし，その配列を明らかにし，また，その当時注目を浴びていたエイズ関連マイコプラズマのホスホリパーゼ等の研究を行った．さらに，この時期に現在の研究につながる*M. salivarium*のリポタンパク質がリンパ球，マクロファージ，歯肉線維芽細胞等を活性化すること，また，その活性部位がN末端のリポペプチド領域（FSL-1の合成）であることを明らかにした．

2001年8月～現在

柴田は，2001年8月に北海道大学歯学研究科教授に選出された．これ以降はマイコプラズマ由来のリポタンパク質/リポペプチドの生物活性とToll-like receptor（TLR）による認識機構について研究している．これまでに，リポタンパク質/リポペプチドのTLR2による認識機構ならびにTLR2を介したアポトーシス誘導能等について報告してきた．

■主な研究論文
1) Shibata K, Watanabe T : Carboxypeptidase activity in *Mycoplasma salivarium*. J Bacteriol 168 : 1045-1047, 1986.
2) Shibata K, Watanabe T : Purification and characterization of an aminopeptidase from *Mycoplasma salivarium*. J Bacteriol 169 : 3409-3413, 1987.
3) Shibata K, Watanabe T : Purification and characterization of an arginine-specific carboxypeptidase from *Mycoplasma salivarium*. J Bacteriol 170 : 1795-1799, 1988.
4) Shibata K, Hasebe A, Into T *et al.* : The N-terminal lipopeptide of a 44 kDa membrane-bound lipoprotein of *Mycoplasma salivarium* is responsible for the expression of intercellular adhesion molecule-1 on the cell surface of normal human gingival fibroblasts. J Immunol 165 : 6538-6544, 2000.
5) Fujita M, Into T, Yasuda M *et al.* : Involvement of leucine residues at positions 107, 112 and 115 in a leucine-rich repeat motif of human Toll-like receptor 2 in the recognition of diacylated lipoproteins and lipopeptides and *Staphylococcus aureus* peptidoglycans. J Immunol 171 : 3675-3683, 2003.

■主な研究者
原　耕平：第14回（1987年）日本マイコプラズマ学会総会長
渡邊継男：第18回（1991年）日本マイコプラズマ学会総会長
柴田健一郎：第36回（2009年）日本マイコプラズマ学会総会長

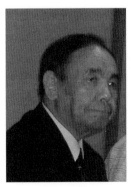
原　耕平

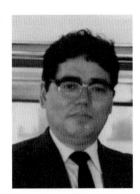
渡邊継男

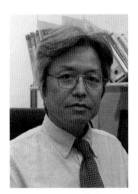
柴田健一郎

（柴田健一郎）

神奈川県衛生研究所細菌病理部（現：微生物部）

■マイコプラズマ研究導入期

細菌のL-formに関する研究で培った知識と技術を活かし，1973年より*Mycoplasma pneumoniae*培養検査の検討を開始した．1976年には異型肺炎流行に遭遇し，県内病院の協力を得て，異型肺炎患者から*M. pneumoniae*の培養検査を実施した．

■主な研究展開

1973〜1980年

国立予防衛生研究所（現：国立感染症研究所）の指導を得ながら岡崎則男，小野 彰，明間鯉一郎らが*M. pneumoniae*の培養検査法を検討した．1976年，1980年の異型肺炎流行の際に，県内病院の協力を得て*M. pneumoniae*培養検査を実施し，61例（17.4％）が陽性となったが，検体の保存，輸送等に課題が残され，これらにつき引き続き検討を行った．

1981〜1990年

1982年から厚生省感染症サーベイランス事業（当時）において，*M. pneumoniae*の培養検査による異型肺炎調査が開始され，当所でも病原体定点病院から送付される患者検体の培養検査を開始した．1984年，1988年の異型肺炎流行の際には，培養検査と血清抗体測定による本肺炎の疫学調査および分離株の薬剤感受性を調査した．

1991〜2000年

臨床検体へのPCR法の利用を検討し，県内病院の協力を得て，*M. pneumoniae*検出に使用して十分に利用可能であることを確認した．同様に，二段階PCR法の利用も検討し，さらに高感度の検出が可能であることを確認した．また，*M. pneumoniae*分離株から試験管内でエリスロマイシン耐性株を誘発し，耐性株の性状を調べる等，薬剤耐性に関する調査を開始した．

2001年〜現在

国立感染症研究所の佐々木次雄らとの共同研究で，試験管内で誘発したエリスロマイシン耐性*M. pneumoniae*株が23SリボソームRNAドメインV領域に点変異を起こしており，変異箇所および置換塩基の違いによりマクロライド系抗菌薬に対する交差耐性パターンが異なることを明らかにした．また，2000年に札幌市内の病院から送付された*M. pneumoniae*株からマクロライド耐性株を検出し，試験管内で誘発した一部の耐性株と同様の遺伝子変異を起こしていることを確認した．2003年から大屋日登美が研究に加わり，培養検査，薬剤感受性試験および遺伝子解析等の調査研究を継続し，特に，エリスロマイシン以外の薬剤により試験管内で耐性化した*M. pneumoniae*株の遺伝子解析を精力的に行っている．

■主な研究論文

1) 岡崎則男，明間鯉一郎，滝沢金次郎：分離検査による*Mycoplasma pneumoniae*肺炎流行の追跡．感染症学雑誌 61：547-554, 1987.
2) Okazaki N, Akema R, Takizawa K：A sensitive method for detection the fermentation

-infibition antibody to *Mycoplasma pneumoniae*. Microbiol Immunol 35：871-878, 1991.
3) Okazaki N, Fujiwara K：Some observation on mycoplasma-cidal activity of horse serum, J Vet Med Sci 54：359-361, 1992.
4) 岡崎則男，佐々木裕子，佐々木次雄ら：PCR法による咽頭スワブからの*Mycoplasma pneumoniae*の検出．感染症学雑誌 69：723-728, 1995.
5) Okazaki N, Narita M, Sasaki T *et al*.：Characteristics of macrolide-resistant *Mycoplasma pneumoniae* strains isolated from patients and induced with erythromycin *in vito*. Microbiol Immunol 48：617-620, 2001.

■主な研究者
岡崎則男：元神奈川県衛生研究所微生物部部長
大屋日登美：神奈川県衛生研究所微生物部主任研究員

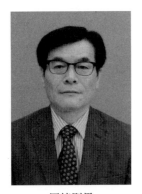
岡崎則男

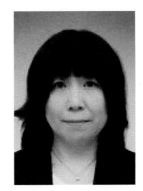
大屋日登美

（大屋日登美）

国立予防衛生研究所（現：国立感染症研究所）

■マイコプラズマ研究導入期

1973年にWHO勧告「無菌試験法」に各種ウイルスワクチンのウイルス浮遊液にマイコプラズマ否定試験法が導入されたことを受け，生物学的製剤基準にもマイコプラズマ否定試験を導入するために，マイコプラズマの基礎研究を始めた．当初は，培地基材（牛心抽出液，新鮮酵母抽出液，動物血清）の改良や細胞基材中におけるマイコプラズマの挙動に関する研究が主であった．

■主な研究展開

研究初期（1975～1985年）

木原光城を中心に，マイコプラズマの培養基材やマイコプラズマによる細胞汚染に関する基礎的研究を開始した．

研究中期（1986～2000年）

ラボに佐々木裕子，見理　剛，堀野敦子が入所し，マイコプラズマ研究に弾みがついた時期である．研究所名も国立予防衛生研究所から国立感染症研究所に代わり，1999年には感染症法にマイコプラズマ肺炎が第五類感染症定点把握疾患に指定されたことより，室としてヒトマイコプラズマ感染症に関する研究が本格的に始まった．
・Lo S-Cが発見した*Mycoplasma incognitis*の病原性に関する研究
・*Mycoplasma pneumoniae*のP1型別シフトに関する研究

研究後期（2001年～現在）

若手研究者が分子生物学的手法を用いてマイコプラズマ研究を進展させ，現在に至っている．
・*Mycoplasma penetrans*の全ゲノム配列の解析
・*M. penetrans*の膜タンパク質の遺伝子発現機構に関する研究
・マクロライド耐性*M. pneumoniae*に関する研究

■主な研究論文

1) Kihara K, Sasaki T, Shintani M：Attachment of *Mycoplasma hominis* and *M. orale* to human diploid lung fibroblasts. Microbiol Immunol 25：745-749, 1981.
2) Sasaki T, Kenri T, Sasaki Y：Epidemiological study of *Mycoplasma pneumoniae* infections in Japan based on PCR-restriction fragment length polymorphism of the P1 cytadhesin gene. J Clin Microbiol 34：447-449, 1996.
3) Sasaki Y, Ishikawa J, Hattori M：The complete genomic sequence of *Mycoplasma penetrans*, an intracellular bacterial pathogen in humans. Nucleic Acids Research 30：5293-5300, 2002.
4) Horino A, Sasaki Y, Kenri T：Multiple promoter inversions generate surface antigenic variation in *Mycoplasma penetrans*. J Bacteriol 185：231-242, 2003.
5) Matsuoka M, Narita M, Okazaki N：Characterization and molecular analysis of

macrolide-resistant *Mycoplasma pneumoniae* clinical isolates obtained in Japan. Antimicrob Agents Chemother 48：4624-4630, 2004.

■主な研究者

　　木原光城：第19回（1992年）日本マイコプラズマ学会総会長
　　佐々木次雄：第30回（2003年）日本マイコプラズマ学会総会長
　　　　　　　　第1回（2004年）アジアマイコプラズマ学会（AOM）総会長

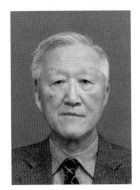 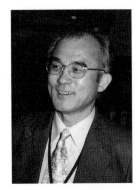

　　　　木原光城　　　　　　　佐々木次雄

（佐々木次雄）

全農家畜衛生研究所

■マイコプラズマ研究導入期

　*Mycoplasma hyopneumoniae*による豚マイコプラズマ肺炎は慢性の呼吸器病で，1980年代には，我が国のと畜場出荷豚の60％以上が罹患し，発育の遅延，飼料効率の低下等により養豚産業に多大の経済的損失を与えており，診断，予防法の確立が要望されていた．そのため，培養法や感染試験法などの基礎研究から始め，血清学的診断法，次いでワクチンの開発・実用化を目標として研究を開始した．

■主な研究展開

研究初期（1985〜1995年）

　農林水産省家畜衛生試験場を退職し，全農家畜衛生研究所に入所した佐藤静夫と，新学卒入所の岡田宗典を中心に*M. hyopneumoniae*の補体結合反応，*M. hyopneumoniae*の特異抗原蛋白P46に対するモノクローナル抗体を利用したELISA法など血清学的診断法の実用化，ブタにおける人工感染系確立などの研究を行った．

　この間，1988〜1990年度には，農林水産省家畜衛生試験場（森　康行ら）の協力を得て農林水産省の特別研究補助事業「豚マイコプラズマ肺炎の防除技術開発」により，実験感染豚血清および気管支肺胞洗浄液（BALF）についての免疫応答や免疫染色によるブタの気管粘膜上皮における*M. hyopneumoniae*の検出と肺組織病変の推移などワクチン開発の基礎研究が行われた．

　また，日本製粉中央研究所（布藤　聡ら）との共同研究でモノクローナル抗体と遺伝子組換えタンパク（P46）を用いたELISAの開発，DNAプローブ法による感染豚の鼻腔スワブなどからの*M. hyopneumoniae*検出法の評価試験などを行った．1991年以降は，浅井鉄夫らが実験感染豚のBALFにおけるサイトカインの発現状況などを検討し，岡田らは*M. hyopneumoniae*培養上清不活化ワクチンの予防効果を確認した．なお，柴田　勲らはブタのオーエスキー病と*M. hyopneumoniae*との複合感染における病態について検討している．

研究中期（1996〜2005年）

　*M. hyopneumoniae*不活化ワクチンの有効性が野外応用試験および実験感染豚における*M. hyopneumoniae*と*Pasteurella multocida*あるいは豚繁殖・呼吸器障害症候群（PRRS）ウイルスとの複合感染に対する評価試験などにより明らかにされた．また，ブタにおけるインフルエンザウイルスと*M. hyopneumoniae*との複合感染試験（矢澤慈人ら）や*M. hyopneumoniae*感染豚の鼻腔スワブを検体としたnPCR法の診断法としての評価試験（小田切雪香ら）などが行われている．

研究後期（2006年〜現在）

　*M. hyopneumoniae*に関する研究は一段落し，片山宜郎，近田須美子，金田正彦ら若手研究者がブタの*M. hyosynoviae*による関節炎の野外症例や*M. hyorhinis*実験感染豚における病態や抗体応答について検討している．また，鶏の*M. synoviae*感染症における鶏卵の卵殻鋭端部異常の形態学的調査と再現試験により*M. synoviae*の卵管感染による異常卵発生を確認した．

■主な研究論文
1) Mori Y, Hamaoka T, Sato S：Use of monoclonal antibody in an enzyme-linked immunosorbent assay (ELISA) for detection of antibodies against *Mycoplasma hyopneumoniae.* Isr J Med Sci 23：111-116, 1987.
2) Asai T, Okada M, Ono M *et al.*：Increased levels of tumor necrosis factor and interleukin 1 in broncho-alveolar lavage fluids from pigs infected with *Mycoplasma hyopneumoniae.* Vet Immunol Immunopathol 38：253-260, 1993.
3) Okada M, Asai T, Ono M *et al.*：Protective effect of vaccination with culture supernatant of *M.hyopneumoniae* against experimental infection in pigs. J Vet Med B47：527-533, 2000.
4) Okada M, Asai T, Ono M *et al.*：Cytological and immunological changes in broncho-alveolar lavage fluid and *Mycoplasma hyopneumoniae* inactivated vaccine prepared from broth culture supernatant. Vaccine 18：2825-2831, 2000.
5) 片山宜郎，小野雅章，近田須美子ら：鶏卵鋭端部卵殻異常の形態学的異常と*Mycoplasma synoviae*感染との関連. 日本マイコプラズマ学会誌 36：48-50, 2009.

■主な研究者
佐藤静夫：第17回（1990年）日本マイコプラズマ学会総会長

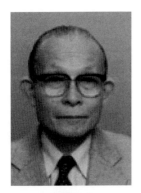

佐藤静夫

（佐藤静夫）

農商務省獣疫調査所・農林水産省家畜衛生試験場
（現：国立研究開発法人農業・食品産業技術総合研究機構動物衛生研究所）

■マイコプラズマ研究導入期

　　マイコプラズマ発見の端緒となった疾病である牛肺疫（牛伝染性胸膜肺炎）は1925年に我が国で初めて発生し，その防疫と診断法に関する研究から動物衛生研究所（前身である獣疫調査所）におけるマイコプラズマ研究が始まった．さらに，我が国の養鶏産業は，昭和30年頃（1955年）から急速に発展し，多羽数集団飼育による経営の効率化が図られたが，これらの農場では，慢性の呼吸器病（CRD）による発育・産卵低下が深刻で，その診断・対策の確立が急務とされた．そのため病原体（*Mycoplasma gallisepticum*）の分離同定，血清学的診断法の確立，さらには種鶏群の清浄化などを目標に鶏マイコプラズマ症の研究が開始された．

■主な研究展開

研究初期（1925〜1969年）

　　1925年の輸入牛に起因する牛肺疫の初発生を契機に，二村彦治郎らによって血清学的診断法（CF）に関する研究が行われ，CFによる診断法が実用化され，その撲滅に著しく貢献した．さらに，1950年代にはオーストラリアから牛肺疫生ワクチン接種済みの輸入牛が増加し，検疫上CF抗原の再検討が必要とされ，吉田　孝らは牛肺疫菌の抗原変異に関する研究を行い，脂質抗原における抗原変異の存在を明らかにし，抗原の改良が行われた．また，佐藤静夫らによって*M. gallisepticum*が我が国で初めて分離され，本菌の鶏赤血球凝集（HA）能を利用した同定法も開発された．さらに国安主税らよるHA抑制（HI）反応の開発，安藤敬太郎らによる診断用抗原の実用化により種鶏群の清浄化が可能となった．

研究中期（1970〜1999年）

　　当時の家畜衛生試験場鶏病支場における*Mycoplasma synoviae*の研究では，佐藤らにより診断用抗原，野々村勲らにより温度感受性生ワクチン株が開発され，さらに今田由美子らは*M. gallisepticum*や*M. synoviae*のELISAによる診断，同定法を開発している．豚マイコプラズマ肺炎の診断法に関する研究では，森　康行らによりCFやELISAによる抗体検査法が開発された．また，ウシのマイコプラズマに関する研究も開始され，国安により我が国で初めて*M. dispar*が分離されるとともに，小林秀樹らにより多くの牛由来マイコプラズマの遺伝子検査法が確立され，マイコプラズマの同定が容易となった．

研究後期（2000年〜現在）

　　豚マイコプラズマ肺炎における宿主免疫応答の解析や遺伝子組換えワクチンに関する研究が進められており，宗田吉広らはIFN-γ誘導因子とされているIL-18が*M. hyopneumoniae*感染においては炎症性サイトカインとして働き，宿主免疫応答の修飾に関与することを明らかにした．さらに，下地善弘らにより豚丹毒生菌ワクチン株へ*M. hyopneumoniae*抗原を組み込んだ，経鼻あるいは経口免疫用の遺伝子組換えワクチンが開発されている．

■主な研究論文

1) 二村彦治郎, 渡槻利夫：牛肺疫補體結合反應用「アンチゲン」ノ研究. 獣疫調査所研究報告 11：179-229, 1928.
2) Yoshida T：Antigenicity of cell components of antigenic variants of contagious bovine pleuropneumonia organisms in serological tests. Natl Inst Anim Health Q (Tokyo) 1：199-206, 1961.
3) Sato S, Matsui K, Watase H：Isolation of *Mycoplasma gallisepticum* from chickens affected with chronic respiratory distress in Japan. Natl Inst Anim Health Q (Tokyo) 4：68-76, 1964.
4) Mori Y, Hamaoka T, Sato S：Immunoblotting analysis of antibody response in swine experimentally inoculated with *Mycoplasma hyopneumoniae*. Vet Immunol Immunopathol 19：239-250, 1988.
5) Muneta Y, Minagawa Y, Shimoji Y：IL-18 expression in pigs following infection with *Mycoplasma hyopneumoniae*. J Interferon Cytokine Res 26：637-644, 2006.

■主な研究者

二村彦治郎：獣疫調査所技師, 農学博士（東京大学, 1937）「牛肺疫に関する研究」
佐藤静夫：第17回（1990年）日本マイコプラズマ学会総会長

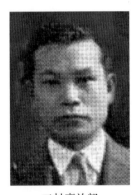
二村彦治郎

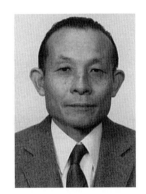
佐藤 静夫

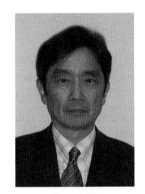
森　康行

■研究組織

1921年　農商務省獣疫調査所設置
1947年　農林省家畜衛生試験場と改称
1978年　農林水産省家畜衛生試験場と改称
2001年　独立行政法人農業技術研究機構動物衛生研究所と改称
2006年　独立行政法人農業・食品産業技術総合研究機構動物衛生研究所と改称
2015年　国立研究開発法人農業・食品産業技術総合研究機構動物衛生研究所と改称

（森　康行）

財団法人日本生物科学研究所（現：一般財団法人日本生物科学研究所）

■マイコプラズマ研究導入期

財団法人日本生物科学研究所において，1971年より動物*Mycoplasma*の研究を開始した．約30年にわたる*Mycoplasma*との苦闘と喜びの時間をもった．

■主な研究展開

主な研究対象*Mycoplasma*は，ニワトリの*Mycoplasma gallisepticum*および*Mycoplasma synoviae*，ならびにブタの*Mycoplasma hyopneumoniae*および*Mycoplasma hyorhinis*で，それらの感染による疾病の病理発生と宿主の免疫応答の解明を主な課題とした．病理発生の解明に関する研究は，田島正典によって主体的に推進された．また，各*Mycoplasma*のワクチンと診断用抗原の開発も行った．これらの研究活動はほぼ同時進行的に遂行された．

M. gallisepticum
①培地の改良と大量培養法の確立
②診断用抗原の製造法の改良
③不活化ワクチンの開発
④同上ワクチン接種鶏の防御機構の解明，特に気道粘膜における抗体応答の役割（論文1～3）
⑤菌体表層の莢膜様物質の気道粘膜における付着機能の役割（論文4）
⑥遺伝子型の多様性の存在

M. synoviae
①診断用抗原の開発
②NAD栄養要求性の異なる株の発見
③関節膜炎の発病重篤化にかかわる他微生物の協同作用

M. hyopneumoniae
①ブタにおける実験感染系の確立
②不活化ワクチンの開発
③菌体表層の莢膜様物質の気道粘膜における付着機能の役割（論文4）
④T細胞機能を抑制した実験感染豚における病態観察，特に肺炎の病理発生（論文5）
⑤ELISAによる診断法と診断用抗原の開発
⑥同上法を用いた血清疫学

M. hyorhinis
鳥取大学梅村研究室との共同研究によりブタの中耳炎の微生物学的疫学調査とブタの実験感染による本*Mycoplasma*の中耳炎起病性．

上記の開発されたワクチンと診断用抗原は動物用生物学的製剤として国の認可を受け，関連会社から市販され，畜産業における*Mycoplasma*病防圧に貢献している．

■主な研究論文

1) Yagihashi T, Tajima M：Antibody responses in sera and respiratory secretions from chickens infected with *Mycoplasma gallisepticum*. Avian Dis 30：543-550, 1986.
2) Yagihashi T, Nunoya T, Tajima M：Immunity induced with an aluminum hydroxide-adsorbed *Mycoplasma gallisepticum* bacterin in chickens. Avian Dis 31：149-155, 1987.
3) Yagihashi T, Nunoya T, Sannnai S *et al.*：Comparison of immunity induced with a *Mycoplasma gallisepticum* bacterin between high- and low- responder lines of chickens. Avian Dis 36：125-133, 1992.
4) Tajima M, Yagihashi T, Miki Y：Capsular material of *Mycoplasma gallisepticum* and its possible relevance to the pathogenic process. Infect Immun 36：830-833, 1982.
5) Tajima M, Yagihashi T, Nunoya T *et al.*：*Mycoplasma hyopneumoniae* infection in pigs immunosuppressed by thymectomy and treatment with antithymocyto serum. Am J Vet Res 45：1928-1932, 1984.

■主な研究者

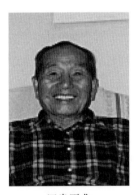
田島正典

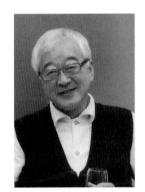
八木橋武

（八木橋武）

北海道大学医学部小児科
札幌鉄道病院（現：JR札幌病院）小児科
札幌徳洲会病院小児科

■マイコプラズマ研究導入期

　マイコプラズマに最初に興味をもったのは1985年，函館中央病院時代に11歳女児の重症中耳炎（肺炎はなく血清抗体価で証明）を診たときである．その当時，マイコプラズマ感染症は「非定型肺炎」が代名詞であり，肺外疾患の存在は知られてはいたが，病態生理などの記載は皆無に近かった．

■主な研究展開

　その後，1980年代後半にはPCR法が臨床研究にも導入され，北海道大学医学部小児科にてこの方法論をマイコプラズマ研究に応用，中枢神経系発症の病態解析（論文1），肺外発症におけるマイコプラズマ血症の意義と肺炎の有無に関する検討（論文2）などを行った．さらに1990年代には，各種臨床検体を用いてELISA法によるサイトカイン測定を行い，肺炎においてはIL-18とIL-8が発症因子かつ重症化因子として重要な役割を演じていることを報告した（論文3）．また，臨床分離株を用いた国立感染症研究所，神奈川県衛生研究所との共同研究により，P1蛋白Ⅱ型亜型（Ⅱa型），薬剤耐性菌野生株（A2063G）の存在を世界に先駆けて報告した．そして25年を経て，研究契機となった肺外発症につき，発症機構を踏まえた系統的分類を発表した（論文4, 5）．

■主な研究論文

1) Narita M, Matsuzono Y, Togashi T *et al.*：DNA diagnosis of central nervous system infection by *Mycoplasma pneumoniae*. Pediatrics 90：250-253, 1992.

2) Narita M, Matsuzono Y, Itakura O *et al.*：Survey of mycoplasmal bacteremia detected in children by polymerase chain reaction. Clin Infect Dis 23：522-525, 1996.

3) Narita M, Tanaka H, Abe S *et al.*：Close association between pulmonary disease manifestation in *Mycoplasma pneumoniae* infection and enhanced local production of interleukin-18 in the lung, independent of gamma interferon. Clin Diagn Lab Immunol 7：909-914, 2000.

4) Narita M：Pathogenesis of neurologic manifestations of *Mycoplasma pneumoniae* infection. Pediatr Neurol 41：159-166, 2009.

5) Narita M：Pathogenesis of extrapulmonary manifestations of *Mycoplasma pneumoniae* infection with special reference to pneumonia. J Infect Chemother 16：162-169, 2010.

■主な研究者
　　成田光生：第29回（2002年）日本マイコプラズマ学会総会長

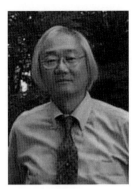

成田光生

（成田光生）

最新マイコプラズマ学

2016 年 1 月 5 日　発行

編　　　集　日本マイコプラズマ学会
発　行　者　菅原律子
発　行　所　株式会社　近代出版
　　　　　　〒 150-0002　東京都渋谷区渋谷 2-10-9
　　　　　　電話：03-3499-5191　FAX：03-3499-5204
　　　　　　E-mail：mail@kindai-s.co.jp
　　　　　　URL：http://www.kindai-s.co.jp
印刷・製本　シナノ印刷株式会社

ISBN978-4-87402-219-1　　　　　　　　©2016 Printed in Japan

JCOPY〈(社)出版者著作権管理機構委託出版物〉
本書の無断複写は，著作権法上での例外を除き禁じられています．本書を複写される場合は，そのつど事前に(社)出版者著作権管理機構（電話 03-3513-6969，FAX 03-3513-6979，e-mail：info@jcopy.or.jp）の許諾を得てください．